Präimplantationsdiagnostik in England und Deutschland

Kultur der Medizin
Geschichte – Theorie – Ethik

Herausgegeben von Andreas Frewer

Band 8
Editorische Mitbetreuung:
Nikola Biller-Andorno und Andreas Frewer

Uta Ziegler, Dr. med., war nach ihrem Medizinstudium und zweijähriger klinischer Tätigkeit in Deutschland und England DFG-Stipendiatin am Graduiertenkolleg Ethik in den Wissenschaften in Tübingen sowie wissenschaftliche Mitarbeiterin in der Abteilung Ethik und Geschichte der Medizin der Universität Göttingen. Sie arbeitet derzeit als Fachärztin für Allgemeinmedizin.

Uta Ziegler

Präimplantationsdiagnostik in England und Deutschland

Ethische, rechtliche und praktische Probleme

Campus Verlag
Frankfurt/New York

Gedruckt mit Hilfe der Geschwister Boehringer Ingelheim Stiftung für Geisteswissenschaften in Ingelheim am Rhein.

Bibliografische Information der Deutschen Bibliothek
Die Deutsche Bibliothek verzeichnet diese Publikation in der Deutschen Nationalbibliografie.
Detaillierte bibliografische Daten sind im Internet über http://dnb.ddb.de abrufbar.
ISBN 3-593-37326-2

Druck und Bindung: PRISMA Verlagsdruckerei GmbH
Gedruckt auf säurefreiem und chlorfrei gebleichtem Papier.
Printed in Germany

Inhalt

1. Einleitung

1.1 Fragestellung und Gliederung der Arbeit

Das Thema dieser Arbeit ist die Präimplantationsdiagnostik (PGD), eine Technik, die seit ihrer erstmaligen erfolgreichen Durchführung 1990 in England immer wieder zu kontroversen Diskussionen Anlass gegeben hat. Chancen und Risiken der Präimplantationsdiagnostik werden heute in Europa sehr unterschiedlich beurteilt. In einigen Ländern Europas darf sie durchgeführt werden, in anderen ist sie verboten. Es gibt vehemente Gegner dieser Technik, die jegliche Manipulation an Embryonen ablehnen, also auch deren genetische Diagnostik, und die vor einem moralischen Dammbruch warnen, sollte diese Technik tatsächlich zu einer anerkannten und praktizierten Methode werden. Und es gibt entschiedene Befürworter, die sich von der PGD neue Möglichkeiten der Krankheitsbekämpfung und mehr Wahlmöglichkeiten für die Frauen erhoffen. Die vorliegende Arbeit soll helfen, die Technik selbst und die Diskussion um ihre Möglichkeiten und Folgen zu verstehen. Gleichzeitig möchte sie einen Beitrag zur ethischen Diskussion dieses Themas leisten, indem sie zu klären versucht, welchen Stellenwert die jeweiligen Argumente pro und contra PGD besitzen.

Wer über die ethischen Probleme der PGD kompetent diskutieren will, muss zunächst genau wissen, wie diese Technik durchgeführt wird, welche Möglichkeiten sie bietet, wie sich ihre praktische Anwendung gestaltet und welche Fehlermöglichkeiten und medizinischen Risiken damit verbunden sind. Kapitel zwei dieser Arbeit ist daher der Darstellung des wissenschaftlichen Sachstands gewidmet. An diesen medizinisch-naturwissenschaftlichen Teil schließt sich ein empirischer Teil an, in dem untersucht wird, aus welchen Gründen Frauen bzw. Paare die PGD in Anspruch nehmen oder ablehnen und wie die Durchführung der PGD von Betroffenen erlebt wird.

Auch die Betrachtung der PGD aus einer historischen Perspektive ist wichtig. PGD ist ohne Embryonenforschung und ohne die In-vitro-Fertilisation nicht denkbar. England war der Vorreiter bei diesen Techniken. Am Beispiel dieses Landes wird daher im Kapitel drei eine kurze Einführung in die geschichtliche Entwicklung gegeben.

Um die PGD zu entwickeln, wurde und wird Embryonenforschung betrieben. Die Erlaubnis zur PGD hängt damit sehr eng mit der Erlaubnis zur Embryonenforschung zusammen. Deshalb wird ebenfalls zunächst für England die dortige Entwicklung der Gesetzgebung zum Embryonenschutz und der aktuelle Umgang mit den Themen Reproduktionsmedizin, Embryonenforschung und PGD dargestellt. Der englischen Diskussion um das Gesetz zum Embryonenschutz wird daraufhin im Kapitel vier die deutsche Diskussion gegenübergestellt. Zusätzlich wird die aktuelle Diskussion zur PGD in Deutschland zusammengefasst, die auch eine Diskussion um die Änderung des geltenden deutschen Embryonenschutzgesetzes ist. Diese Gegenüberstellung ist interessant, weil beide Länder eine unterschiedliche Gesetzgebung aufweisen und völlig unterschiedlich mit dem Thema Embryonenschutz umgehen.

Die juristische Diskussion, wie auch die Gesetzesentwicklung, ist ohne ethische Argumente nicht denkbar. Ein Gesetz zum Verbot oder zur Erlaubnis einer Technik kann nicht verabschiedet werden, ohne mögliche Konsequenzen zu bedenken und ohne sich auf allgemein akzeptierte gesellschaftliche Grundwerte zu berufen. Eine ethische Analyse beinhaltet jedoch mehr als das. Unterschiedliche Wertanschauungen müssen in Betracht gezogen und die jeweiligen Argumente in Beziehung zu diesen Anschauungen gesetzt werden. Ebenfalls muss untersucht werden, wie weit die Geltungsansprüche der verschiedenen Grundüberzeugungen gehen können. Eine solche Betrachtung ermöglicht ein besseres Verständnis der vorgebrachten Argumente und soll den Einzelnen dazu befähigen, ein eigenes Urteil über einen Sachverhalt zu fällen und argumentativ zu begründen. Die ethische Analyse mündet damit nicht in eine direkte Handlungsanweisung für den Einzelnen. Ihr Ziel ist es vielmehr, die verschiedenen Argumente auf ihren Begründungsgehalt zu hinterfragen. Für zwei der häufigsten und wichtigsten Argumente, die in der Diskussion um die PGD immer wieder auftauchen, nämlich die Frage nach dem Status der Embryonen und nach dem Stellenwert der prokreativen Autonomie, wird dies in der vorliegenden Arbeit exemplarisch in den Kapiteln fünf und sechs unternommen.

Obwohl die ethische Analyse keine direkten Handlungsanweisungen für Recht und Politik zur Verfügung stellt, wird am Ende der Arbeit darzustellen versucht, wie ein verantwortungsvoller Umgang mit der PGD aussehen könnte. Wichtig für die Einführung von neuen Techniken im Allgemeinen ist ein möglichst breiter gesellschaftlicher Konsens. Dieser kann nur erzielt werden, wenn den verschiedenen Bedenken der Gegner Rechnung getragen wird und zusätzlich genug Raum bleibt für die Entscheidungen des Einzelnen für oder gegen die Technik.

1.2 Methoden

Medizinische Fakten sind die Grundlage für die Diskussion um die PGD, doch sind diese auch in hohem Maße der Interpretation unterworfen. Das zeigt sich besonders deutlich am Beispiel der Diskussion um die Totipotenz des Embryos in Deutschland. Aus dem Literaturstudium ergibt sich daher nur ein Überblick über den aktuellen medizinischen Sachstand der PGD, wie er von der Mehrheit der beteiligten Wissenschaftler derzeit geteilt wird. Für ein genaueres Verständnis der Technik ist es sehr hilfreich, ihre praktische Anwendung in Augenschein zu nehmen. Während eines Forschungsaufenthalts in England hospitierte ich dazu an einem englischen Krankenhaus. Im Hammersmith Hospital in London wurde die PGD zum großen Teil entwickelt und bis heute angewendet. In der dortigen IVF-Klinik, die unter der Leitung von Prof. Robert Winston steht, wurde die PGD 1989/90 auch erstmalig erfolgreich durchgeführt. Während der Hospitation im Hammersmith Hospital im Juli 1999 bekam ich einen Einblick in die laufende Forschungsarbeit und konnte mit einigen der dort tätigen Wissenschaftlerinnen und insbesondere Embryologen Gespräche führen (z.B. Kate Hardy und Sophie Spanos). Der Assistenzarzt Stuart Lavery ermöglichte mir die Anwesenheit während der Eizellentnahme bei Patientinnen und der sich später anschließenden Embryonenübertragung, sowie bei der Durchführung einer Embryobiopsie im Labor. Er beantwortete auch Fragen zur praktischen Durchführung der PGD. Die Ergebnisse meines Forschungsaufenthaltes stellen die Grundlage für den Ländervergleich England/ Deutschland dar, der einen wichtigen Teil der vorliegenden Arbeit ausmacht. England wurde für den Ländervergleich ausgewählt, weil dort die Embryonenforschung die längste Geschichte hat und auch heute noch weit fortgeschritten ist. England war nicht nur das erste Land, in dem die PGD durchgeführt wurde, dort gelang auch die künstliche Befruchtung (IVF) erstmalig. Parallel zur Förderung dieser Forschung wurde nach ausführlichen und kontrovers geführten öffentlichen Diskussionen die Gesetzgebung zum Embryonenschutz und zur Fortpflanzungsmedizin entwickelt. Sie ist in Europa auf Grund einer neu geschaffenen Kontrollinstanz, der Human Fertilisation and

Embryology Authority (HFEA), einzigartig. Beispielhaft ist ebenfalls die Flexibilität dieser Gesetzgebung. Neue Techniken werden schnell evaluiert und in Abstimmung mit dem Parlament können jederzeit Regelungen ergänzt werden. Sowohl die Diskussion um den Embryonenschutz in England als auch das resultierende Gesetz können daher in der deutschen Auseinandersetzung mit diesen Themen hilfreich sein.

Ethische und juristische Argumentationen und Analysen ähneln sich häufig in ihren Inhalten oder den vorgebrachten Argumenten. Der wichtigste Unterschied besteht darin, dass die rechtswissenschaftliche Auseinandersetzung meist ein Ergebnis in Form eines Gesetzes zum Ziel hat. Dieses Gesetz muss außerdem konform mit bestehenden Gesetzestexten sein. Die juristische Auseinandersetzung ist daher ihrem Wesen nach pragmatischer Natur.

Die ethische Evaluation hingegen muss kein konkretes Ergebnis etwa in Form eines Gesetzes vorweisen. Ihr Ziel ist vielmehr die Analyse der Argumente und die Beurteilung ihrer Relevanz bezüglich des Diskussionsthemas. Dazu ist ein Wissen um die verschiedenen moralischen Grundüberzeugungen unumgänglich. Viele Argumente werden vor dem Hintergrund einer bestimmten Werteordnung oder normativen Theorie vorgebracht und sind dann innerhalb dieser Werteordnung konsistent und überzeugend. Wird diese Grundüberzeugung aber nicht geteilt, können auch die Argumente nicht überzeugen.

Auf der Ebene der moralischen Grundwerte und der so genannten Begründungsebene herrscht Pluralismus: es gibt keinen Konsens darüber, welche normative Theorie allgemein gültig ist oder sein soll. Das stellt die angewandte Ethik immer wieder vor schwierige Probleme. Ziel dieser Arbeit ist es aber nicht, auf der Begründungsebene zu argumentieren. Stattdessen sollen Bewertungskriterien bzw. Prinzipien angewendet werden, die sich nicht direkt aus einer moralischen Grundüberzeugung herleiten, sondern auf der Basis eines breiten Konsenses als gültige Werte anerkannt werden. Die bekanntesten Vertreter dieser pragmatischen Prinzipienethik sind die amerikanischen Bioethiker Beauchamp und Childress. Sie leiten ihre Bewertungskriterien aus allgemeinen Moralvorstellungen ab, die ihrer Überzeugung nach von der Mehrheit der Menschen geteilt werden:

„Far more social consensus exist about principles and rules drawn from the common morality (for example, our four principles) than about theories. [...] Theories are rivals over matters of justification, rationality, and method, but they often converge on mid-level principles."[1]

Auch die Anwendung dieser so genannten mittleren Prinzipien für eine ethische Evaluation ist kritisierbar und nicht unproblematisch. In jüngsten Auflagen der „Principles of biomedical ethics" gehen die Autoren ausführlich auf gegen sie vorgebrachte Kritikpunkte ein. Das schwierigste Problem ist die Wertung der einzelnen Prinzipien im Verhältnis zueinander. Da die Prinzipien nicht im Rahmen einer zu Grunde liegenden normativen Theorie entstanden sind, gibt es auch keine Entscheidungshilfe, wenn sich aus den Prinzipien gegensätzliche Handlungsanweisungen ableiten lassen. Die Prinzipienethik erhebt aber gar nicht den Anspruch, für jedes Dilemma in der Ethik eine Lösung parat zu haben. Mit ihrer Hilfe sollen stattdessen die konfligierenden Werte zunächst nur herausgearbeitet werden. Die endgültige Beurteilung ist dann abhängig von anderen Faktoren, die mit in die Bewertung einbezogen werden müssen. Beauchamp und Childress nennen hier z.B. begrenzte Ressourcen, Einstellungen zu akzeptierbaren Risiken, religiöse Überzeugungen und persönliche Ziele, Erfahrungen und Hoffnungen.[2]

In diesem Sinne sollen auch in dieser Arbeit ethische Prinzipien, wie die Fürsorgepflicht des Arztes, das Nichtschadensgebot oder das Selbstbestimmungsrecht der Patienten eingesetzt werden, um die ethische Evaluation zu systematisieren und um Entscheidungskonflikte herauszuarbeiten. Die Intention dabei ist, die Leser in die Lage zu versetzen, sich ein eigenes begründetes Urteil über die PGD zu bilden.

1 Beauchamp und Childress 1994, 102.

2 Beauchamp und Childress 1994 und 2001.

2. Einführung in die Methode der Präimplantationsdiagnostik (PGD)

Mit Hilfe der Präimplantationsdiagnostik (PGD[3]) können Embryonen vor der Übertragung in den Mutterleib auf bestimmte genetische Veränderungen untersucht werden. Sie wird deshalb bei Frauen oder für Paare angewandt, die ein hohes Risiko haben, eine vererbbare Krankheit auf ihre Kinder zu übertragen. Häufig haben diese Paare schon ein behindertes Kind, oder die genetische Anlage ist durch die Familienanamnese bekannt. Medizinisch-technische Voraussetzung für die PGD ist die Kenntnis der genetischen Grundlage der Krankheit, damit ein zytogenetisches oder molekulargenetisches Testverfahren zum Nachweis möglich ist, und die Durchführung einer In-vitro-Fertilisation (IVF) bei der Frau, obwohl diese Frauen nicht unfruchtbar sind.

Die Präimplantationsdiagnostik ist keine neue Methode. In England wird sie seit 1990 angewandt, und auch einige andere europäische Länder sammeln schon seit mehreren Jahren Erfahrungen mit der Durchführung dieser Technik. Unter anderem wegen der geringen Fallzahlen ist sie jedoch weiterhin als eine experimentelle Methode anzusehen. Weltweit sind bis Mai 2002 fast 700 Kinder nach PGD geboren worden.[4] Darüber hinaus sind die Ergebnisse der diagnostischen Methoden nicht hundertprozentig sicher, so dass immer noch zur Bestätigung der Analyseergebnisse eine Pränataldiagnostik (PND) empfohlen wird.[5]

Die ersten Erfolge wurden bei Krankheiten erzielt, deren Gendefekt auf dem X-Chromosom liegt. Es gibt eine ganze Reihe solcher Krankheiten, deren Erb-

---

3 Die in Deutschland auch gebrauchte Abkürzung PID für Präimplantationsdiagnostik ist im englischen Sprachraum nicht geläufig, da sie schon durch ein häufiges gynäkologisches Krankheitsbild besetzt ist („pelvic inflammatory disease"). Die international am meisten verwendete Abkürzung PGD für „preimplantation genetic diagnosis" setzt sich auch im deutschsprachigen Raum immer mehr durch. Deshalb wird in dieser Arbeit durchgehend die englische Abkürzung benutzt.

4 Diedrich 2002, 6.

5 Lavery und Winston 1999 oder Geraedts et al. 2002, 1091.

gang X-chromosomal rezessiv[6] genannt wird. Dabei übertragen Frauen, die selbst nicht betroffen sind, aber eine Kopie des defekten Gens besitzen, also für dieses Gen heterozygot sind, die Krankheit mit 50%iger Wahrscheinlichkeit auf ihre Söhne. Töchter sind nicht betroffen, aber mit 50%iger Wahrscheinlichkeit wieder Überträgerinnen dieser Krankheit. Bei der PGD kann diese Art des Erbgangs so genutzt werden, dass die Geschlechtschromosomen der Embryonen untersucht werden und nur die Embryonen mit zwei X-Chromosomen werden der Mutter übertragen. Entscheidender Nachteil dieser Geschlechtsauswahl ist, dass die nicht betroffenen männlichen Embryonen nicht entdeckt werden können. Daher wird bei genetischen Erkrankungen mit diesem Erbgang auch der direkte Nachweis des Gendefektes durchgeführt, wenn die verantwortlichen Gene auf dem X-Chromosom bekannt sind.

Unbedingt notwendig ist die Kenntnis und der Nachweis des Gendefektes bei allen Krankheiten, deren Genmutation nicht auf einem Geschlechtschromosom liegt. Die Gendefekte bei solchen autosomal vererbten Erkrankungen können rezessiv oder dominant sein. Sind bei einer autosomal rezessiv vererbten Erkrankung beide Eltern für den Gendefekt heterozygot, sind sie sind zwar von der Krankheit selbst nicht betroffen, übertragen diese aber mit einer 25%igen Wahrscheinlichkeit auf ihre Kinder. Werden bei der PGD zwei defekte Gene bei einem Embryo nachgewiesen, so ist dieser von der Krankheit betroffen und wird nicht übertragen. Wird nur ein defektes Gen nachgewiesen, ist der Embryo, wie seine Eltern, heterozygot, aber bezogen auf die untersuchte Krankheit gesund. Diese Embryonen werden üblicherweise nur dann übertragen, wenn keine weiteren ohne Gendefekt zur Verfügung stehen. Bei autosomal dominant vererbten Krankheiten, sind alle Träger der Genmutation von der Krankheit auch selbst betroffen.

Weiterhin können mit Hilfe der PGD auch Abweichungen in der Anzahl der Chromosomen nachgewiesen werden (Chromosomenaberrationen) und strukturelle Abweichungen einzelner Chromosomen, z.B. Chromosomenbrüche oder -translokationen.

6 X-chromosomal bedeutet, das defekte Gen liegt auf dem X-Chromosom, das bei Frauen doppelt vorhanden ist und bei Männern nur einfach. Rezessiv bedeutet hier, dass eine Erbkrankheit nur zum Ausbruch kommt, wenn beide homologen X-Chromosomen den gleichen Gendefekt besitzen, also homozygot für den Gendefekt sind.

Prinzipiell wäre es möglich, jede einzelne bekannte Gensequenz bei einem Embryo nachzuweisen. Es wird aber übereinstimmend gefordert die Anwendung der PGD auf schwerwiegende Krankheiten zu beschränken.[7]

Für die Durchführung der Präimplantationsdiagnostik gibt es verschiedene Möglichkeiten, diese werden im Folgenden erläutert.

2.1 Darstellung der Methoden

2.1.1 In-vitro-Fertilisation (IVF)

Allgemeine Voraussetzung für die PGD ist, dass die Keimzellen außerhalb des menschlichen Körpers im Labor zur Verfügung stehen. Beim natürlichen Zyklus der Frau reift meist nur eine Eizelle pro Monat heran, manchmal auch zwei oder sogar mehrere. Für eine effektive Präimplantationsdiagnostik ist das aber zu wenig, weil keine Auswahl getroffen werden kann.[8] Daher ist die Durchführung einer hormonellen Stimulation, wie bei der bekannten In-vitro-Fertilisation (IVF), eine Bedingung für die Anwendung der PGD.

Durch die Hormonstimulation werden mehrere Eizellen gleichzeitig zur Reifung gebracht. Die Einnahme der Hormone beginnt einige Tage nach der Mensturationsblutung. Die Entwicklung der Eizellen wird dann über Hormontests und/oder Ultraschall der Ovarien beobachtet. Im Idealfall reifen etwa acht bis zwölf Eizellen gleichzeitig, es können jedoch auch mehr oder weniger sein, die Anzahl ist nicht vorhersagbar und z.B. abhängig von der Art der hormonellen Stimulation und auch vom Alter der Frau. Die Eizellen werden der Frau kurz vor dem Eisprung operativ entnommen. Je kürzer die Entnahme vor dem natürlichen Eisprung erfolgt, desto reifer sind die Eizellen und desto besser ist auch ihre „Qualität“. Der Zeitpunkt des Eisprungs kann mit Hilfe der Hormontests oder auch durch Ultraschall ziemlich genau bestimmt werden. Noch genauer vorhersagbar ist er, wenn die Möglichkeit der hormonellen Induktion genutzt wird. Für die Eizellentnahme gibt es mehrere Möglichkeiten. Am häufigsten wird eine ultraschallgeleitete Nadelpunktion durch die Scheide durchgeführt. Andere Zugangswege sind Blase oder Harnröhre. Dieser Eingriff kann ohne Narkose, nur

---

7 Eine inhaltliche Bestimmung für den Begriff „schwerwiegend“, d.h. für welche Krankheiten oder Eigenschaften PGD gerechtfertigt sein kann und für welche nicht, gibt es aber nicht.

8 Eine belgische Arbeitsgruppe, die PGD durchführt, fordert mindestens sechs morphologisch intakte Eizellen als Voraussetzung für die Durchführung einer PGD (Vandervorst et al. 1998).

mit örtlicher Betäubung erfolgen. Ein weiterer Weg ist die Bauchspiegelung (Laparoskopie) unter Narkose. Dabei werden die Eizellen unter direkter Sicht über das Laparoskop entnommen.

Die gewonnenen Eizellen werden in einem speziellen Nährmedium kultiviert und laufend auf ihr Reifestadium geprüft. Einige Stunden nach der Entnahme der Eizellen ist das Reifestadium optimal für die Zugabe der Spermien zur Befruchtung. Der Erfolg der Befruchtung ist dabei entscheidend abhängig von der Menge und Qualität der Spermien.[9] Ca. 18 Stunden nachdem die Spermien zugegeben wurden, kann unter dem Mikroskop kontrolliert werden, ob eine Befruchtung stattgefunden hat. Erfahrungsgemäß ist die Befruchtung bei ca. 60% – 80% der Eizellen erfolgreich. Nach insgesamt 48 Stunden haben sich die entstandenen Embryonen dann zu Einheiten aus zwei bis vier Zellen entwickelt. Eine ständige Kontrolle ist notwendig, um die regelrechte Entwicklung zu verfolgen und die besten Embryonen für die Übertragung bestimmen zu können. Entscheidend für die Beurteilung sind dabei u.a. die Anzahl und das Aussehen der einzelnen Zellen, der Zusammenhalt zwischen den Zellen und die Entwicklungsgeschwindigkeit, also rein morphologische Kriterien.[10]

In England werden alle gewonnenen Eizellen befruchtet und die augenscheinlich besten Embryonen für den Transfer herausgesucht. Maximal drei dürfen gleichzeitig übertragen werden. In der Praxis setzt sich aber immer mehr durch, nur zwei Embryonen zu übertragen, um das Risiko einer Drillingsschwangerschaft zu vermeiden. Nur einen einzigen Embryo zu übertragen vermindert die Wahrscheinlichkeit einer Schwangerschaft, durch die Übertragung von drei Embryonen wird die Schwangerschaftsrate gegenüber zwei Embryonen dagegen nicht mehr signifikant gesteigert.[11] Sind mehr als drei weitere Embryo-

---

9 Bei ganz schlechter Spermienqualität oder zu geringer Anzahl (männliche Unfruchtbarkeit) kann die Befruchtung auch durch direkte Injektion eines einzigen Spermiums in die Eizelle durchgeführt werden. Das Verfahren nennt sich Intrazytoplasmatische Spermieninjektion (ICSI). Verwendet werden können dafür auch Samenzellen, die bewegungsunfähig sind, oder sogar Vorstadien der Samenentwicklung, die direkt aus den Hoden des Mannes gewonnen werden.

10 Herrler und Beier 1998.

11 Fisk und Trew 1999. Mehrlingsschwangerschaften stellen ein erhebliches Problem bei der IVF dar, sie gehen einher mit einer erhöhten Komplikationsrate bei der Geburt für die Mutter und mit gesundheitlichen Risiken für die Kinder. Ziel der IVF-Forschung ist daher, die Implantationsrate der Embryonen zu verbessern, um so wenige Embryonen wie möglich für eine hohe Schwangerschaftswahrscheinlichkeit übertragen zu können.

nen akzeptabler Qualität übrig, werden diese für einen weiteren Versuch eingefroren, wenn das Paar dies wünscht.[12]

In Deutschland erlaubt das Embryonenschutzgesetz diese Vorgehensweise nicht. Es dürfen von vorneherein nur so viele Embryonen entstehen, wie anschließend implantiert werden sollen. Das sind auch in Deutschland nicht mehr als drei.[13]

Die Übertragung der Embryonen kann am zweiten oder dritten Tag nach der Befruchtung erfolgen.[14] Wird eine PGD durchgeführt, wird der dritte Tag abgewartet; die Embryonen bestehen dann aus sechs bis zehn Zellen. Ein bis zwei dieser Zellen werden biopsiert, also entfernt und molekulargenetisch oder zytogenetisch untersucht. Diejenigen Embryonen, die von der Krankheit, auf die getestet wird, nicht betroffen sind, werden noch am selben Tag der Frau übertragen. Der Transfer der biopsierten Embryonen muss mit besonderer Sorgfalt geschehen, da durch das Loch in der Zona pellucida weitere Zellen verloren gehen können. Alle nicht übertragenen Embryonen werden nach der Prozedur verworfen.[15]

---

12 Weniger als drei Embryonen einzufrieren wird von den meisten Kliniken abgelehnt, da ca. 20% der Embryonen bei dieser Prozedur zu Grunde gehen und die Chance auf eine Schwangerschaft durch einen einzelnen aufgetauten Embryo sehr gering ist. Sind daher nur zwei oder weniger Embryonen übrig, werden sie verworfen (Cooke 1998).

13 Neuerdings wird in Deutschland versucht, über eine Qualitätsbeurteilung der Vorkernstadien eine Auswahl zu treffen, damit man auch hier mit der Übertragung von nur zwei Embryonen auskommt. Im Vorkernstadium hat zwar schon eine Befruchtung stattgefunden, aber noch keine Zellteilung der Eizelle und keine Vereinigung der beiden Chromosomensätze von Ei- und Samenzelle. Eine erste Untersuchung ergab keine signifikanten Unterschiede in der Schwangerschaftsrate bei der Übertragung von zwei oder drei im Vorkernstadium vorselektierten Embryonen (Ludwig et al. 2000 a und b).

14 In der neueren Forschung wird mit einer späteren Übertragung der Embryonen experimentiert. Diejenigen Embryonen, die in vitro bis zum fünften Tag überleben, zeigen dann eine höhere Implantationsrate. Ob damit die Geburtenrate nach der IVF-Behandlung gesteigert werden kann und ob diese Vorgehensweise vorteilhaft für alle Frauen ist, wird noch kontrovers diskutiert (Tsirigotis 1998 oder Blake et al. 2002).

15 Ein Einfrieren der biopsierten Embryonen, auch wenn sie für eine Übertragung in Frage kämen, ist schwierig, weil die umgebende „Haut“ (Zona pellucida) durch die Biopsie beschädigt ist. Mehrere Arbeitsgruppen experimentieren mit dem Einfrieren von biopsierten Embryonen, mit unterschiedlichen Erfolgen. Bis jetzt wurde nur von einer einzigen Schwangerschaft berichtet, die nach Verwendung von vorher eingefrorenen biopsierten Embryonen zustande kam (ESHRE PGD Consortium Steering Committee 2002, 243).

Die Methode der IVF hat große Bedeutung für unfruchtbare Frauen, die schwanger werden wollen. Im Kontext der PGD ist aber vor allen Dingen wichtig zu wissen, dass sie mit verschiedenen Nebenwirkungen und Problemen einhergeht.[16] Die Hormonbehandlung kann akute Nebenwirkungen haben, die häufigste ist das Ovarielle Hyperstimulationssyndrom (OHSS). Leichte Fälle mit Unterbauchbeschwerden, Übelkeit und Erbrechen kommen bei ca. 30% der Frauen während der IVF-Behandlung vor, schwere Fälle mit Wasseransammlungen in Lunge und Bauch, sowie Nierenfunktionsstörungen und Thrombosen bei ca. 5%. Auch tödliche Verläufe sind nach Bauer vorgekommen.[17] Weitere Nebenwirkungen können Kopfschmerzen, Hitzewallungen oder Nachtschweiß sein. Mögliche Langzeitnebenwirkungen der Hormongabe, wie z.B. eine vermutete erhöhte Rate für Eierstockkrebs, werden diskutiert, sind aber bisher nicht systematisch erforscht. Dazu kommen die Komplikationsmöglichkeiten der operativen Eizellgewinnung, z.B. Blutungen, Darmverletzungen und Infektionen, die allerdings selten auftreten.[18]

Schwangerschaften nach IVF-Behandlung weisen eine erhöhte Fehlgeburtenrate auf. Die Zahl der Mehrlingsschwangerschaften, mit größerem Risiko für die Mutter während Schwangerschaft und Geburt, ist im Vergleich zu natürlich zustande gekommenen Schwangerschaften signifikant erhöht. 1998 wurden in einer europaweiten Datensammlung 26,3% Mehrlingsgeburten nach IVF-Behandlung registriert.[19]

Die Erfolgsrate der IVF ist niedrig. Die Geburtenrate pro Therapiezyklus wird im Durchschnitt mit 10-15% angegeben.[20] Dabei ist das Alter der Frau von entscheidender Bedeutung. Die Human Fertilisation and Embryology Authority, die in England unter anderem für die Sammlung und Auswertung von Daten zur IVF zuständig ist, gibt in ihrem Jahresbericht 1998 dazu folgende Zahlen bekannt: Die Geburtenrate pro Behandlungszyklus liegt bei 29-30jährigen Frauen

---

16 Ausführlich dazu: Hölzle und Wiesing 1991.

17 Bauer et al. 1998, 654.

18 Bei der transvaginalen Eizellgewinnung liegt die Komplikationsrate bei ca. 1,5% (Bauer et al. 1998, 664).

19 Nygren und Andersen 2001.

20 Die Zahlenangaben für IVF-Erfolgsraten unterscheiden sich erheblich. Das liegt zum einen an der unterschiedlichen Qualität der Durchführung in den einzelnen Ländern und Kliniken, zum anderen an den unterschiedlich gewählten Bezugsgrößen. Beispielsweise ist die Schwangerschaftsrate pro Therapiezyklus höher als die Geburtenrate. Wiederum unterschiedliche Zahlen erhält man, wenn pro Embryotransfer gerechnet wird. Ich beziehe mich auf die Geburtenrate pro Therapiezyklus, da dies die wichtigste Zahl für die betroffenen Frauen ist.

bei 20,1%, bei der Altersgruppe 39-40 sinkt sie auf 9,7%.[21] Einfluss auf die Erfolgsrate haben auch Art und Dauer der Unfruchtbarkeit bei der Frau, eventuelle vorherige Schwangerschaften, die Anzahl der Zyklen (mit jedem Therapiezyklus sinkt die Erfolgsrate) sowie die Qualität der Spermien.

In den letzten Jahren ergab sich eine Zunahme der IVF-Behandlungen. Durch die Einführung der Mikromanipulationstechniken, wie die PGD aber auch und vor allem die intrazytoplasmatische Spermieninjektion (ICSI)[22], erweiterte sich das Indikationsspektrum zur Durchführung der IVF. Es sind in diesen Fällen meist jüngere Frauen, die sich der IVF-Behandlung unterziehen, ohne dass bei ihnen selbst eine Unfruchtbarkeit vorliegt.

2.1.2 Diagnostik am Embryo

2.1.2.1 Exkurs: Reifeteilung und frühe Embryonalentwicklung

Die Kenntnis der Embryonalentwicklung bis zur erfolgreichen Einnistung in der Gebärmutter, also der ersten 14 Tage nach der Befruchtung, erleichtert das Verständnis der technischen Durchführung der PGD. Sie ist außerdem notwendig, um die Diskussion über den moralischen Status des Embryos nachvollziehen zu können und die in Deutschland geführte Diskussion über die Totipotenz der biopsierten Zellen und ihre Bedeutung für das deutsche Embryonenschutzgesetz zu verstehen. Zusätzlich sind einige Erläuterungen zur Bezeichnung der Embryonalstadien wichtig. Die medizinische Definition für die Embryonalperiode lautet:

> „Zeitraum der pränatalen Entwicklung, von der Befruchtung bis zum Ende der Organogenese (beim Menschen bis zum Ende der 8. Woche nach der Konzeption)."[23]

Vielen Forschenden ist das zu ungenau, sie stellen der Embryonalperiode noch eine Prä-Embryonalperiode voran und meinen damit die ersten 14 Tage der Entwicklung, bis sich der Embryo vollständig in die Gebärmutter eingenistet hat. Vor allem in England wird die Bezeichnung „Prä-Embryo" oder „Konzeptus" für diesen Zeitraum verwendet. Meistens ist aber mit der Verwendung dieser neuen Begriffe auch eine Aussage zum Status der Embryonen verbunden. Der Prä-Embryo wird als dem Embryo moralisch nicht gleichgestellt angesehen, und die

---

21 Human Fertilisation and Embryology Authority 1998.

22 Siehe Fn 9.

23 Pschyrembel 1994, 394.

Embryonenforschung in der Prä-Embryonalperiode wird damit gerechtfertigt. Aber auch die Bezeichnung „Embryo" für die ersten 14 Tage der Entwicklung wird häufig nicht wertneutral verwendet, sondern soll zum Ausdruck bringen, dass auch für diesen Zeitraum der Entwicklung der Embryo volle Schutzwürdigkeit genießt und die Embryonenforschung nicht gerechtfertigt werden kann. Jede Bezeichnung, die verwendet wird, beinhaltet also auch eine moralrelevante Festlegung oder kann als solche gedeutet werden. In dieser Arbeit wird in Übereinstimmung mit der oben zitierten medizinischen Definition die Bezeichnung Embryo auch für die ersten 14 Tage der Embryonalentwicklung beibehalten. Damit soll aber zunächst noch keine Aussage über den moralischen Status des Embryos erfolgen.[24]

Die Reifeteilung (Meiose)

Die unreifen Keimzellen besitzen wie jede Körperzelle einen doppelten (diploiden) Chromosomensatz, der erst durch eine spezielle Art der Zellteilung, die Meiose oder Reifeteilung, halbiert wird. Die Chromosomen sind die Träger der Erbanlagen. Je ein Chromosomenpaar (die so genannten homologen Chromosomen) ist für die Ausprägung von bestimmten Eigenschaften verantwortlich, d.h. je ein Abschnitt an der selben Stelle der homologen Chromosomen (Allel) ist für das gleiche Merkmal verantwortlich. Die Allele sind aber häufig nicht exakt gleich, sie können unterschiedliche Ausprägungen für das gleiche Merkmal codieren, beispielsweise verschiedene Augenfarben. Welche Ausprägung dann in Erscheinung tritt, ist abhängig davon, welches der Gene dominant ist, also die Ausprägung des anderen Gens verhindert. Wichtig wird diese Tatsache bei der Vererbung von Krankheiten. Ist eine defekte Gensequenz nur auf einem Chromosom vorhanden und das nicht mutierte Gen dominant über das mutierte, kommt die Krankheit nicht zum Ausbruch, sie ist rezessiv. Ebenso gibt es den umgekehrten Fall, dass eine veränderte Gensequenz auf einem Chromosom ausreicht, um die Krankheit zum Ausbruch zu bringen (dominant vererbte Krankheiten).

Während der Reifeteilung werden die einzelnen Chromosomen zufällig auf die entstehenden Zellen verteilt, dabei besteht die Möglichkeit des so genannten crossing-over, d.h. eines Austausches von Bruchstücken zwischen homologen

---

24 Diese Bemerkungen beziehen sich auf die Bezeichnungen, die bei Diskussionen oder in der Literatur verwendet werden. Im klinischen Sprachgebrauch ist die Bezeichnung Prä-Embryo im Verlauf einer IVF-Behandlung auch in England nicht üblich.

Chromosomen. Dies ermöglicht eine Vielzahl von verschiedenen Kombinationsmöglichkeiten von mütterlichem und väterlichem Erbgut.

Die Reifeteilung selbst verläuft in zwei Phasen. Zunächst werden die homologen Chromosomen, die aus je zwei Chromatiden bestehen, getrennt (erste Reifeteilung). Dann erfolgt eine weitere Teilung der Chromosomen in ihre Chromatiden analog der normalen Zellteilung (zweite Reifeteilung); es entstehen also insgesamt vier Tochterzellen mit je einer Chromatide. Bei der männlichen Reifeteilung geht aus jeder der vier Zellen eine Spermienzelle hervor, bei der weiblichen Reifeteilung entsteht eine Eizelle. Diese erhält neben den Chromosomen auch den gesamten Zellinhalt (Zytoplasma) der ursprünglichen Keimzelle. Die anderen Zellen haften als kleine Randzellen an der sehr viel größeren Eizelle, sie werden auch Polkörperchen genannt. Die Eizelle vollendet ihre zweite Reifeteilung nur, wenn eine Befruchtung stattgefunden hat. Das zweite Polkörperchen und der haploide Chromosomensatz in der Eizelle entstehen also erst im Vorkernstadium der befruchteten Eizelle.[25]

Bei der Reifeteilung können Fehler passieren. Durch die so genannte non-disjunction, d.h. die ausbleibende Trennung eines oder mehrerer homologer Chromosomen, entstehen Abweichungen in der normalen Zahl der Chromosomen (Chromosomenaberrationen oder Aneuploidien genannt). Monosomien, d.h. das Fehlen eines Chromosoms, sind in der Regel mit dem Leben nicht vereinbar. Einzige Ausnahme ist die Monosomie des X-Chromosoms (Turner-Syndrom). Sind einzelne Chromosomen dreifach vorhanden (Trisomie), ist ein Überleben möglich, häufig folgt daraus aber eine schwere Behinderung. Das bekannteste Beispiel dafür ist die Trisomie 21, besser bekannt als Down-Syndrom.

Die Embryonalentwicklung[26]

Die Befruchtung erfolgt durch Aufnahme eines Spermiums in die Eizelle. Nach der Vereinigung beider Zellen ist die die Eizelle umgebende Hülle (Zona pellucida) undurchlässig für weitere Spermien (Polyspermieblock). Die Zellkerne beider Zellen formieren sich danach zu den so genannten Vorkernen der befruchteten Eizelle, beide Zellkerne mit ihrem haploiden Chromosomensatz liegen nebeneinander im Zytoplasma der Eizelle, eine Vereinigung des Genmaterials hat noch nicht stattgefunden. Dieses Vorkernstadium, in dem die Eizelle ihre

---

25 Beier 1998 b. Wichtig wird diese Tatsache bei der Polkörperchendiagnostik, die als Alternative zur PGD an Embryonen diskutiert wird.

26 Ausführlicher dazu z.B. Lippert 1996 oder Beier 1998 b.

zweite Reifeteilung vollendet und das zweite Polkörperchen entsteht, dauert ca. 18 Stunden. Die beiden Vorkerne leiten dann eine Zellteilung ein, indem sie ihre Chromosomenzahl verdoppeln. Der Vorgang wird synchronisiert durch die Bildung einer gemeinsamen Teilungsspindel, aber erst mit der Vollendung der ersten Zellteilung der befruchteten Eizelle (der ersten Furchungsteilung[27]) ist die Vereinigung des mütterlichen und väterlichen Erbguts abgeschlossen. Von der Aufnahme des Spermiums in die Eizelle bis zur ersten Furchungsteilung und Vereinigung des Erbmaterials vergehen ca. 24 bis 36 Stunden.[28]

Anschließend beginnt das Stadium der Furchungsteilungen. Die Zellen teilen sich, ohne zu wachsen, d.h. sie werden immer kleiner. Bis zum dritten Tag hat sich ein kleiner Zellhaufen aus ca. sechs bis zehn Zellen gebildet. Die einzelnen Zellen werden auch Blastomeren genannt, das entsprechende Entwicklungsstadium ist die Morula oder der Maulbeerkeim. Ab dem dritten Tag beginnen sich die Zellen zu differenzieren, d.h. sie beginnen damit, verschiedene Aufgaben für die spätere Entwicklung zu übernehmen und verlieren ihre Totipotenz.[29] Bis zum vierten oder fünften Tag der Entwicklung bildet sich ein Blasenkeim bzw. die Blastozyste. Die Zellen formen eine kugelige Höhle (ähnlich einem Ballon), nur an einer Stelle bleibt eine größere Ansammlung von Zellen im Inneren der Blastozyste. Die äußeren Zellen, auch Trophoblastzellen genannt, bilden später die Plazenta, die innere Zellmasse heißt Embryoblast, aus ihr entwickelt sich der Embryo weiter. Vom sechsten bis zum achten Tag „schlüpft" der Embryo aus der ihn umgebenden Hülle (Ei- oder Glashaut bzw. Zona pellucida) heraus. Dadurch wird eine Anheftung der Trophoblastzellen an die Gebärmutterschleimhaut (Endometrium) möglich. Gleichzeitig beginnt eine innere Differenzierung des Embryoblasten in Keimblätter (Endo- und Ektoderm), die Trophoblastzellen

---

27 Vor der eigentlichen Teilung wird eine Einschnürung oder Furchung an der Zelle sichtbar.

28 Aus dieser Schilderung wird deutlich, dass es selbst aus entwicklungsphysiologischer Perspektive schwierig ist, einen exakten Zeitpunkt für den Beginn des Lebens zu definieren. Da eine kontinuierliche Entwicklung stattfindet, kann kein einzelner Zeitpunkt bestimmt werden.

29 Totipotente Zellen haben wie die Zygote die Fähigkeit, sich zu einem vollständigen Organismus zu entwickeln. Zellen in späteren Entwicklungsstadien sind nur noch pluripotent, d.h. sie sind in ihrer endgültigen Funktion zwar noch nicht festgelegt, können aber nicht mehr die gesamte Embryonalentwicklung initiieren. Die Zuschreibung der Totipotenz ist nach dem deutschen Embryonenschutzgesetz wichtig, da jede totipotente Zelle als Embryo betrachtet wird (§ 8 EschG). Nach den wenigen vorhandenen Untersuchungsergebnissen ist davon auszugehen, dass nach dem Sechs- bis Zehn-Zell-Stadium die Totipotenz der Zellen verloren geht (Beier 1998 a). Auch hier handelt es sich um einen Prozess, ein genauer Zeitpunkt ist nicht bestimmbar. Ein Embryo, der sich über das Zwölf- bis Sechzehn-Zell-Stadium hinaus entwickelt hat, besitzt aller Wahrscheinlichkeit nach keine totipotenten Zellen mehr.

beginnen mit der Produktion von ß-HCG, dem „Schwangerschaftshormon". Die folgende zweite Entwicklungswoche wird auch Implantationsstadium genannt. Die Trophoblastzellen dringen in das Endometrium ein und haben jetzt erstmalig Zugang zu Nährstoffen von der Mutter. Am Ende der zweiten Woche entsteht das mittlere Keimblatt (Mesoderm), die Implantation ist abgeschlossen. Mit Vorhandensein aller drei Keimblätter sind alle späteren Organe repräsentiert, aus ihnen entsteht das Individuum.[30]

2.1.2.2 PGD im Stadium der Furchungsteilungen: Blastomerbiopsie

Die Präimplantationsdiagnostik wird an Embryonen im Labor durchgeführt, bevor die Implantationsphase der Entwicklung beginnt (erste Lebenswoche). Das dabei am häufigsten angewandte und auch bekannteste Verfahren ist die so genannte Blastomerbiopsie. Am dritten Tag nach der Befruchtung bestehen die Embryonen aus sechs bis zehn Zellen (meist acht). Ein bis zwei dieser Blastomeren können für die Diagnostik entnommen werden. Der Embryo wird dabei an einer Saugpipette gehalten, und zunächst wird die den Embryo umgebende Eihaut (Zona pellucida) an einer Stelle perforiert. Das geschieht meistens mit Hilfe einer Säure, kann aber auch mechanisch oder mit Hilfe eines Lasers bewerkstelligt werden. Mit Hilfe einer weiteren Saugpipette werden dann ein oder zwei Blastomeren durch das entstandene Loch entnommen.[31]

Durch die Biopsie wird dem Embryo bis zu einem Viertel seiner Zellmasse entfernt. Nach dem derzeitigen Erkenntnisstand hat diese Maßnahme aber keine negativen Auswirkungen auf die Weiterentwicklung der Embryonen.[32] Bei sehr früh durchgeführten Biopsien, wenn der Embryo erst aus zwei oder vier Zellen besteht, werden allerdings Entwicklungsverzögerungen festgestellt.[33] Alle bis

30 Dieses Entwicklungsstadium um den vierzehnten Lebenstag wird von vielen als besonderer Zeitpunkt angesehen. In der englischen Gesetzgebung markiert es die Grenze zwischen erlaubter und verbotener Embryonenforschung. Mehrere Gründe werden dafür genannt. Zum einen markiere die Bildung des dritten Keimblattes das Ende einer möglichen Zwillingsbildung, es könne also nur noch ein einziges Individuum entstehen. Zum anderen seien jetzt alle Zellen in ihrer Funktion festgelegt. Es könne ganz klar zwischen Zellen unterschieden werden, die sich zum Embryo entwickeln, und solchen, die die Plazenta bilden.

31 Diese Methode ist häufig beschrieben worden, z.B. von Handyside et al. 1989 oder Cui et al. 1994.

32 Hardy et al. 1990 oder Ludwig und Diedrich 1996.

33 Tarin et al. 1992; Tarin und Handyside 1993.

zum Acht-Zell-Stadium entnommenen Zellen können noch Totipotenz besitzen.[34]

Die genetische Diagnostik an den gewonnenen Zellen wird sofort nach der Biopsie durchgeführt. Die danach ausgesuchten Embryonen werden der Frau noch am gleichen Tag übertragen. Die kleine Menge (nur eine Zelle für die Diagnose) des zur Verfügung stehenden Materials und die knappe Zeit stellen hohe Ansprüche an das molekulargenetische Labor. Wenn es nicht möglich war, zwei Zellen zu entnehmen, gibt es keinen Spielraum für eine Überprüfung der Diagnose. Ein alternativer Vorschlag ist daher, die biopsierten Embryonen einzufrieren und die gewonnenen Zellen zu kultivieren, um mehr „Material" und Zeit zur Diagnostik zur Verfügung zu haben. Die Embryonen werden dann erst zu einem späteren Zeitpunkt der Frau übertragen.[35] Der Vorschlag ist auf Grund der verfahrenstechnischen Schwierigkeiten (z.B. Probleme beim Einfrieren biopsierter Embryonen) bisher nicht weiter verfolgt worden.

2.1.2.3 Biopsie der Blastozyste

In der Embryonalentwicklung beginnt nach dem dritten Tag die Spezialisierung der Zellen. Aus dem zunächst kompakten Zellhaufen wird eine ballonähnliche Blase, die Blastozyste. Die Zellen differenzieren sich dabei in zwei verschiedene Zellarten. Zum einen in die äußeren Zellen, die die Blase bilden und später zur Plazenta heranwachsen (Trophoblastzellen), und zum anderen in eine innere Zellmasse, die eine kleine Ansammlung an einer Stelle der Blase bildet und aus der später der Embryo entsteht (Embryoblastzellen). Ungefähr ab dem fünften Tag können daher bei einer Trophoblastbiopsie Zellen gewonnen werden, ohne damit dem Embryo selbst etwas zu entnehmen.[36] Ein weiterer Vorteil wäre, dass mehr Zellen entnommen werden können (ca. 20-30), die Sicherheit der genetischen Diagnostik könnte dadurch gesteigert werden. Das Problem dieser Verfahrensweise ist jedoch die fehlende Verfügbarkeit der Embryonen, da die Embryokultivierung bis zu diesem Stadium in vitro schwierig ist.[37] Nur ca. 20% der Zygoten entwickeln sich in vitro zu Blastozysten.[38] Auch die geringe Größe der Zellen könnte zu Problemen bei der molekulargenetischen Diagnostik führen, da

---

34 Siehe dazu auch die Ausführungen in Kapitel 4.4.1 „Zur Totipotenz der embryonalen Zellen"

35 Geber et al. 1995.

36 Dokras et al. 1990.

37 Verlinsky und Kuliev 1993.

38 Menezo et al. 2002.

es schwieriger ist, die einzelnen Zellen zu isolieren.[39] Diese Art der PGD wird daher momentan nicht praktiziert.[40] Im Zusammenhang mit der neueren IVF-Forschung könnte dieses Verfahren allerdings an Bedeutung gewinnen. Durch die Einführung neuer Kulturmedien wurden die Entwicklungschancen für Embryonen in vitro verbessert, und die Implantationsrate der Blastozystenstadien ist deutlich höher, als bei den drei Tage alten Embryonen. Dennoch ist noch nicht nachgewiesen, dass eine Übertragung der Embryonen am fünften Tag für alle Frauen vorteilhaft ist und insgesamt eine höhere Schwangerschaftsrate ergibt.[41]

2.1.3 Diagnostik an Keimzellen (Gameten)

Die genetische Diagnostik kann selbstverständlich auch mit Ei- oder Samenzellen durchgeführt werden. Genau genommen ist dies keine Präimplantationsdiagnostik, sondern Prä*konzeptions*diagnostik.

2.1.3.1 Biopsie der Polkörperchen einer Eizelle

Bei der Reifeteilung der Eizellen entstehen Polkörperchen. Diese nehmen die Chromosomen auf, die aus der Eizelle durch Teilung entfernt werden. Bei jeder Phase der Meiose entsteht ein Polkörperchen. Das erste beinhaltet eines der beiden homologen Chromosomen mit jeweils zwei Chromatiden. Das zweite Polkörperchen enthält nur noch eine Chromatide, es entsteht erst nach der Befruchtung, weil die Eizelle die zweite Reifeteilung erst nach der Aufnahme des Spermiums beendet. Diese Polkörperchen können von der Eizelle entfernt und dann molekulargenetisch untersucht werden. Auf die weitere Entwicklung der Eizelle hat diese Entfernung nach derzeitiger Kenntnis keinen Einfluss.[42]

Theoretisch müsste es so sein, dass bei Anwesenheit des defekten Gens im ersten Polkörperchen die Eizelle frei davon ist und umgekehrt. Es kommt aber bei der Reifeteilung häufig zum Austausch von Gensequenzen zwischen den homologen Chromosomen (crossing over). Eine definitive Aussage über die genetische Ausstattung der Eizelle ist daher nur dann möglich, wenn auch das zweite Polkörperchen untersucht wird. Beide Polkörperchen einer Eizelle können

39 Kollek 2000, 44.

40 ESHRE PGD Consortium Steering Committee 2002, 243.

41 Gardner et al. 1998; Tsirigotis 1998; Blake et al. 2002.

42 Verlinsky et al. 1990.

aber nicht bei allen Eizellen gewonnen werden.[43] Die Polkörperchen degenerieren außerdem sehr schnell, das kann unter Umständen zu falsch negativen Diagnosen führen.[44] Ein weiterer Nachteil dieser Art von Diagnostik ist, dass damit nur die mütterlichen Erbanlagen getestet werden können.

Hauptanwendungsgebiet für die Diagnostik an Eizellen ist daher momentan der Nachweis von Chromosomenaberrationen bei älteren IVF-Patientinnen.[45] Ein Großteil dieser Aneuploidien entsteht durch Aufteilungsfehler der Chromosomen während der ersten Reifeteilung (ca. 70%). Sie können aber auch erst bei der zweiten Reifeteilung vorkommen oder noch später während der Furchungsteilungen der Zygote.[46] Auf Grund des Zeitpunktes der Diagnostik wird daher zwar der größte Teil der Abweichungen in der Chromosomenzahl mütterlichen Ursprungs entdeckt, es bleibt aber eine beträchtliche diagnostische Lücke. Dazu kommt der väterliche Beitrag zu den Chromosomenaberrationen, der bei dieser Art der Diagnostik nicht beurteilt werden kann.

Trotz all dieser Probleme wird in Deutschland die Polkörperchendiagnostik als Alternative zur Embryobiopsie angesehen und auch entwickelt. Der Grund dafür ist die Gesetzeslage, denn diese Technik könnte im Rahmen des geltenden Embryonenschutzgesetzes durchgeführt werden.[47]

2.1.3.2 Untersuchung der Samenzellen

Eine genetische Diagnostik an Samenzellen führt zur Zerstörung der Zelle und kann daher nicht für eine Präkonzeptionsdiagnostik genutzt werden. Möglich ist aber eine Trennung von Samen mit Hilfe physikalischer Verfahren. X- bzw. Y-Chromosom tragende Spermien unterscheiden sich durch den unterschiedlichen Gehalt an DNA in Masse, Dichte und Anfärbbarkeit. Zahlen über die Genauigkeit der Trennung variieren zwischen 80% und 95%.[48] Einsetzbar wäre dieses Verfahren bei X-chromosomal gebundenen Erbkrankheiten zur Aussortierung der Y-Chromosom tragenden Spermien.

---

43 Verlinsky et al. 1996 b.

44 Munne et al. 1995.

45 Verlinsky et al. 1995; Verlinsky et al. 1996 a; van der Veen et al. 2002.

46 Angell 1994.

47 Wieacker et al. 2003. Zum deutschen Embryonenschutzgesetz siehe Kapitel 4.

48 Ludwig und Diedrich 1996; Dewar 1997.

2.1.4 Molekulargenetische Diagnostik

Die Entwicklung der verschiedenen Embryobiopsiemethoden durch die Embryonenforschung war nur eine der Voraussetzungen für die Einführung der Präimplantationsdiagnostik. Ebenso wichtig war die Entwicklung und Verbesserung der molekulargenetischen Methoden. Die Anforderungen an diese Diagnostik bei der PGD sind sehr hoch. Mit Hilfe der Polymerase-Kettenreaktion können bestimmte einzelne Gensequenzen nachgewiesen werden. Bei der PGD muss die Untersuchung aber meist mit einer einzigen Zelle durchgeführt werden. Wenn es bei der Embryobiopsie gelingt, eine zweite Zelle bzw. Blastomere zu entnehmen, wird diese parallel untersucht und dient der Bestätigung der Diagnose. Die DNA-Menge, die eine Zelle enthält, ist zudem sehr klein, die gesamte DNA eines Zellkerns wiegt 6,6 pg. Etwas einfacher ist der Nachweis von Abweichungen in der Chromosomenzahl oder die Geschlechtsbestimmung über die X- und Y-Chromosomen. Beides kann mit Hilfe der Fluoreszenz-in-situ-Hybridisierung (FISH) durchgeführt werden. Für eine Bestätigungsdiagnose gibt es kein Material, die Sicherheit der Methoden muss also so groß sein, dass Fehldiagnosen nicht vorkommen. Wegen der Kürze der zur Verfügung stehenden Zeit müssen die Verfahren außerdem sehr schnell durchgeführt werden können.

2.1.4.1 Polymerase-Kettenreaktion (PCR)

Die Polymerase-Kettenreaktion wird angewandt zur Diagnostik von spezifischen Veränderungen (Mutationen) an einzelnen Genen, die eine Krankheit hervorrufen. Sie kann aber auch zur Geschlechtsbestimmung eingesetzt werden. Mit ihrer Hilfe können einzelne Abschnitte der DNA ganz gezielt vervielfacht werden. Voraussetzung dafür ist, dass der Abschnitt, der vermehrt werden soll, mit seiner genauen Abfolge der Basenpaare[49] bekannt ist. Für den Anfang und das Ende des zu untersuchenden einzelsträngigen DNA-Stückes wird ein kurzes, spezifisches und ebenfalls einzelsträngiges DNA-Stück, der so genannte Primer, künstlich hergestellt und der Analyselösung in größeren Mengen zugegeben. Ebenfalls

49 Die Basen sind die Grundbausteine der DNA, es gibt davon insgesamt vier: Adenin, Cytosin, Guanin und Thymin. Die Kombination von je drei dieser Bausteine codiert eine bestimmte Aminosäure, längere Abschnitte auf einem Strang ergeben ein Protein. Ein solcher Abschnitt ist ein Gen, er kann je nach Größe des Proteins mehr oder weniger lang sein. Die Basen liegen allerdings nicht als Einzelstrang vor, sondern sie lagern sich zu einem Doppelstrang aus Basenpaaren zusammen, der DNA. Dabei kann sich jede Base nur mit einer bestimmten anderen, ihr komplementären Base verbinden.

beigefügt wird das Enzym DNA-Polymerase, das in der Lage ist, die DNA zu vervielfältigen. Die Ausgangs-DNA der zu untersuchenden Zelle wird nun durch Hitze denaturiert, d.h. der vorhandene Doppelstrang trennt sich an den Basenpaaren. Anschließend liegen zwei Einzelstränge vor, an die sich die Primer anlagern können. Der gewünschte DNA-Abschnitt wird daraufhin mit Hilfe der DNA-Polymerase als genaue Kopie des ursprünglich vorhandenen Stranges hergestellt. Nach vielfacher Wiederholung dieses Vorgangs (Amplifizierung) liegt der entsprechende Abschnitt oder das Gen in ausreichender Menge vor, um genauer untersucht bzw. sichtbar gemacht werden zu können. Erstmalig klinisch angewandt wurde diese Methode 1985 bei der Pränataldiagnostik der Sichelzellanämie.[50]

Bei einer Routineanwendung der PCR wird die DNA von ca. 150 000 diploiden Zellen verwendet, bei der PGD liegt jedoch nur eine einzige Zelle zur Untersuchung vor (single-cell PCR). Es ist daher unbedingt notwendig, dass die Amplifizierung beider vorhandener Allele überhaupt und in gleichem Maße erfolgt, sonst kommt es zu Fehldiagnosen („allelic dropout" oder „preferential amplification"). Um diese Fehldiagnosen zu verhindern, wird ständig an einer Verbesserung der Methode gearbeitet. Wenn es möglich ist, weicht man auch auf andere Techniken aus. Die Geschlechtsbestimmung, die anfangs mit Hilfe der PCR ausgeführt wurde, erfolgt inzwischen fast ausschließlich über FISH (siehe dazu nächsten Abschnitt).[51]

Eine weitere Fehlerquelle bei der PCR einer einzigen Zelle ist die hohe Anfälligkeit für Verunreinigungen. So können beispielsweise die überzähligen Samenzellen, die nach der Befruchtung an der Zona pellucida der Eizelle haften, das Ergebnis stören. Als Abhilfe für dieses Problem wird die Anwendung der intrazytoplasmatischen Spermieninjektion vor der PCR dringend empfohlen.[52]

2.1.4.2 Fluoreszenz-in-situ-Hybridisierung (FISH)

Die Fluoreszenz-in-situ-Hybridisierung kann, wie die PCR, zur Geschlechtsdiagnostik bei der PGD angewandt werden.[53] Die In-situ-Hybridisierung ist eine relativ alte Methode zum Nachweis von Chromosomen. Mit ihr kann das Vorhandensein und die Anzahl einzelner Chromosomen nachgewiesen werden. Vor-

---

50 Saiki et al. 1985.

51 Findlay et al. 1995.

52 Liu et al. 1994; ESHRE Consortium Steering Committee 2002, 237.

53 Griffin et al. 1993.

aussetzungen für die Anwendung bei der PGD waren eine Beschleunigung des Verfahrens und eine Verbesserung der diagnostischen Sicherheit. Beides wurde durch die Einführung von Fluoreszenzfarbstoffen erreicht.[54]

Bei diesem Verfahren werden DNA-Stücke zur Analyse verwendet, die mit einem Fluoreszenzfarbstoff markiert werden können. Diese sind ebenso spezifisch für ein bestimmtes Chromosom wie die Primer bei der PCR für ein bestimmtes Gen. Sie binden sich in der Analyselösung an die zu untersuchende DNA, die vorher in ihre Einzelstränge getrennt wurde. Dieser Vorgang ist die Hybridisierung. Er findet nur statt, wenn das spezifische Chromosom in der untersuchten Zelle vorhanden ist. In einer zweiten Reaktion wird ein Fluoreszenzfarbstoff an die Hybrid-DNA gebunden und danach die übrige nicht gebundene DNA ausgewaschen. Mit der Fluoreszenzmikroskopie kann nun die Anzahl der hybridisierten DNA-Stücke über Farbsignale nachgewiesen werden. Die Zahl der nachgewiesenen Signale ergibt die Anzahl der Chromosomen. Bei der Geschlechtsbestimmung über die Anzahl der X-Chromosomen ergeben sich also zwei Signale für weibliche und eins für männliche Embryonen. Nach der Einführung der FISH für die Geschlechtschromosomen folgten schnell weitere Versuche zu anderen Chromosomen. Mit Hilfe verschiedener Fluoreszenzfarbstoffe können mehrere Chromosomen nebeneinander über unterschiedliche Farbsignale analysiert werden. Am häufigsten sind das die Chromosomen X, Y, 13, 18 und 21.[55] Die Forschung geht dahin, möglichst immer mehr Chromosomen gleichzeitig bestimmen zu können, vor allem solche, die eine hohe Aneuploidierate aufweisen. Um die Anzahl der untersuchten Chromosomen zu erhöhen können auch mehrere Hybridisierungen hintereinander stattfinden.[56] Je mehr Chromosomen nebeneinander bestimmt werden, desto höher ist aber die Fehlerwahrscheinlichkeit.[57]

Eine mögliche Fehlerquelle der Methode ist die ausbleibende Hybridisierung. Sie führt dazu, dass die Zelle durch zu wenige Chromosomen auffällt. Ähnliches geschieht, wenn sich zufällig zwei Signale genau überlagern. Solche Fehldiagnosen bedeuten dann, dass ein eigentlich gesunder Embryo nicht für die Übertragung auf die Mutter in Betracht gezogen wird. Es besteht außerdem die Gefahr,

54 Schrurs et al. 1993.

55 Munne et al. 1993; Smith SE et al. 1998.

56 Abdelhadi 2003.

57 Sasabe et al. 1998.

zu viele Signale zu erhalten oder die Signale falsch zu interpretieren. Die Interpretation hängt entscheidend von der Erfahrung des Untersuchenden ab.[58]

Beide Methoden besitzen also spezifische Fehlermöglichkeiten. Bei der PCR besteht die Gefahr falsch negativer Befunde, die Konsequenz einer solchen Fehldiagnose ist die Übertragung eines von der Krankheit betroffenen Embryonen auf die Frau. Bei der FISH ist eher das Problem von falsch positiven Befunden gegeben, also das Verwerfen eines eigentlich gesunden Embryos.[59]

2.2 Medizinische Indikationen für die PGD

2.2.1 Genetisch und chromosomal bedingte Krankheiten

Die Präimplantationsdiagnostik wurde für Paare entwickelt, die ein hohes genetisches Risiko haben, ein Kind mit einer schweren oder lebensbedrohlichen Krankheit zu bekommen. Sie wird demnach als Alternative zur Pränataldiagnostik angeboten, um der Frau einen eventuellen Schwangerschaftsabbruch zu ersparen.[60]

Begonnen wurde mit der PGD bei Elternpaaren, bei denen beide Partner heterozygot für eine bestimmte rezessive Erbkrankheit sind (bekanntestes und häufigstes Beispiel ist die Mukoviszidose). Heterozygot heißt, dass das defekte Gen nur auf einem Chromosom vorhanden ist, rezessiv bedeutet, dass die Krankheit nur ausbricht, wenn beide Chromosomen dieses defekte Gen besitzen. Die Wahrscheinlichkeit, dass ein Kind dieses Paares beide defekte Gene (Allele) vererbt bekommt und somit krank wird, beträgt 25%. In den meisten Fällen fällt diese Genkombination bei den heterozygoten, gesunden Eltern erst auf, wenn ein Kind mit der Krankheit geboren wird. Bis zur Einführung der PGD in England war die Inanspruchnahme der Pränataldiagnostik die einzige Möglichkeit dieser Paare mit Kinderwunsch, die Geburt eines weiteren kranken Kindes sicher zu vermeiden. Es ist nicht unwahrscheinlich, dass mit Hilfe dieser Technik ein oder mehrmals ein krankes Kind diagnostiziert wird und die Frau dementsprechend

58 So die entsprechende Diskussion im „Lancet“ (Cui und Matthews 1994; Delhanty et al. 1994).

59 Zu der genauen Fehlerrate bei der PGD und zu tatsächlich vorgekommenen Fehldiagnosen siehe Kapitel 2.3.1.

60 Ein Vergleich zwischen PGD und PND in Bezug auf die Belastungen für die Frau bei der Frage der Vermeidung eines Kindes mit einer genetischen Krankheit findet sich in Kapitel 6.2.

ein oder mehrere Abtreibungen vornehmen lässt. Penketh spricht in diesem Zusammenhang von „genetic disaster families". Gemeint sind damit Paare, die trotz mehrerer Versuche und trotz einer 75%igen Chance kein Kind zeugen, das nicht von der genetisch bedingten Erkrankung betroffen ist.[61]

Nicht selten weiß ein Paar auch auf Grund der Familiengeschichte um sein erhöhtes Risiko, ein krankes Kind zu bekommen. Ein Beispiel dafür ist die Hämophilie (Bluterkrankheit). Diese Krankheit wird X-chromosomal rezessiv vererbt, d.h. das Gen, das die Krankheit verursacht, liegt auf dem X-Chromosom. Männliche Nachkommen besitzen nur ein X-Chromosom und leiden auf jeden Fall unter der Krankheit, wenn sie das veränderte Gen geerbt haben. Frauen sind dagegen nur sehr selten betroffen, da sie zwei X-Chromosomen besitzen, sie vererben aber als gesunde heterozygote Trägerinnen des defekten Gens die Krankheit mit einer 50%igen Wahrscheinlichkeit auf ihre Söhne. Frauen in solchen Familien haben ihre Väter oder Brüder unter der Krankheit leiden sehen und wollen ihren eigenen Söhnen ein solches Schicksal ersparen.

Ein besonderes Problem bieten Krankheiten, die zwar dominant vererbt werden, aber meist erst in späteren Lebensjahren ausbrechen, z.B. die Chorea Huntington. Die Kinder, die eine solche Mutation erben, erleben die Krankheit ihrer Eltern und haben gleichzeitig ihre eigene Zukunft vor Augen. Alle diese Paare haben entweder schon ein krankes Kind (oder sogar mehrere), oder sie haben innerhalb ihrer Familie Erfahrungen mit der Krankheit, die sie ungewollt vererben, gemacht und wollen keinem Kind dieses Schicksal zumuten. Ihre bisherigen Wahlmöglichkeiten waren entweder Verzicht auf (weitere) Kinder, die Adoption eines Kindes oder die Inanspruchnahme einer Gametenspende (Befruchtung mit Spendersamen oder Eizellspende). Bei dem Wunsch nach einem eigenen gesunden Kind, das auch genetisch mit beiden Elternteilen verwandt ist, gab es nur die Pränataldiagnostik mit dem Risiko des Schwangerschaftsabbruchs, wenn das Kind als betroffen getestet wurde. Einige Paare lehnen aus ethischen oder religiösen Erwägungen heraus einen Schwangerschaftsabbruch ab (dann ist aber auch die PGD nur bedingt eine Alternative). Oder sie hatten persönliche negative oder traumatische Erfahrungen mit der Pränataldiagnostik, weil sich ihr Wunschkind als krank erwiesen hat und sie auf Grund dieses Befundes einen Schwangerschaftsabbruch vornehmen ließen. Der Leidensdruck solcher Paare mit Kinderwunsch ist oft erheblich.[62] Die Entwicklung der PGD wird daher auch als Ant-

---

61 Penketh 1993.

62 Siehe dazu die Ausführungen in Kapitel 6.4.

wort auf den Wunsch der Betroffenen nach einer Lösung ihres Problems gesehen.[63]

Erstmals erfolgreich durchgeführt wurde die PGD 1990 in England für X-chromosomal vererbte Erbkrankheiten.[64] PGD kann für alle diese Krankheiten, von denen es ca. 300 verschiedene gibt, eingesetzt werden (Tabelle 1 bietet eine Auswahl dazu). Die meisten davon sind sehr selten, insgesamt verursachen sie ungefähr sechs bis sieben Prozent aller monogenen Erbkrankheiten.[65] Bei der Durchführung der PGD für diese Krankheiten kann entweder das Geschlecht der Embryonen bestimmt werden oder der spezifische Gendefekt. Der Nachteil der Geschlechtsbestimmung ist, dass nicht betroffene männliche Embryonen nicht diagnostiziert werden können.

Die erste autosomal bedingte Erbkrankheit[66], für die PGD mittels direkten Nachweises der Mutation durchgeführt wurde, ist die Zystische Fibrose oder Mukoviszidose. Es folgten schnell weitere (Tabelle 2 zeigt eine Auswahl). Theoretisch kann für jede Krankheit, deren Ursache eine bekannte genetische Veränderung ist, PGD durchgeführt werden. Mit zunehmender Entschlüsselung des gesamten menschlichen Genoms wird das Wissen um die genetischen Ursachen von Krankheiten immer größer. Nach Entwicklung der entsprechenden Tests wird die Möglichkeit bestehen, die PGD bei immer mehr Krankheiten anzuwenden.

---

63 Delhanty und Harper 1997; Ludwig und Diedrich 1998; Penketh 1993.

64 Handyside et al. 1990.

65 Handyside 1993.

66 Autosomal heißt, dass die Veränderung bzw. Mutation auf jedem Chromosom liegen kann, ausser auf dem X-Chromosom. Wird die Krankheit dominant vererbt, reicht die Veränderung eines einzelnen Allels, um die Krankheit hervorzurufen, ist sie rezessiv, muss das veränderte Allel von Vater und Mutter vererbt werden.

Tabelle 1:
Auswahl X-chromosomal vererbter Krankheiten, für die PGD möglich ist.

KRANKHEIT	KURZBESCHREIBUNG	GENSQUENZ BEKANNT*
Adrenoleukodystrophie[67]	Veränderungen des Fettstoffwechsels (Lipidspeicherkrankheit) führen zu verminderter bis fehlender Hormonproduktion in der Nebennierenrinde und zu neurologischen Ausfällen bis zur Demenz.	
Hämophilie[68]	Mangel eines Gerinnungsfaktors führt zu schwer stillbaren Blutungen nach kleinsten Verletzungen.	Ja[69] Hämophilie A
Lesh-Nyhan-Syndrom[70]	Ein Enzymmangel führt zur Ansammlung von Harnsäure und Hypoxanthin, die geistige Entwicklung ist retardiert.	Ja[71]
Muskeldystrophie Typ Duchenne[72]	Ab dem 2. bis 5. Lebensjahr degeneriert die gesamte Skelettmuskulatur.	Ja[73]
Fragiles-X-Syndrom (dominant)	Verzögerung der motorischen und geistigen Entwicklung in unterschiedlichem Ausmaß.	Ja[74]

* Das bedeutet, dass die PGD nicht nur mittels Geschlechtsbestimmung möglich ist, sondern auch über die Identifizierung des betroffenen Gens durchgeführt wurde.

67 Griffin et al. 1993.
68 Veiga et al. 1994.
69 Harper und Handyside 1994.
70 Handyside et al. 1990.
71 Handyside und Delhanty 1997.
72 Handyside et al. 1990
73 Liu et al. 1995.
74 Handyside und Delhanty 1997.

Tabelle 2:
Auswahl autosomal vererbter Krankheiten, für die PGD möglich ist.

KRANKHEIT	KURZBESCHREIBUNG
Adenomatöse Polyposis coli[75] (dominant)	Im Dickdarm befinden sich zahlreiche Polypen (Wucherungen), aus denen um das 20. bis 30. Lebensjahr Darmkrebs entsteht.
Chorea Huntington[76] (dominant)	Ausbruch zwischen dem 30. und 50. Lebensjahr. Die Betroffenen vollführen unwillkürliche Bewegungen und werden zunehmend dement.
Morbus haemolyticus neonatorum[77]	Bei der Kombination von Rhesus-negativer Mutter und Rhesus-positivem Kind kann es bei dem Fetus zu einer Zerstörung der roten Blutkörperchen mit der Folge einer Gelbsucht kommen, bei schwerer Verlaufsform zum intrauterinen Tod des Feten.
Tay-Sachs-Syndrom[78] (rezessiv)	Fettspeicherkrankheit, charakterisiert durch geistige und motorische Retardierung. Lebenserwartung 2-3 Jahre.
Thalassämie[79] (rezessiv)	Störung der Hämöglobinsynthese mit Anämie, bei schwerer Verlaufsform kommt es zu Wachstumsverzögerungen und Hormonstörungen durch die Insuffizienz innerer Organe.
Zystische Fibrose/ Mukoviszidose[80] (rezessiv)	Fehlfunktion der exokrinen Drüsen. Vor allem im Bronchialsystem und im Verdauungstrakt kommt es zur vermehrten Produktion von zähem Sekret. Verdauungsstörungen und häufige Infekte der Atemwege sind die Folge.

75 Ao et al. 1998.

76 Handyside und Delhanty 1997.

77 Lissens und Sermon 1997.

78 Gibbons et al. 1995.

79 Kuliev et al. 1998.

80 Handyside et al. 1992.

Ein weiteres wichtiges Anwendungsgebiet für die PGD ist der Nachweis von strukturellen Chromosomenveränderungen, den Translokationen. Träger von so genannten balancierten Translokationen sind gesund, bei der Reifeteilung ihrer Keimzellen entstehen jedoch häufig Monosomien oder Trisomien einzelner Chromosomen, die zu Spontanaborten des Embryos oder bei lebensfähigen Trisomien, wie der Trisomie 21, zur Geburt eines behinderten Kindes führen.[81] Ebenso können mit Hilfe der PGD alle numerischen Chromosomenveränderungen erkannt werden. Allgemein zusammengefasst, kann man sagen, dass alle Krankheiten, für die eine Pränataldiagnostik möglich ist, prinzipiell auch mit Hilfe der PGD nachgewiesen werden können.

2.2.2 Alte und neue Entscheidungsprobleme bei der Indikationsstellung und Anwendung der PGD

Tabelle eins und zwei zeigen nur eine Auswahl von Krankheiten, für die weltweit schon einmal PGD durchgeführt wurde. Es soll jedoch deutlich werden, wie unterschiedlich diese Krankheiten sind und wie schwer zu differenzieren ist, für welche Krankheiten PGD gerechtfertigt sein könnte und für welche nicht. Die häufigste Forderung, die im Zusammenhang mit der Einführung der PGD in Deutschland gestellt wird, ist, ihre Anwendung auf schwerwiegende oder lebensbedrohliche (genetische) Erkrankungen zu beschränken.[82] Es gibt aber keine genaue Definition für den Begriff „schwerwiegende Erkrankung". Alle aufgeführten Krankheitsbilder sind sehr ernst zu nehmen, aber nicht alle sind lebensbedrohlich. Dazu kommt, dass die Schwere der Krankheit oft nicht voraussagbar ist. Kinder mit Mukoviszidose können beispielsweise innerhalb eines halben Jahres sterben oder eine Lebenserwartung von über dreißig Jahren haben (auch die Lebensqualität der Erkrankten hat sich durch moderne Therapiemethoden deutlich verbessert). Noch schwieriger ist die Beurteilung bei Krankheiten wie der Chorea Huntington. Menschen, die davon betroffen sind, haben meist 30–50 symptomfreie Jahre, bevor die Krankheit zum Ausbruch kommt, ein Zeitraum, in dem möglicherweise eine effektive Therapie entwickelt wird.[83] Eine andere

81 Scriven et al. 2001.

82 Z.B.: Nawroth et al. 2000, oder Bundesärztekammer 2000.

83 Eine sehr gute Darstellung und Besprechung der Kritik an der Durchführung der PGD bei der Chorea Huntington findet sich in de Wert 1998, 336f. Eine Besonderheit bei dieser Erkrankung

Krankheit, der Morbus haemolyticus neonatorum, ist prinzipiell heilbar, zudem steht hier eine effektive Prophylaxe zur Verfügung. Wieder anders zu beurteilen sind ererbte Tumorerkrankungen wie die adenomatöse Polyposis coli. Sie ist bei frühzeitiger Therapie, die in der operativen Entfernung der befallenen Dickdarmabschnitte besteht, vollständig heilbar. Diese Operation führt allerdings zu einer Beeinträchtigung der Lebensqualität der Betroffenen. Auch einige Arten von Brustkrebs können auf ein bestimmtes Gen zurückgeführt werden.[84] Aber selbst Frauen, die dieses Gen besitzen, erkranken nicht mit absoluter Sicherheit an Brustkrebs.

Außerdem gibt es bei den Genen kein klares „gut“ und „schlecht“. Manche Genmutationen, die doppelt vorhanden (also homozygot) Krankheiten und Störungen auslösen, schützen im heterozygoten Zustand (nur einfach vorhanden) vor anderen Krankheiten. Das bekannteste Beispiel dafür ist die Sichelzellenanämie, für die auch schon PGD durchgeführt wurde.[85] Heterozygote Anlagenträger sind weitgehend vor Malaria geschützt, deshalb ist diese Mutation in Malariagebieten weit verbreitet.

Das Problem der fehlenden genauen Vorhersagbarkeit eines Erkrankungsverlaufes ist aus der genetischen Beratung und der pränatalen Diagnostik bekannt.[86] Dazu kommt noch die individuell sehr unterschiedliche Wertung, die Menschen, je nach ihrer Vorerfahrung, den Krankheiten beimessen, genauso wie soziale und familiäre Hintergründe, die eine Entscheidung für oder gegen ein krankes Kind beeinflussen. Nicht ohne Grund gibt es für die PND keine festgelegten Indikationslisten.

Weltweit gesehen besteht nicht einmal Einigkeit darüber, die PGD nicht zur Selektion elterlich erwünschter Merkmale durchzuführen. Die Geschlechtsselektion ohne medizinische Indikation findet beispielsweise in Indien ausdrückliche Befürworter[87] und wurde auch schon durchgeführt.[88] In England und auch in Deutschland ist sie explizit verboten. Eine allgemeingültige Grenzziehung ist

---

ist die theoretische Möglichkeit, die PGD durchzuführen, ohne die Eltern über ihren eigenen genetischen Status aufzuklären, wenn diese von ihrem Recht auf Nichtwissen Gebrauch machen möchten. De Wert führt dazu aus, dass die Probleme, die bei der praktischen Durchführung auftreten können, diese Option vermutlich nicht zulassen.

84 Es handelt sich um die sogenannten BRCA (Breast Cancer) Gene (BRCA 1 o. 2). Auch für diese ist schon PGD versucht worden.

85 Xu et al. 1999.

86 Ausführlich dazu: Graumann 1998, 397-401.

87 Malpani 1998.

88 ESHRE PGD Consortium Steering Committee 2002, 244.

also äußerst schwierig. Die Beurteilung darüber, welche Indikationen für gerechtfertigt gehalten werden, war bisher den einzelnen Forschungsgruppen zur PGD, die die molekulargenetischen Tests zu den verschiedenen Krankheiten erarbeiten, und den durchführenden Kliniken vorbehalten.[89] In keinem Land gibt es dazu, mit Ausnahme des Verbotes der Geschlechtsselektion, ausdrückliche Bestimmungen.[90]

Schwieriger noch, als Kriterien zu finden, für welche Krankheit die PGD gerechtfertigt erscheint, ist die Frage der Auswahlkriterien der Embryonen vor der Implantation. Es sind hier nicht die medizinischen und augenscheinlichen Qualitätskriterien gemeint, die an die Embryonen angelegt werden, wie z.B. Wachstumsgeschwindigkeit und Aussehen der Zellen, obwohl auch diese problematisch sind. Bei der PGD tritt das Problem auf, wie mit den heterozygoten Embryonen verfahren werden soll. Das sind die Embryonen, die eine rezessive Genmutation nur einfach aufweisen und deshalb diese Krankheit nicht entwickeln werden, die Eigenschaft aber an mögliche Kinder weitergeben können. De Wert gibt auch hier wieder eine ausgezeichnete Darstellung der Problematik und der möglichen Handlungsoptionen.[91] Momentan wird es in der Regel so gehandhabt, dass die Übertragung von heterozygoten Embryonen nur stattfindet, wenn keine Embryonen ohne dieses Merkmal vorhanden sind. Es ist aber die Frage, ob das gerechtfertigt ist, wenn sich die heterozygoten Embryonen in vitro besser entwickelt haben als die merkmalsfreien Embryonen und damit nach gängiger klinischer Ansicht bessere Einnistungschancen haben. Beachtet man die Eigenschaft der Heterozygotie von vornherein überhaupt nicht, kann das bedeuten, dass man nicht die bestmögliche Handlungsoption wählt. Man könnte die Weitergabe eines defekten Gens verhindern, tut es aber nicht. Schließt man heterozygote Embryonen explizit von der Implantation aus, erspart man den zukünftigen Kindern möglicherweise ein Handlungsdilemma, in dem sich die potenziellen Eltern jetzt befinden. Es stünden dann aber deutlich weniger Embryonen für die Übertragung zur Verfügung, das würde die Erfolgswahrscheinlichkeit der PGD deutlich herabsetzen.

---

89 Allerdings mit der Einschränkung, dass in England solche Forschungsprojekte von einer Kontrollbehörde, der Human Fertilisation and Embryology Authority, genehmigt werden müssen.

90 Eine öffentliche Befragung in England hat ergeben, dass auf eine konkrete Bezeichnung der Krankheiten verzichtet werden soll, für die PGD möglich ist. Stattdessen soll eine Einzelfallentscheidung stattfinden (siehe dazu Kapitel 3.4.2).

91 De Wert 1998, 342f.

Vollends problematisch wird es, wenn ein Paar die Implantation eines betroffenen Embryos wünscht, die Schwangerschaft also in dem Bewusstsein begonnen werden soll, dass das zukünftige Kind krank sein wird. Draper und Chadwick stellen in einem Artikel drei Fallbeispiele vor, in denen eine solche Situation aufgetreten ist.[92]

Fall eins betrifft ein Paar, beide Mitte vierzig, dessen Kind mit zehn Jahren an dem „Fragiles-X-Syndrom" gestorben ist. Bei der PGD entwickeln sich nur zwei Embryonen, die beide von der Krankheit betroffen sind. Weitere PGD-Versuche, auch mit Spendersamen, werden mit Hinweis auf das eigene Alter und die geringe Erfolgswahrscheinlichkeit abgelehnt. Das Paar möchte außerdem ein genetisch eigenes Kind und besteht deshalb auf der Implantation beider betroffener Embryonen in der Hoffnung, dass das Kind, wenn es zu einer Schwangerschaft kommt, von der Krankheit nicht so stark betroffen sein wird wie das erste verstorbene.

Der nächste Fall zeigt ein Paar mit der heterozygoten Anlage für Mukoviszidose, das ein Kind mit dieser Krankheit mit Hilfe der PGD ausschließen möchte. Bei der PGD entstehen sechs Embryonen ohne Mukoviszidose, aber einer davon hat Trisomie 21 (Down-Syndrom). Sie bestehen auf einer zufälligen Auswahl der Embryonen zur Implantation unter allen sechs entstandenen, weil ihrer Ansicht nach ein Kind trotz eines Down-Syndroms eine gute Lebensqualität haben kann.

Als letztes wird ein Paar beschrieben, bei dem beide Partner gehörlos sind. Die Frau ist unfruchtbar und nimmt deshalb die IVF in Anspruch. Zusätzlich wird eine von der Klinik angebotene PGD durchgeführt. Die Klinikärzte sind der Meinung, das Paar wolle sicherstellen, kein gehörloses Kind zu bekommen. Es entwickeln sich neun Embryonen, von denen ein einzelner positiv für die erbliche Taubheit getestet wird. Das Paar besteht aber entgegen der Ansicht der Kliniker auf der vorrangigen Implantation dieses Embryos zusammen mit zufällig gewählten anderen. Sie sind der Meinung, dass ein gehörloses Kind in ihrer Gemeinschaft eine bessere Lebensqualität hat, als ein hörendes, das eher ein Außenseiter wäre.

Diese Szenarien sind in ihrem Auftreten sicherlich selten, aber durchaus möglich. Im Kontext der pränatalen Diagnostik sind Entscheidungen der Paare, eine Schwangerschaft mit einem kranken oder behinderten Kind fortzusetzen, respektabel und ethisch unproblematisch. Bei den genannten Fallbeispielen bei der PGD ist die Situation anders, weil die Frau schon vor Beginn der Schwangerschaft von der Krankheit ihres Kindes weiß und sich dann bewusst und aktiv

92 Draper und Chadwick 1999.

dafür entscheidet, ein krankes Kind zu bekommen. Wer der Ansicht ist, dass Embryonen die gleiche Schutzwürdigkeit besitzen wie Feten oder neugeborene Menschen, der muss und kann die Entscheidung der Paare akzeptieren. Zudem ist es für andere Personen nicht möglich zu beurteilen, ob ein Kind eine für es selbst annehmbare Lebensqualität besitzen wird. Für das zukünftige Kind bedeutet die Entscheidung schließlich nicht eine Existenz mit oder ohne Krankheit, die Alternativen sind entweder Nichtexistenz oder Leben mit der Krankheit. Kritiker sehen eine solche Entscheidung aber als nicht vereinbar mit dem Prinzip des Kindeswohles und mit verantwortungsvoller Elternschaft. Diese Kritik greift vor allem, wenn das Paar die Wahl hat zwischen der Implantation von betroffenen oder nicht betroffenen Embryonen. Eine explizite Regelung in England besagt, dass sich die Klinikärzte an dem Wohl der zukünftigen Kinder zu orientieren haben.[93] Auf ihre Entscheidung wird auch vertraut, wenn sie die lebensfähigsten Embryonen für die Implantation heraussuchen. Können und müssen sie sich dann weigern, einen Embryo mit einer genetischen Krankheit auf Wunsch der Eltern zu übertragen? Das hieße aber, dass die Paare auf ihr Entscheidungsrecht über ihre eigenen Embryonen bei Beginn der PGD-Behandlung verzichten müssten. Das kann nicht richtig und gewünscht sein, weil in der Regel das Kindeswohl bei den zukünftigen Eltern in den besten Händen ist.

Durch diese Beispiele wird die Eigendynamik deutlich, die die PGD bei ihrer Anwendung entwickelt. PGD wird zur Selektion von unerwünschten Eigenschaften genutzt. Die Ansichten darüber, was erwünschte und nicht erwünschte Eigenschaften sind, können aber weit auseinander gehen. Es ist fraglich, ob und wie derartige Widersprüchlichkeiten gesetzlich und gesellschaftlich einvernehmlich geregelt werden können.

2.2.3 PGD als Screeningmethode bei der künstlichen Befruchtung

Möglich ist die PGD auch zur Diagnostik von Chromosomenaberrationen (Aneuploidien), also Abweichungen in der normalen Chromosomenzahl. In der Regel sind Embryonen mit solchen Aneuploidien nicht lebensfähig, sie implantieren sich erst gar nicht, oder es kommt zu einem Frühabort während der Schwangerschaft. Es kann aber auch durch das dreifache Vorhandensein einzelner Chromosomen (Trisomie) zu schwerwiegenden Erkrankungen kommen. Der

93 Draper und Chadwick 1999, 119.

einzige bekannte Risikofaktor ist hier das Alter der Mutter.[94] Mit steigendem Alter der Frauen vergrößert sich das Risiko für Fehlverteilungen der Chromosomen bei der Reifeteilung. Der größte Anteil der Aneuploidien bei Embryonen ist daher mütterlichen Ursprungs. Folgerichtig werden ältere Frauen, die auf Grund ihrer Infertilität eine IVF-Behandlung planen, als Zielgruppe für diese Anwendung der PGD angesehen. Für Frauen über 35 generell eine PGD als Alternative zur Pränataldiagnostik anzubieten, z.B. zum Ausschluss von Trisomie 21, wird auf Grund der Belastungen für die Frau, des immensen diagnostischen Aufwands, der erheblichen Kosten und der gesundheitlichen Risiken der IVF abgelehnt.[95]

Ein solches Screening mit Hilfe der PGD ohne bestimmten Verdacht auf eine ganz spezielle Krankheit ist mit den bisher beschriebenen Fällen gezielter Interaktion bei bekanntem hohen Risiko auf eine genetische Erkrankung bei den Nachkommen nicht gleichzusetzen und ist auch in der Anwendung bei IVF-Patientinnen umstritten. Man erhofft sich durch die routinemäßige Anwendung der PGD bei der IVF nicht nur die Vermeidung von Kindern mit Chromosomenanomalien, sondern auch eine Verbesserung der Erfolgsrate der IVF.[96] Ein Grund für die sinkende Erfolgsrate bei älteren Frauen ist die hohe Zahl von aneuploiden Embryonen, die bei älteren Frauen nachgewiesen werden.[97] Bedenken gegen ein PGD-Screening werden hinsichtlich möglicher Auswirkungen dieser Behandlung auf die weitere Entwicklung der Embryonen geäußert. Dazu gibt es allerdings zu wenige Daten, um eine definitive Aussage treffen zu können. Ebenfalls ist nicht ausreichend untersucht, ob eine solche Anwendung der PGD tatsächlich die Chancen dieser Frauen auf eine Schwangerschaft verbessert. Die Sicherheit der Diagnostik ist nicht geklärt, ebenso nicht, wie viele und welche Chromosomen getestet werden sollten. Weiterhin müsste eine Einigung darüber erzielt werden, ab welchem Alter eine PGD als Vorsorgeuntersuchung empfohlen werden sollte.

Einige dieser Bedenken treffen auch für die Durchführung der PGD bei bekannten Erbkrankheiten zu. Nur stehen in diesen Fällen Probleme und Aufwand der Behandlung einem sehr hohem Risiko gegenüber, ein Kind mit einer bestimmten Krankheit zu bekommen, und es wird (im Idealfall) eine Einzelfallentscheidung getroffen, in der Nutzen und Risiko der Behandlung gegeneinander

---

94 Ausnahme ist eine bekannte balancierte Chromosomentranslokation bei einem Elternteil.

95 Carson und Buster 1995; Munne et al. 1993; Penketh 1993.

96 Siehe dazu Kapitel 2.1.1.

97 Gianaroli et al. 1997; Magli et al. 2001.

abgewogen werden. Für ein Routinescreening auf das Vorkommen von Chromosomenaberrationen, das bei vielen Frauen und bei vergleichsweise gering erhöhtem Risiko angewandt wird, müssen viel höhere Sicherheitskriterien gelten. Die Nutzen-Risiko-Abwägungen müssen hier für das Verfahren insgesamt erfolgen, weil Einzelfallentscheidungen in der Routinediagnostik nicht mehr getroffen werden.

Trotzdem wird inzwischen mindestens genauso häufig die PGD auf Grund einer Altersindikation durchgeführt wie zur Diagnostik spezifischer Gendefekte. In einer 1998 publizierten Zusammenfassung der weltweit durchgeführten Präimplantationsdiagnostiken wird von insgesamt 166 geborenen Kindern (seit Einführung der Technik 1990) berichtet, davon über 100 nach PGD bei älteren IVF-Patientinnen.[98] Eine nur zwei Jahre früher entstandene Statistik führte noch 34 weltweit geborene Kinder nach PGD für spezifische Gendefekte auf und nur eine Geburt nach PGD für altersbedingte Aneuploidien.[99] Neuere Zahlen zeigen den Trend noch deutlicher. Laut einer Datensammlung von Mai 2000 bis Mai 2001 wurden in diesem Zeitraum 334 PGD-Zyklen auf Grund eines Aneuploidie-Screenings durchgeführt, 64 bei denen eine Geschlechtsbestimmung mit Hilfe der FISH erfolgte und 200 für spezifische Gendefekte, bei denen PCR angewendet wurde.[100] Als Indikationen für die Anwendung des Screenings werden erhöhtes Alter der Frau, wiederholte Fehlgeburten und wiederholtes Misslingen der IVF angegeben.

Diese Zahlen zeigen deutlich, dass sich die Anwendungsbereiche der PGD verändern. Die ursprüngliche Absicht für die Entwicklung der PGD, Paaren zu helfen, die ein hohes (Wiederholungs-) Risiko haben, ein krankes Kind auf Grund eines ererbten Gendefektes zu bekommen, tritt in den Hintergrund. Die Fallzahlen für diese Art der Anwendung sind gering und werden auch auf absehbare Zeit hin nur mäßig steigen, da die meisten genetischen Erkrankungen sehr selten sind. Demgegenüber sind Screeningmethoden insbesondere bei der IVF auf eine viel größere Gruppe von Menschen anwendbar, sie versprechen damit höhere Fallzahlen und werden auch entsprechend beworben.[101]

---

98 Verlinsky und Kuliev 1998 a.

99 Harper 1996. Diese Publikation bezieht sich allerdings nur auf Diagnosen, die mit Hilfe einer Embryobiopsie durchgeführt wurden. Sie verweist für die Polkörperchendiagnostik bei altersbedingten Aneuploidien auf eine andere Veröffentlichung, die von zwei weiteren Geburten berichtet (Verlinsky et al. 1995).

100 ESHRE PGD Consortium Steering Committee 2002.

101 Kuliev und Verlinsky 2003.

2.3 Diagnostische Sicherheit und therapeutische Risiken bei der Anwendung von PGD

2.3.1 Fehldiagnosen

Die Präimplantationsdiagnostik ist eine aufwändige Methode, die hohe Ansprüche an die Sicherheit der Technik und die Sorgfalt der Untersuchenden stellt. Verwendet werden hochmoderne diagnostische Verfahren, die teilweise erst wenige Jahre alt sind; Fehlermöglichkeiten gibt es viele. Einige Probleme bei der molekulargenetischen Diagnostik wurden schon angesprochen. Bei den Techniken der PCR und der FISH können verfahrensimmanente Fehler auftreten. An einer Verbesserung dieser Techniken und Vermeidung der Fehler durch zusätzliche Sicherheitsmaßnahmen wird daher ständig und auch erfolgreich gearbeitet.[102]

Andere Fehlerquellen treten durch Anomalien an den biopsierten Zellen auf, mit denen die molekulargenetische Diagnostik durchgeführt werden soll. Fehlt beispielsweise der Zellkern, was der Zelle nicht unbedingt anzusehen ist, wird die dem zugehörigen Embryo möglicherweise vererbte Mutation übersehen. Fehler können ebenfalls auftreten, wenn mehrere Kerne in einer Zelle vorhanden sind oder der Kern degeneriert ist. Ein weiteres wichtiges Problem sind Mosaiken. Dabei haben die einzelnen Zellen desselben Embryos eine unterschiedliche chromosomale Ausstattung. Es war eine überraschende Entdeckung der Embryonenforschung im Zusammenhang mit der PGD, dass ein sehr hoher Prozentsatz der Embryonen im Sechs- bis Zehn-Zell-Stadium solche Mosaiken aufweist.[103] Die Biopsie einer einzigen Zelle ist daher unter Umständen nicht repräsentativ für die chromosomale Ausstattung des Embryos, und auch bei der Diagnostik von monogenen Defekten können dadurch Fehler auftreten.[104]

Die Anzahl der Fehldiagnosen wird von Verlinsky et al. mit „mindestens vier" in der Zeit von 1990 bis 1998 angegeben.[105] Die Datensammlung des ESHRE[106] PGD Consortiums von 1997 bis Mai 2001 ergab 8 Fehldiagnosen bei insgesamt 451 nachgewiesenen Schwangerschaften (1,8 %).[107] Über eine erste

---

102 Ausführlich dazu Schroeder-Kurth 1999; Miny et al. 2002.

103 Ca 50% der drei Tage alten Embryonen weisen Mosaiken auf, das steigert sich auf bis zu 90% bei den Blastozystenstadien (Delhanty 2001, Bielanska et al. 2002).

104 Kuo et al. 1998.

105 Verlinsky und Kuliev 1998 b.

106 ESHRE: European Society of Human Reproduction and Embryology.

107 ESHRE PGD Consortium Steering Committee 2002, 242.

Fehldiagnose berichteten die „Pioniere“ der PGD am Hammersmith Hospital in London. Bei der Geschlechtsbestimmung über PCR eines Y-Chromosom-spezifischen Fragmentes kam es zum Ausfall der Amplifikation, und der eigentlich männliche Embryo wurde als weiblich diagnostiziert. Bei anschließender Pränataldiagnostik in der Schwangerschaft wurde der Fehler nachgewiesen und ein Schwangerschaftsabbruch vorgenommen.[108] Seit dieser Fehldiagnose wird die Geschlechtsbestimmung an Embryonen über die PCR beider Geschlechtschromosomen oder über FISH vorgenommen. Zwei weitere Fehldiagnosen, von denen explizit berichtet wurde, betrafen die Bestimmung des Gendefekts bei der Zystischen Fibrose über PCR. Im Reproductive Genetics Institute in Chicago wurde auf Grund eines diagnostischen Fehlers ein krankes Kind geboren,[109] im Cornell University Medical College in New York kam es zu einer Abtreibung eines fehlerhaft als nicht betroffen diagnostizierten Embryonen.[110] Die Ursache für diese beiden Fehler ist nicht genau bekannt, vermutet werden Ausfall der Amplifikation bei der PCR oder Kontamination mit Spermien. Die Quote von insgesamt drei Fehldiagnosen bei 34 Schwangerschaften (8,8%) bis 1994 wurde in einem Übersichtsartikel von Harper und Handyside als inakzeptabel hoch bezeichnet.[111]

Die über die Jahre gesammelten Erfahrungen und auch die vorgekommenen Fehler sorgen für eine größere diagnostische Sicherheit. Das zeigt die deutlich geringere Quote (1,8%) an Fehldiagnosen in der Datensammlung des ESHRE Consortiums. Zudem werden die molekulargenetischen Methoden ständig weiterentwickelt und verbessert. Trotzdem kommt es immer wieder zu Fehlern, die beispielsweise auf Grund der embryonalen Mosaiken durch keine methodische Verbesserung zu verhindern sind.[112] Zum Ausschluss aller Unsicherheiten wird den Eltern deshalb immer noch eine Überprüfung der Präimplantationsdiagnose durch Pränataldiagnostik angeraten.

108 Ao et al. 1996.

109 Harper und Handyside 1994.

110 Grifo et al. 1994.

111 Harper und Handyside 1994, 146.

112 Harper und Wells 1999, 1198.

2.3.2 Auswirkung der Biopsie auf die Weiterentwicklung des Embryos

Eine der wichtigsten Fragen im Zusammenhang mit der Durchführung der PGD ist, ob die Manipulationen an den Embryonen, insbesondere die Entnahme von ein bis zwei Zellen für die Diagnostik, zu nachfolgenden Entwicklungsstörungen führen können.

Die Biopsie sollte die unmittelbare Weiterentwicklung der Embryonen nicht beeinträchtigen. Dazu gibt es zahlreiche Studien an Embryonen in unterschiedlichen Entwicklungsstadien.[113] Die am häufigsten durchgeführte Art der Embryobiopsie, bei der im Acht-Zell-Stadium ein bis zwei Zellen entnommen werden, hat nach derzeitigem Stand der Erkenntnis keinen Einfluss auf die Weiterentwicklungsfähigkeit. Hardy et al. führten dazu eine Studie an 81 Embryonen durch; 45 dieser Embryonen wurden biopsiert, die anderen dienten als Vergleich. Die biopsierten Embryonen wiesen insgesamt eine geringere Zellmasse auf, es wurden aber zwischen beiden Gruppen keine Unterschiede in der Entwicklungsfähigkeit festgestellt.[114]

Zur Weiterentwicklung der Embryonen und Feten während der Schwangerschaft und zum Gesundheitszustand im Neugeborenenstadium gibt es nur sehr wenige Daten und es wird immer wieder auf die Notwendigkeit von Langzeitstudien hingewiesen, um die Risiken besser einschätzen zu können.[115]

Eine im Hammersmith Hospital in London durchgeführte Studie hat Frühschwangerschaften nach PGD untersucht. Gemessen wurden die HCG-Spiegel[116] im Blut der Mutter und die Größe der Embryonen mit Hilfe von Ultraschall bei insgesamt 11 Schwangerschaften. Die HCG-Spiegel waren zu Beginn bei allen Schwangerschaften nach Embryobiopsie niedriger als bei normalen Vergleichsschwangerschaften, glichen sich jedoch rasch an die normalen Pegel an. Die Embryonengröße im Ultraschall wich bei nur zwei Schwangerschaften von den normalen Durchschnittswerten ab, bei diesen allerdings erheblich.[117] Eine Weiterverfolgung von 16 Schwangerschaften nach PGD bis zur Geburt am selben Krankenhaus ergab keine Besonderheiten im Schwangerschaftsverlauf. Geburts-

113 Ausführlich dazu Ludwig und Diedrich 1996.

114 Hardy et al. 1990.

115 Das gilt nicht nur für die PGD, sondern für die assistierte Reproduktion allgemein (Van Steirteghem et al. 2002).

116 HCG = humanes Choriongonadotropin; ein Hormon, das in der Plazenta gebildet wird und für die Aufrechterhaltung der Schwangerschaft von größter Bedeutung ist.

117 Soussis et al. 1996 b.

gewicht und Erstuntersuchung der Neugeborenen (der so genannte Apgar Score) ergaben normale Werte.[118]

In der Datensammlung des ESHRE PGD Consortiums wurden die vorhandenen Angaben zu den geborenen Kindern mit nach ICSI geborenen Kindern verglichen und es fanden sich dabei keine signifikanten Unterschiede in der Mehrlingsrate, beim Geburtsgewicht und bei der Fehlbildungsrate.[119] Diese Untersuchungen sind zwar ein erster Anhaltspunkt für eine grundsätzliche Unbedenklichkeit der PGD, sie sind aber wegen der kleinen Fallzahlen nicht aussagekräftig genug.

Regine Kollek gibt in Bezug auf mögliche langfristige Auswirkungen noch etwas anderes zu bedenken. Die Entwicklung und endgültige Gestalt eines Organismus hängen nicht allein von der Struktur der Gene ab, sondern auch davon, wie diese umgesetzt werden. Diese Genexpression ist abhängig von den Umgebungsbedingungen des Organismus. Durch die In-vitro-Fertilisation und Embryobiopsie sind diese Entwicklungsbedingungen deutlich verändert, und das kann die spätere Erscheinungsform des Organismus beeinflussen. Es gibt jedoch keine Daten darüber, wie weit reichend diese Veränderungen sein können und ob diese sich sogar weitervererben können.[120]

2.4 Zum Bedarf an PGD

2.4.1 Ansichten von Frauen zur Nutzung der PGD

Forschende und Kliniker führen als Hauptmotivation zur Entwicklung der PGD den Wunsch an, betroffenen Frauen zu helfen. Sie stellen also ein Angebot bereit, das den Frauen eine neue Alternative bietet, ein Kind ohne eine bestimmte genetische Krankheit zu bekommen. Um aber etwas über den tatsächlichen Bedarf an Präimplantationsdiagnostik zu erfahren, also darüber, ob die Frauen dieses neue Angebot auch akzeptabel und annehmbar finden, müssen die Frauen selbst befragt werden. Es gibt einige Studien, die das unternommen haben, die aber auf Grund der verschiedenen Zielsetzungen und der unterschiedlichen Auswahl der Befragten nicht ohne weiteres vergleichbar sind.

---

118 Soussis et al. 1996 a.

119 ESHRE PGD Consortium Steering Committee 2000, 2681 und 2002, 245.

120 Kollek 2000, 55-57.

Die erste dieser Studien wurde 1990 in den USA durchgeführt.[121] Befragt wurden Frauen, die auf Grund eines vererbbaren Gendefektes schon einmal Pränataldiagnostik während einer Schwangerschaft durchführen ließen. Ziel der Befragung war, die Einstellung der Frauen zu der neuen Technik und ihre Bereitschaft, diese durchführen zu lassen, zu ermitteln. Dem Fragebogen vorangestellt waren genaue Informationen über den Stand der Technik sowie ihre Probleme und Risiken. Insgesamt 58 Frauen beantworteten den Fragebogen. 45% dieser Frauen lehnten es ab, bei einer erneuten Schwangerschaft eine PGD durchführen zu lassen, die anderen waren bereit, mindestens einen Zyklus zu versuchen. Ein wesentlicher Vorteil, der von 86% der befragten Frauen in der PGD gesehen wurde, war die Möglichkeit, die Schwangerschaft zu beginnen, ohne einen späteren Schwangerschaftsabbruch aus medizinischer Indikation fürchten zu müssen. Die meisten Bedenken betrafen die möglichen Schädigungen des Embryos und die geringe Erfolgsrate der IVF sowie die finanziellen Kosten der Prozedur.[122] In der Gesamtbeurteilung meinten 45% der Frauen, dass die Nachteile der PGD die Vorteile überwögen, 31% hielten Vor- und Nachteile bei PGD und PND für ausgewogen und 24% entschieden sich für die PGD, weil ihrer Meinung nach alle Nachteile durch die zumindest in Bezug auf den untersuchten genetischen Defekt angstfreie Schwangerschaft aufgewogen würden.

Eine andere Studie aus England beschränkte sich nicht auf die Befragung von Frauen mit einem bekannten Risiko, ein Kind mit einer Erbkrankheit zu bekommen, sondern bezog Frauen ohne erhöhtes genetisches Risiko, die gerade ein Kind bekommen hatten, und Frauen, die eine IVF aus Gründen der Unfruchtbarkeit durchführen ließen, mit ein.[123] Betrachtet wurde hier die Akzeptanz der PGD im Vergleich zur Chorionzottenbiopsie als Methode der Wahl bei der Pränataldiagnostik. Von insgesamt 462 Frauen bevorzugten 38% die PGD und 42% die Chorionzottenbiopsie zum Ausschluss einer Krankheit bei einem Kind. Entscheidend für die Bevorzugung einer Technik waren dabei auch die Vorerfahrungen der Frauen. Hatten die Frauen schon einmal eine Chorionzottenbiopsie, so bevorzugten sie diese Technik, ebenso die Frauen, die gar keine entsprechende Erfahrung hatten. Frauen, die schon einmal eine IVF durchführen ließen, und

---

121 Pergament 1991.

122 In den USA müssen die Paare eine IVF-Behandlung in der Regel selbst bezahlen. Bei der PGD kommen noch die Kosten der genetischen Diagnose hinzu. Eine Pränataldiagnostik mit Hilfe der Amniozentese oder Chorionzottenbiopsie ist im Vergleich dazu wesentlich billiger.

123 Miedzybrodzka et al. 1993.

Frauen nach einer genetischen Beratung auf Grund eines hohen familiären Risikos einer genetischen Erkrankung bevorzugten die PGD.

In einer 1994 in Italien entstandenen Studie[124] wurden 180 Frauen mit dem Risiko einer ß-Thalassämie für ihr zukünftiges Kind befragt, und zwar einige Tage vor ihrem Termin zur Chorionzottenbiopsie. Sie ist mit den vorgenannten Untersuchungen nicht vergleichbar, weil sie im Fragebogen als Alternative zur Chorionzottenbiopsie nicht die PGD nach IVF-Behandlung anbietet, sondern die Trophoblastbiopsie nach Uteruslavage und „normaler" Befruchtung in vivo.[125] Ein Drittel der Frauen hatte bereits einen Schwangerschaftsabbruch nach positivem Befund in der PND hinter sich, ein weiteres Drittel hatte zwar schon Erfahrung mit PND, aber noch keinen Schwangerschaftsabbruch erlebt und die restlichen Frauen waren das erste Mal schwanger. Für alle Frauen der ersten Gruppe mit einem Schwangerschaftsabbruch war die PGD in der Form der Trophoblastbiopsie akzeptabel. Dagegen entschieden sich nur 30% der Frauen mit vorheriger PND ohne Schwangerschaftsabbruch für die PGD sowie 25% der Frauen in der ersten Schwangerschaft. Hier wird deutlich, wie sehr die Erfahrung eines Schwangerschaftsabbruches die Entscheidung der Frauen beeinflusst, allerdings ist die sehr hohe Akzeptanz der PGD in dieser Gruppe wahrscheinlich auf die vorgeschlagene Art der Durchführung zurückzuführen, die, wenn sie denn möglich wäre, sehr viel weniger belastend für die Frauen wäre als eine PGD nach IVF-Behandlung.

Eine weitere Studie aus England setzt in ihrem Fragebogen ganz andere Schwerpunkte.[126] Zielgruppe waren Paare, die Träger einer rezessiven Genmutation sind. Sie wurden ausgewählt auf Grund einer stattgefundenen genetischen Beratung. Es wurden also nicht allein die Frauen befragt, sondern auch ihre Partner. Der Vergleich wurde außerdem ausgeweitet auf andere Alternativen zur PND und PGD, nämlich Adoption, heterologe Insemination, Eispende und Verzicht auf Kinder. Auch die 245 Teilnehmerinnen dieser Studie beurteilten die PGD allgemein sehr positiv und werteten die Möglichkeit, einen Schwangerschaftsabbruch zu vermeiden, als größten Vorteil dieser Technik, auf Grund dessen auch wesentliche Nachteile in Kauf genommen werden könnten. Trotz dieser positiven Beurteilung blieb aber für 46% der Frauen und 50% der Männer die Pränataldiagnostik die Methode der ersten Wahl. 28% der Frauen und 23%

---

124 Palomba et al. 1994.

125 Diese Methode wird klinisch nicht durchgeführt und wird auch momentan nicht weiter beforscht auf Grund der großen praktischen Probleme.

126 Snowdon und Green 1997.

der Männer entschieden sich demgegenüber für die PGD als Methode der ersten Wahl. Alle anderen angebotenen Alternativmethoden fanden wenig Zustimmung. Einzig der Verzicht auf Kinder war noch für 17% der Frauen und Männer akzeptabel. In der allgemeinen Beurteilung der Techniken gab es keine wesentlichen Unterschiede zwischen Frauen und Männern. Unterschiedlich bewertet wurden die einzelnen Nachteile der PGD. Frauen sahen eher die praktischen Probleme und Gefahren für die Embryonen, Männer bewerteten eher die Auswirkungen auf ihre Partnerinnen als wichtige Nachteile.

Insgesamt ist die Aussagekraft dieser Studien begrenzt auf Grund der Schwierigkeit, alle für eine Entscheidung wichtigen Aspekte in einen Fragebogen zu integrieren. Alle Studien verwendeten allein diese Methode für ihre Datenerhebung. Trotzdem können einige Trends aus den Studien herausgelesen werden. Die Möglichkeit der PGD, den Frauen einen Schwangerschaftsabbruch bei einer gewollten Schwangerschaft zu ersparen, wird ganz allgemein als großer Vorteil der Methode gesehen. Dabei wird allerdings aus der Darstellung der Fragebögen nicht klar, ob die Frauen darüber informiert wurden, dass das Ergebnis der Präimplantationsdiagnose durch eine Pränataldiagnose bestätigt werden sollte. Die Frauen entscheiden sich dennoch zögerlich für die Durchführung der PGD, weil auch deren Nachteile genau gesehen werden, vor allem die geringe Schwangerschaftswahrscheinlichkeit und die mangelnde Gewissheit über die Ungefährlichkeit der Methode. Wenn sich diese Faktoren im Laufe der Zeit mit vermehrtem Wissen über PGD und einer Weiterentwicklung der Methodik verbessern, ist es wahrscheinlich, dass sich mehr Frauen für die Durchführung einer PGD entscheiden, vorausgesetzt die Kostenfrage ist geklärt. Weiterhin entscheidend ist, welche Erfahrungen Frauen schon mit entsprechenden Techniken der Pränataldiagnostik gemacht haben. Eine Frau, die in der PND einen negativen Befund hatte und ein gesundes Kind bekam, wird sich eher noch einmal für diese Methode entscheiden. Eine Frau, die einen Schwangerschaftsabbruch nach PND hinter sich hat, wird dies anders sehen. Um diese Erfahrung nicht wiederholen zu müssen, entscheiden sich solche Frauen eher für eine PGD. Dies gilt ebenso für Frauen, die eine IVF-Behandlung wegen einer anderen Indikation schon einmal durchführen ließen. Dass hier die Akzeptanz der PGD besonders hoch ist, liegt nahe, da sie in diesem Fall keine zusätzliche Belastung für die Frauen bedeutet.

2.4.2 Bedarfsschätzungen

Schätzungen in England und Deutschland über das momentane oder zukünftige Interesse an PGD beziehen sich auf die Anwendung der PGD bei monogenen Erbkrankheiten. PGD als Screening bei der IVF wird in England seit November 2001 in zwei Kliniken angewandt[127], und in Deutschland treten nur wenige Befürworter für die Zulassung dieser Indikation für die PGD ein.

In England besitzen derzeit acht Kliniken und Forschungszentren die Erlaubnis die PGD durchzuführen, nur zwei davon haben die Lizenz für das PGD-Screening. Genaue Zahlen über die Tätigkeit der Kliniken, die PGD nicht als Screening, sondern nur für Erbkrankheiten durchführen, liegen von 1999 vor. Zu dieser Zeit noch vier lizenzierte Kliniken waren in der Lage, jährlich ca. 128 Therapiezyklen für die PGD durchzuführen.[128] Die Überweisungen zur PGD an diesen Kliniken liegen mit 256 Fällen pro Jahr aber deutlich höher.[129] Laut Lavery spiegelt das aber noch immer nicht den tatsächlichen Bedarf an PGD in England wider. Die regionale Verteilung der PGD-Zentren ist ungünstig, da drei der Zentren in London lokalisiert sind. Das vergrößert die Hemmschwelle, die PGD in Anspruch zu nehmen. Überweisungen zur PGD sind in England außerdem davon abhängig, wie die regionalen Genetikzentren und Fertilitätskliniken informiert sind und wie die Weiterverbreitung der Informationen gehandhabt wird. Laut Lavery ist die Informationslage in vielen Zentren schlecht und viele Betroffene, für die die PGD vielleicht in Frage käme, erfahren gar nichts über diese Möglichkeit. Der wirkliche Bedarf an PGD stellt sich demnach laut Lavery erst heraus, wenn die Informationen über die Möglichkeit der PGD landesweit in ausreichendem Maße zur Verfügung stehen und wenn die PGD in jeder Region angeboten wird.

In Deutschland sind die Schätzungen über den Bedarf an PGD weitaus spekulativer. Sie schwanken deshalb auch zwischen 50 und 1000 Fällen pro Jahr.[130] Diese Angaben sind auch davon abhängig, wie restriktiv eine eventuelle künftige Zulassung der PGD in Deutschland eingeschätzt wird. Kollek versucht, die Zahlen besser einzugrenzen. In Deutschland besitzen ungefähr 1800 Paare das Risiko, ein Kind mit einer monogenetischen Erbkrankheit zu bekommen. Realistischerweise würde nur ein Teil dieser Paare die PGD überhaupt in Erwägung

---

127 Human Fertilisation and Embryology Authority 2002 b.

128 Lavery et al.1999.

129 Pro Fall muss außerdem mit mehreren Therapiezyklen gerechnet werden.

130 Kollek 2000, 79.

ziehen, und nicht für alle dieser Krankheiten ist die PGD möglich. Übrig bleiben deshalb ca. 100 bis 600 Fälle, bei denen PGD durchgeführt werden könnte.[131] Aber auch hier ist ein mögliches Aneuploidie-Screening bei IVF-Patientinnen nicht mit eingerechnet.

2.5 Zukunftsperspektiven

Genaue Zahlen über die weltweite Anwendung der PGD sind nur bedingt zu bekommen. Bis 1998 wurden 166 Kinder nach Anwendung der Technik geboren.[132] Von 1997 bis 2001 waren es nach der Datensammlung der freiwillig im ESHRE PGD Consortiums zusammengeschlossenen Kliniken 279.[133] Diedrich schätzt die Zahl der weltweit geborenen Kinder bis Mai 2001 auf 693.[134] Die Fallzahlen werden jedoch mit den zunehmenden Möglichkeiten in der molekulargenetischen Diagnostik steigen. Theoretisch kann für jede Krankheit, deren genetische Ursache entschlüsselt ist, eine PGD durchgeführt werden. Viele der in jüngster Zeit möglich gewordenen Anwendungen sind umstritten, weil sie sich von der ursprünglichen Absicht der Verhinderung einer schweren genetisch bedingten Erkrankung entfernen. Dazu gehören beispielsweise die Tests auf Krebsdispositionen, auf später im Leben ausbrechende Krankheiten oder auf Gewebsverträglichkeit mit einem älteren Geschwister, damit ein passender Gewebsspender zur Verfügung steht.[135] Die ausgedehnte Diskussion um eine Anwendung der PGD, allein um das Geschlecht der Embryonen zu bestimmen, zeigt ebenfalls eine Entwicklung weg von der rein medizinischen Indikation und hin zur Anwendung auf Wunsch der Eltern.[136] Die PGD von einzelnen Krankheiten oder Merkmalen ist jedoch mühsam, und eine Anwendung in großem Rahmen ist schon auf Grund der Seltenheit vieler Erkrankungen unwahrscheinlich. Wohl aus diesem Grund haben sich schon jetzt einige Zentren vor allem in den USA auf die Anwendung der PGD bei älteren IVF-Patientinnen zum Ausschluss von Chromosomenaberrationen spezialisiert. Als Nebeneffekt erhofft man sich dabei eine Steigerung der Erfolgsraten bei der IVF. Sollte sich das nach weiterer

131 Kollek 2000, 81.

132 Verlinsky und Kuliev 1998 a.

133 ESHRE PGD Consortium Steering Committee 2002, 242.

134 Diedrich 2002, 6.

135 Robertson 2003.

136 Nelson 2003, Edwards et al. 2003.

Forschung bestätigen, ist es wahrscheinlich, dass die genetische Qualitätskontrolle mit Hilfe der PGD zusätzlich zu den morphologischen Auswahlkriterien bei der IVF zur Routine wird.[137]

Momentan wird die Kombination von Gentechnik mit Reproduktionsmedizin nur zu diagnostischen Zwecken genutzt, und alle als krank diagnostizierten Embryonen werden verworfen. Mit der Weiterentwicklung beider Technologien sind in Zukunft therapeutische Maßnahmen an Keimzellen oder Embryonen denkbar. Hierher gehört z.B. die frühzeitige Therapie von Stoffwechselerkrankungen, aber auch eine Veränderung der Erbsubstanz in therapeutischer Absicht (Keimbahntherapie).

Abgesehen von diesen rationalen Einschätzungen gibt es viele Spekulationen darüber, wie weit sich unsere Fortpflanzung ganz allgemein durch diese technischen Neuerungen verändern wird und welchen Einfluss dies auf unsere Gesellschaft haben wird. Viele Ängste und Befürchtungen werden artikuliert, und bei einer Beurteilung der Techniken muss diesen Ängsten auch Rechnung getragen werden. Ob das von vielen gefürchtete „Wunschkind aus dem Genlabor“ oder „Designer-Baby“ jemals Wirklichkeit wird, liegt an der Art und Weise, wie wir heute mit diesen Techniken und der Forschung umgehen und welche gesetzlichen Grenzen bei der Anwendung gezogen werden.

2.6 Praktische Durchführung der PGD am Beispiel eines Zentrums in London[138]

Am Hammersmith Hospital in London wurde die PGD erstmalig erfolgreich durchgeführt. In England gibt es inzwischen noch fünf weitere Zentren, die die Erlaubnis haben, PGD anzuwenden, und die teilweise mit dem Hammersmith Hospital zusammenarbeiten. Jedes dieser Krankenhäuser bietet nur einen Teil der möglichen genetischen Diagnosen für die PGD an. Am Hammersmith Hospital

137 Vorausgesetzt, die Gesetzeslage des jeweiligen Landes erlaubt eine Embryonenselektion.

138 Die genaue Kenntnis der Verfahrensweisen der PGD in England verdanke ich einer Hospitation an diesem Krankenhaus vom 14. bis zum 18. Juli 1999, die mir von Professor Winston ermöglicht wurde. Während dieser Zeit stand mir Dr. Stuart Lavery, der zu dieser Zeit für die klinische Betreuung der PGD-Paare zuständig war, für alle Fragen zur Verfügung. Als sehr informative Gesprächspartner erwiesen sich außerdem die mit der Embryobiopsie beauftragten Embryologen und die in der dortigen Embryonenforschung tätigen Wissenschaftlerinnen.

ist die Präimplantationsdiagnostik integriert in die dort seit längerem existierende IVF-Klinik; deren Leiter, Professor Robert Winston, ist einer der bekanntesten Befürworter und Vertreter der Reproduktionstechnologien in England.[139] Von 1989 bis 1998 wurde an diesem Krankenhaus für 58 Paare eine PGD durchgeführt. Durch die Behandlung wurden 16 Frauen schwanger und 19 Kinder geboren. Insgesamt wurden bei allen beteiligten Frauen 1426 Eizellen entnommen, aus denen sich nach der Befruchtung 847 Embryonen entwickelten, von denen wiederum 671 das biopsiefähige Stadium erreichten.[140]

2.6.1 Medizinische und praktische Aspekte beim Ablauf der PGD[141]

Die Präimplantationsdiagnostik wird am Hammersmith Hospital ausschließlich mit Hilfe der Blastomerbiopsie durchgeführt und zwar am dritten Tag nach der Befruchtung der gewonnenen Eizellen. Damit das Entwicklungsstadium der Embryonen zu diesem Zeitpunkt genau richtig ist, also die Embryonen aus sechs bis zehn Zellen bestehen, muss zuvor der Zeitpunkt der Ovulation bei der Frau exakt eingestellt werden. Die Durchführung der IVF für die Frauen, die PGD wünschen, läuft deshalb folgendermaßen ab. Zunächst erfolgt eine Suppression der körpereigenen Gonadotropinproduktion[142] mit Buserelin. Ist die Suppression zufrieden stellend erfolgt, das ist in der Regel nach zwei Wochen der Fall, beginnt die ovarielle Stimulation mit Hilfe von genau dosierten Gonadotropingaben. Überwacht werden dabei die Östrogenspiegel im Serum und die Follikelbildung[143] in den Ovarien der Frau mit Hilfe von Ultraschalluntersuchungen. Wenn der Östrogenspiegel eine bestimmte Höhe erreicht hat und in den Ovarien mindestens drei Follikel befriedigender Größe zu sehen sind, das ist wiederum in der

---

139 Die Erfolgsrate bei den IVF-Behandlungen ist in dieser Klinik aber eher durchschnittlich. Sie beträgt nach 1997 von der HFEAuthority veröffentlichten Zahlen „13,8% Lebendgeburten pro Eizellentnahme". Zum Vergleich: Beim University College Hospital in London sind es 10,7%, während das Guy`s and St Thomas` Hospital mit 20,7% aufwarten kann (Human Fertilisation and Embryology Authority 1997 b).

140 Lavery und Winston 1999. Vgl. Pickering et al. 2003, hier werden die Zahlen eines weiteren englischen Krankenhauses referiert.

141 Ausführlich dazu: Lavery und Winston 1999; Winston 1999, 82-101.

142 Gonadotropine sind Hormone, die im Hypophysenvorderlappen gebildet werden. Es gibt bei den Frauen davon zwei: FSH = Follikel Stimulierendes Hormon und LH = Luteinisierendes Hormon. Das FSH ist für die Regulation des Menstruationszyklus verantwortlich und LH bewirkt die Follikelreifung und Ovulation.

143 In den Follikeln (kleinen Bläschen) entwickeln sich die Eizellen.

Regel nach weiteren zehn bis vierzehn Tagen der Fall, wird die Ovulation mit Hilfe einer HCG-Spritze[144] ausgelöst. Die Eizellentnahme erfolgt dann 32 bis 36 Stunden später. Damit diese morgens geschehen kann, erfolgt die HCG-Gabe um Mitternacht, die so genannte „Mitternachtsspritze".[145]

Die Eizellentnahme wird praktisch ausschließlich über die Vagina und ultraschallgesteuert durchgeführt, eine Anzahl von acht bis zwölf wird als ideal angesehen. Die gewonnenen Eizellen werden in ein Kulturmedium mit 37°C überführt und nach vier bis sieben Stunden mit dem Samen des Mannes gemischt. Zur Vermeidung von Fehldiagnosen durch Kontamination mit überzähligen Samenzellen wird die Befruchtung mit Hilfe der ICSI durchgeführt, wenn die molekulargenetische Diagnostik über PCR erfolgen soll. ICSI ist ebenfalls notwendig, wenn nicht genügend Samen des Mannes zur Befruchtung zur Verfügung stehen. Am nächsten Tag, ca. 17-23 Stunden später, wird eine erste Untersuchung auf erfolgte Fertilisation durchgeführt, und am zweiten Tag, ca. 40 Stunden nach der Befruchtung, werden die Embryonen auf regelrechte Entwicklung geprüft. Am Morgen des dritten Tages erfolgt dann nach einer erneuten Kontrolle der Embryonen die Biopsie. Die Embryonen sollten dabei sechs bis zehn Zellen umfassen. Bestehen sie aus weniger Zellen, deutet das auf eine Entwicklungsverzögerung hin, außerdem verlieren sie dann bei der Biopsie zu viel ihrer Zellmasse. Besitzen sie schon mehr als zehn Zellen, erschwert das die Biopsie, weil der Zusammenhalt der Zellen untereinander größer wird. Entnommen werden nach Möglichkeit von jedem Embryo zwei Zellen, um die Sicherheit der Diagnostik zu erhöhen. Jede dieser Zellen kommt in ein eigenes Teströhrchen, und sobald alle vorhandenen Embryonen biopsiert sind, beginnt die molekulargenetische Diagnostik. Da bei der Diagnostik mit Hilfe der PCR am Hammersmith Hospital schon zwei Fehldiagnosen aufgetreten sind, einmal durch Versagen der Amplifizierung und einmal durch Kontamination, wird dort die FISH-Technik auch bei X-chromosomal vererbten Krankheiten vorgezogen, deren genaue Genmutation bekannt ist. Allgemein dauert die Diagnostik bis zum Nachmittag oder Abend des gleichen Tages. Übertragen werden am Hammersmith Hospital maximal zwei der als gesund diagnostizierten Embryonen. Gesetzlich möglich wäre in England die Übertragung von maximal drei Embryonen

144 siehe Fn 117.

145 Die genaue Steuerung der Eizellreifung ist auch wichtig, um eine möglichst gute Qualität der Eizellen zu garantieren. Die Entnahme muss dazu möglichst kurz vor dem natürlichen Eisprung erfolgen. Mit Hilfe der HCG-Gabe kann dieser sehr genau vorherbestimmt werden. Die Gabe um Mitternacht ist in vielen IVF-Kliniken üblich, da die Eizellentnahme dann vormittags zu den normalen Arbeitszeiten vorgenommen werden kann.

gleichzeitig; dass jedoch in der Regel nur zwei übertragen werden, hat praktische Gründe. Es soll keine Drillingsschwangerschaft bei Familien riskiert werden, die oft schon durch die Pflege eines behinderten Kindes überdurchschnittlich belastet sind. Außerdem ist eine Bestätigungsdiagnostik mit Hilfe der Chorionzottenbiopsie oder Amniozentese bei einer Drillingsschwangerschaft sehr schwierig.

Werden mehr als zwei gesunde Embryonen gefunden, werden die beiden herausgesucht, die bei den früheren Entwicklungsüberprüfungen den besten Eindruck gemacht haben. Alle anderen Embryonen werden verworfen bzw. nach Einverständnis der Paare in ihre einzelnen Zellen aufgetrennt und ein weiteres Mal untersucht, um sicherzustellen, dass die ursprünglichen Diagnosen korrekt waren. Die Übertragung der Embryonen muss sehr vorsichtig geschehen, da durch das Loch in der Eihaut, das bei der Biopsie entsteht, weitere Zellen verloren gehen können. Alles Weitere entspricht wieder der Durchführung einer IVF-Behandlung, mit der Ausnahme, dass den Frauen zu einer Pränataldiagnostik geraten wird, um eine eventuelle Fehldiagnose bei der PGD auszuschließen.

2.6.2 Allgemeine Information, Aufklärung und Begleitung der Paare

Das Wissen über die Möglichkeit einer PGD ist in England nicht allgemein verbreitet, daher kommen die wenigsten Paare aus eigenem Antrieb an das Hammersmith Hospital. Die meisten werden von Humangenetikern (Clinical Geneticists), Gynäkologen oder seltener von ihrem Hausarzt überwiesen. In der Regel ist der Grund der Überweisung die Geburt eines kranken Kindes bzw ein oder mehrere Schwangerschaftsabbrüche nach Pränataldiagnostik. Der Grund für die Inanspruchnahme der Präimplantationsdiagnostik ist in den meisten Fällen die negative Einstellung zu einem (erneuten) Schwangerschaftsabbruch. Robert Winston schildert in seinem Buch über Reproduktionstechnologien als Beispiel die Geschichte einer Frau namens Julie. Sie war Mutter eines Kindes mit Lesh-Nyhan-Syndrom, weitere sieben Schwangerschaften endeten entweder durch Schwangerschaftsabbruch nach Pränataldiagnostik oder durch Spontanabort.[146] Die meisten der Frauen, die am Hammersmith Hospital die PGD in Anspruch nehmen, haben ähnliche Schicksale hinter sich und sehen die PGD als echte Alternative für sich und ihr Problem, gesunde Kinder zu bekommen. Sie bestätigen damit die Forschenden und Kliniker, die die PGD auf den Weg gebracht

146 Winston 1999, 87.

haben und dabei als Zielgruppe genau solche Frauen oder Paare im Auge hatten. Schätzungen gehen davon aus, dass theoretisch 300 Paare pro Jahr in England für eine PGD in Frage kämen. Die tatsächlichen Zahlen liegen aber derzeit weit darunter, das mag einerseits an dem oben erwähnten Informationsdefizit liegen oder aber andererseits daran, dass die PGD wirklich nur dann in Anspruch genommen wird, wenn andere Techniken nicht zum Erfolg geführt haben und wenn ein Schwangerschaftsabbruch für das Paar nicht oder nicht noch einmal in Frage kommt.

Die Paare, die an das Hammersmith Hospital kommen, sind also in der Regel vorinformiert und befinden sich schon längere Zeit in ärztlicher Behandlung oder Beratung. Trotzdem findet dort noch einmal eine intensive Beratung statt, es wird eine genaue Anamnese durchgeführt und ein genetischer Stammbaum aufgestellt. Alle bei der IVF üblichen Voruntersuchungen werden ebenfalls durchgeführt. Stuart Lavery und Robert Winston beschreiben, welche Informationen den Paaren bei der Beratung geboten werden:[147] Es wird auf die alternativen Möglichkeiten zur PGD hingewiesen, insbesondere frühe Pränataldiagnostik und Keimzellspende, die in England erlaubt sind. Den Paaren wird der genaue Ablauf der IVF erklärt, inklusive möglicher Nebenwirkungen, der geringen Erfolgswahrscheinlichkeit und des Risikos auf eine Zwillingsschwangerschaft, da, soweit möglich, zwei Embryonen übertragen werden. Der genaue Ablauf der Embryobiopsie und der anschließenden molekulargenetischen Diagnostik wird ebenfalls erläutert, dabei wird besonderer Wert auf die Feststellung gelegt, dass die Technik immer noch experimentell ist und Fehldiagnosen vorkommen können. Den Paaren wird daher eine Pränataldiagnostik zur Bestätigung des Ergebnisses empfohlen. Weiterhin wird davor gewarnt, dass die Embryobiopsie möglicherweise das Risiko auf einen Frühabort der Schwangerschaft erhöht und dass noch keine gesicherte Aussage darüber möglich ist, ob die Embryobiopsie negative Auswirkungen auf die Entwicklung der Kinder hat. Es wird daher die Notwendigkeit einer ständigen kinderärztlichen Betreuung der Kinder betont. Und schließlich werden die Paare auch darauf hingewiesen, dass die Behandlung großen emotionalen Stress bedeutet und sie werden dazu ermutigt, die klinikeigene psychologische Beratung zu nutzen. Nach dieser ausführlichen Information wird den Paaren Zeit zur Überlegung gegeben. Sie bekommen einen Termin in der IVF-Klinik einige Wochen später, wenn sie die Behandlung beginnen möchten. Leider gibt es keine Informationen darüber, wie viele sich nach der Beratung für oder gegen die Behandlung entscheiden.

---

147 Lavery und Winston 1999; Winston 1999, 96f.

Die Einverständniserklärung, die die Paare vor der Behandlung unterschreiben müssen, beinhaltet drei Kernaussagen: Die Paare hatten genug Informationen und Zeit, über alle Aspekte der Behandlung nachzudenken. Sie haben verstanden, dass die PGD eine experimentelle Untersuchung ist, dass möglicherweise keine Embryonen zur Übertragung übrig bleiben und dass es keine sicheren Aussagen über mögliche Langzeitfolgen gibt. Die Paare erklären sich außerdem bereit, die Klinik über Erfolg oder Misserfolg einer Schwangerschaft zu informieren. Weiterhin wird das Einverständnis der Paare eingeholt, die überzähligen Embryonen erneut untersuchen zu dürfen, bevor sie verworfen werden. Das schließt auch das Einverständnis darüber ein, dass neue diagnostische Techniken an diesen Embryonen getestet werden. Die Durchführung der PGD wird aber nicht von diesem Einverständnis abhängig gemacht, ebenso wenig wie von der Bereitschaft der Paare, das Ergebnis der PGD durch eine PND überprüfen zu lassen.

Während der Behandlung haben die Paare die Möglichkeit, psychologische Beratung in Anspruch zu nehmen und sie genießen das Privileg, von immer dem gleichen Assistenten in der IVF-Klinik betreut zu werden, im Gegensatz zu den anderen IVF-Patientinnen, die mit ständig wechselnden Betreuern zurecht kommen müssen, da die Diensthabenden wechseln und die verschiedenen Tätigkeitsbereiche, wie Ultraschall, Eizellentnahme oder Embryotransfer von unterschiedlichen Ärzten durchgeführt werden. Insgesamt ist die PGD Behandlung also sehr aufwändig und beratungsintensiv, die kleinen Fallzahlen sind daher nicht verwunderlich. Auf der Warteliste für eine PGD-Behandlung waren laut mündlicher Information vom Juni 1999 ca. 30 Paare, und die Wartezeit betrug sechs bis achtzehn Monate.

2.6.3 Kosten der Behandlung

Ein normaler Zyklus der IVF kostet am Hammersmith Hospital ca. £2000, für die PGD müssen zusätzlich noch £700-£1000 eingerechnet werden. Viele der einzelnen Health Authorities in England bezahlen keine Infertilitätsbehandlungen, und wenn sie bezahlt werden, dann maximal drei Zyklen. Manche finanzieren auch nur einen oder zwei Zyklen oder/und schließen ICSI aus. Das hat zur Folge, dass die meisten IVF-Behandlungen am Hammersmith Hospital privat finanziert werden. Die zusätzlichen Kosten für die PGD werden dann aber zum größten Teil vom Krankenhaus aus einem Forschungsetat getragen, weil Sicherheit und Erfolg der Technik nicht garantiert werden können.[148]

2.7 Zusammenfassung

Die Präimplantationsdiagnostik ist eine neue Methode zur genetischen Früherkennung von Krankheiten. Das Besondere an dieser Form der Pränataldiagnostik ist, dass sie vor der Etablierung einer Schwangerschaft stattfindet, das heißt an Embryonen, die im Labor entstanden sind. Zielgruppe für diese Art der Diagnostik sind Frauen oder Paare, die ein bekannt hohes Risiko haben, ein Kind mit einer genetisch bedingten Krankheit oder Behinderung zu bekommen, und für die aus persönlichen Gründen eine konventionelle Pränataldiagnostik nicht in Frage kommt.

Das am häufigsten angewendete Verfahren zur Untersuchung auf monogenetische Erbkrankheiten ist die Embryonenbiopsie mit anschließender molekulargenetischer Diagnostik. Dabei werden den in vitro erzeugten Embryonen am dritten Tag nach der Befruchtung ein bis zwei Zellen entnommen, die für die Diagnostik zur Verfügung stehen. Der Frau werden danach nur diejenigen Embryonen übertragen, die von der Krankheit nicht betroffen sind. Alle übrigen Embryonen werden verworfen. Um eine effektive Auswahl treffen zu können und um am Ende Embryonen übertragen zu können, die frei von der genetischen Erkrankung sind, muss zu Beginn des Verfahrens eine größere Anzahl an Eizellen von der Frau zur Verfügung stehen. Das wird durch In-vitro-Fertilisation erreicht. Eine belgische Arbeitsgruppe fordert als Mindestanzahl für eine sinnvolle Durchführung der PGD sechs intakte Eizellen.[149] Die technische Durchführung der molekulargenetischen Diagnostik ist äußerst aufwändig und muss unter großem Zeitdruck durchgeführt werden. Dabei gibt es zahlreiche Fehlerquellen und Fehldiagnosen kommen vor. Die PGD wird daher immer noch als ein experimentelles Verfahren eingestuft, und den Paaren wird geraten, die Präimplantationsdiagnose durch eine Pränataldiagnose bestätigen zu lassen.

Eine weitere Anwendungsmöglichkeit für die PGD ist der Ausschluss von Chromosomenanomalien bei Embryonen älterer IVF-Patientinnen. Die Indikation für die Durchführung der PGD ist hier nicht mehr ein bekanntes hohes Ri-

148 Winston 1999, 98.

149 Vandervorst et al. 1998.

siko auf eine genetische Erkrankung, sondern die Hoffnung auf eine bessere Erfolgsrate der IVF mit Hilfe der PGD durch den Ausschluss von möglichen chromosomalen Auffälligkeiten ohne einen bestimmten Verdacht.

Von der Pränataldiagnostik bekannt ist das Problem der Indikationsstellung, für welche Erkrankungen die Anwendung des Verfahrens gerechtfertigt ist oder sein soll. Bei der PGD ergeben sich verfahrensbedingt noch zusätzliche Probleme. Es ist nicht geklärt, wie mit den heterozygot getesteten Embryonen umgegangen werden soll, und ebenso ungeklärt ist, wie ein Elternwunsch auf die Implantation eines als betroffen getesteten Embryos beurteilt werden soll.

3. Die ethische Diskussion um PGD in England

England hat mit seinem Human Fertilisation and Embryology Act (HFEAct) seit 1990 eine der liberaleren Regelungen in Europa in Bezug auf den Umgang mit Embryonen. Das Gesetz folgt im Wesentlichen den Empfehlungen des so genannten Warnock-Reports, einer von der Regierung schon 1982 in Auftrag gegebenen Untersuchung zum Thema Embryonenforschung und Reproduktionsmedizin. Die Mehrheit des Parlaments und der Bevölkerung stand diesen Empfehlungen zunächst negativ gegenüber, aber durch eine aktive Beteiligung an der Diskussion und großes Engagement der betroffenen Wissenschaftler verschob sich das Meinungsbild. Die möglichen positiven Auswirkungen der Embryonenforschung sollten nach Argumentation der Reproduktionsmediziner nicht ethischen Bedenken „geopfert" werden, zumal über die ethische Bewertung kein Konsens zu erzielen sei. Ein sehr wichtiger Beitrag zu diesen Bemühungen war die Bekanntgabe der ersten Schwangerschaft nach erfolgreicher Präimplantationsdiagnostik Ende 1989 in der Schlussphase der Diskussionen kurz vor der endgültigen Abstimmung im Parlament.

Mit der Verabschiedung des Gesetzes wurde gleichzeitig eine Kontrollinstanz geschaffen, die für die Genehmigung der Forschung an menschlichen Embryonen und die Überwachung der Durchführung der Reproduktionsmedizin (insbesondere der In-vitro-Fertilisation) zuständig ist: die Human Fertilisation and Embryology Authority (HFEAuthority). Eine weitere Aufgabe dieser Institution ist die ethische Bewertung neuer Technologien und Methoden in der Reproduktionsmedizin und die Ausarbeitung von so genannten „Codes of Practice", die in England einen gesetzesähnlichen Stellenwert haben. Alle Tätigkeiten, die mit der Präimplantationsdiagnostik zusammenhängen, müssen von der HFEAuthority genehmigt werden. Diese Kontrollbehörde ist einzigartig in Europa.

England eignet sich als Vergleichsland für die Situation in Deutschland aus mehreren Gründen. Die Entwicklung der IVF in den siebziger Jahren kam aus England. Auch die Diskussion um die ethische Bewertung solcher Techniken begann dort sehr früh. Sie wurde lange Zeit kontrovers geführt, und ihr Verlauf und Ergebnis können als beispielhaft angesehen werden. Die Analyse der englischen Diskussion um das Gesetz zum Embryonenschutz und zur Reproduktionsmedizin ist hilfreich für das Verständnis der Problematik und gibt Anregungen für eine weitergehende Beleuchtung der Argumente aus deutscher Sicht. Ähnliches gilt für das Gesetz selbst und die Arbeitsweise der HFEAuthority, die für die Zulassung und Überwachung der PGD zuständig ist. Weiterhin war England auch das Land, in dem die Präimplantationsdiagnostik erstmals gelang.

3.1 Von der IVF zur PGD: Entwicklung der Embryonenforschung in England

1978 kam in England Louise Brown, das erste im Labor gezeugte Baby, zur Welt. Dieser Sensation war jahrelange Forschungsarbeit an tierischen und auch menschlichen Embryonen vorausgegangen. Eine weitere Voraussetzung war die Entwicklung der Laparoskopie,[150] die es ermöglichte, einer Frau reife Eizellen zu entnehmen, ohne eine große Bauchoperation durchzuführen. So führte schließlich die Kooperation des Embryologen Robert Edwards mit dem Gynäkologen Patrick Steptoe zum Erfolg.[151] Die neue Methode, die In-vitro-Fertilisation (IVF), setzte sich trotz vieler kritischer Stimmen schnell durch. Nicht nur in England, sondern weltweit stieg die Zahl der Kliniken, die diese Unfruchtbarkeitsbehandlung anboten, sprunghaft an. Der Trend zur Ausweitung der Reproduktionsmedizin ist bis heute ungebrochen. Seit 1978 sind weltweit ca. 1000000 Kinder nach assistierter Reproduktion geboren worden.[152]

Hauptmotivation der Wissenschaftler Edwards und Steptoe war nach eigener Aussage, solchen Frauen zu helfen Kinder zu bekommen, die auf Grund biologischer Probleme, z.B. fehlender oder blockierter Eileiter, keine Möglichkeit ha-

150 Laparoskopie: Mit Hilfe von röhrenförmigen Geräten können über kleine Einschnitte in der Bauchdecke eine Lichtquelle mit Kamera sowie Operationsinstrumente in die Bauchhöhle eingebracht werden. Die Einschnitte für die Geräte, von denen in der Regel drei oder vier benötigt werden, sind normalerweise nicht länger als ein Zentimeter. Dieser Eingriff ist wesentlich weniger belastend für die Patientin als eine Operation mit einem großen Bauchschnitt.

151 Edwards und Steptoe 1980.

152 Schultz und Williams 2002.

ben, auf natürlichem Wege ein Kind zu empfangen.[153] Die Möglichkeit der IVF, d.h. der Erzeugung und Kultivierung von menschlichen Embryonen im Labor, ist aber auch die Voraussetzung für Embryonenforschung und die Basis für alle neuen Techniken der Reproduktionsmedizin, die seither entwickelt wurden.

Folgerichtig haben sich die Indikationen für die IVF seitdem ausgeweitet. Sie wird auch bei Frauen angewendet, bei denen die Ursache für ihre Infertilität unbekannt ist, sogar bei solchen, die früher schon ein Kind auf natürlichem Weg empfangen haben. Auch zur „Behandlung" der männlichen Infertilität im Rahmen der intrazytoplasmatischen Spermieninjektion (ICSI)[154] unterziehen sich Frauen der Hormonbehandlung und Eizellentnahme, wie bei der IVF.

Aber Frauen sollte nicht nur geholfen werden, überhaupt Kinder zu bekommen, diese Kinder sollten auch möglichst gesund sein. Dies war von Anfang an ein wichtiges Ziel bei der Entwicklung der Reproduktionsmedizin. Ein IVF-Baby mit einer Fehlbildung in der experimentellen Anfangsphase der IVF hätte deren Anwendung zwar wohl nicht gänzlich verhindert, aber auf jeden Fall wesentlich verzögert.[155]

Die Möglichkeiten, die Gesundheit der Kinder zu beeinflussen, beschränkten sich zunächst auf die Beobachtung äußerlicher Kriterien: Die Form der Eizellen sowie die Teilungs- und Entwicklungsfähigkeit der Embryonen nach der Befruchtung werden zur Beurteilung der Lebensfähigkeit herangezogen. Der Wille zu einer Verbesserung dieser doch sehr ungenauen Kontrolle führte zu der Idee, die immer besser und differenzierter werdenden Möglichkeiten der Gendiagnostik auch an Embryonen in vitro anzuwenden.[156] Die Präimplantationsdiagnostik ist auch das Ergebnis dieser Bemühungen. Eine erneute Ausweitung der Indikationen zur IVF ist die Folge. Sie wird inzwischen in England und einigen anderen europäischen Ländern im Rahmen der PGD an Frauen durchgeführt, die zwar nicht unfruchtbar sind, aber ein hohes Risiko für ein Kind mit genetisch bedingten Krankheiten haben.

Während in England von Anfang an offen über verschiedene Anwendungsoptionen der IVF diskutiert wurde und die Embryonenforschung weiterging, wurde in Deutschland bei der Einführung der IVF behauptet, die einzige Indikation ist und bleibe die Sterilität der Frau. Im Zusammenhang mit dem Verbot der

153 Edwards und Steptoe 1980, 14, 102. Das Ziel war aber auch damals schon, nicht allein Nachwuchs zu zeugen, sondern auch möglichst sicher zu sein, dass dieser Nachwuchs gesund ist. Die PGD ist daher ein folgerichtiger Entwicklungsschritt.

154 Siehe Fn 9.

155 Edward und Steptoe 1980, 102f.

156 Ludwig et al. 1999, 66.

Embryonenforschung in Deutschland waren diese Beteuerungen sicherlich in gutem Glauben abgegeben worden. Dabei wurde allerdings nicht berücksichtigt, dass die Forschung in anderen Ländern, insbesondere England, voranschritt. Edwards beschreibt in einem rückblickenden Artikel, welche Absichten von Anfang an mit der Einführung der IVF (und der Embryonenforschung) verfolgt wurden. Zunächst sollte das Wissen über die menschliche Befruchtung vertieft werden und begleitend ethische Fragen, die durch IVF, Empfängnisverhütung, Keimzellspende und Embryonenforschung aufgeworfen wurden, untersucht werden. Zu diesen allgemeinen Zielen kamen spezielle Anwendungen: Unfruchtbarkeit zu behandeln, Empfängnisverhütung zu verbessern, Ursachen für Abweichungen in der Chromosomenzahl bei Embryonen zu finden, Methoden für die Diagnose und Verhinderung genetischer Krankheiten vor der Implantation zu erforschen und embryonale Stammzellen zu produzieren, um den Prozess der Zelldifferenzierung zu analysieren und Transplantationen möglich zu machen.[157] Das heißt also, dass nicht nur die PGD schon in den 70er Jahren zu den denkbaren Möglichkeiten gehörte, sondern auch die Forschung an embryonalen Stammzellen.

Präimplantationsdiagnostik ist ohne Embryonenforschung nicht denkbar, und umgekehrt ist ein Ziel der Embryonenforschung die frühzeitige Erkennung von genetischen Veränderungen an den Embryonen. Eine weitere Motivation für Embryonenforschung ist die Verbesserung der existierenden Methoden der Reproduktionsmedizin. Die Erfolgsrate der IVF, d.h. die Zahl der Frauen, die nach der Behandlung tatsächlich ein Kind bekommen, ist mit 15-20% pro Zyklus (je nach durchführender Klinik) immer noch sehr niedrig. Von vermehrtem Wissen über die frühe Embryonalentwicklung, das durch Embryonenforschung zu gewinnen ist, erhofft man sich eine Verbesserung dieser Erfolgsrate. Ein Forschungszweig schafft sich so selbst seine neuen Arbeitsgebiete. Die Fortsetzung der Embryonenforschung erscheint notwendig zur Verbesserung einer Technik, die durch die gleiche Forschung erst möglich wurde.

3.2 Entwicklung der Gesetzgebung

Es gibt keine alleinige oder ausdrückliche Gesetzgebung zur PGD in England. Die Regelungsvorschriften zur PGD sind eingebettet in den HFEAct und in die

---

157 Edwards 1998, 6 (Tab.1).

Richtlinien zur Embryonenforschung. Im Folgenden Kapitel ist daher vorwiegend von Embryonenforschung und Reproduktionsmedizin allgemein die Rede, den beiden Vorbedingungen für PGD.

Die frühe Embryonenforschung und die Entwicklung der IVF-Technik fanden in einem rechtsfreien Raum statt. Die Embryonenforschung unterlag bis zur Verabschiedung des HFEActs 1990 allein der Selbstkontrolle der Forscher. Laut Robert Edwards waren die Forscher sogar die ersten und einzigen, die sich Anfang der 60iger Jahre für die ethischen Belange der IVF und der Embryonenforschung interessierten:

„[...] then it was necessary to formulate our own arguments by writing articles in Scientific American or Nature, in order to stimulate debate. We did these things, but no one appeared to be greatly interested in the ethics of in vitro fertilisation or embryo research, so we were largely left to make our own decisions about introducing and sustaining our work."[158]

Dass sich in diesen frühen Jahren niemand für die ethischen Belange der Embryonenforschung interessierte, ist nicht korrekt, nur hatten die Themen damals tatsächlich keine breite Öffentlichkeitswirkung. Das änderte sich schnell nach der Geburt von Louise Brown 1978. Neben einer allgemeinen Begeisterung über die neuen Möglichkeiten in der Reproduktionsmedizin wurde auch zunehmend Kritik geäußert und Angst vor Missbrauch ausgedrückt. Daraus resultierte in der englischen Öffentlichkeit die Forderung nach einer gesetzlichen Regelung und einer unabhängigen Kontrolle der Forschung.

1982 gab die englische Regierung eine Untersuchung zu diesem Thema in Auftrag. Der Bericht der eingesetzten Kommission (Committee of Inquiry into Human Fertilisation and Embryology) wurde 1984 vorgelegt. Er wurde bekannt als Warnock-Report nach dem Namen der Vorsitzenden, Baroness Mary Warnock, einer Moralphilosophin.

3.2.1 Der Warnock-Report

Der genaue Auftrag für die Untersuchungskommission lautete:

„to consider recent and potential developments in medicine and science related to human fertilisation and embryology; to consider what policies and safeguards should be applied, inclu-

158 Edwards 1990, 43.

ding consideration of the social, ethical and legal implications of these developments; and to make recommendations.“[159]

Die Kommission hatte insgesamt 16 Mitglieder aus unterschiedlichen Berufen. Die Kommissionsmitglieder waren Juristen, Theologen, Philosophen, Sozialarbeiter, Hebammen, Ärzte und Naturwissenschaftler. Sie veröffentlichten nach zweijähriger Beratung insgesamt 64 Empfehlungen, die 1984 dem Parlament vorgelegt und zugleich öffentlich zur Diskussion gestellt wurden. Schon innerhalb des Expertengremiums konnte keine Einigkeit über sämtliche Punkte erzielt werden. Im Anhang zu den Empfehlungen finden sich daher „Expressions of Dissent“ einiger Mitglieder, die mit den Ergebnissen zur Leihmutterschaft und zur Forschung an menschlichen Embryonen nicht einverstanden waren. Drei der Kommissionsmitglieder lehnten die Embryonenforschung ganz ab, vier weitere waren nur mit der Erlaubnis nicht einverstanden, Embryonen speziell für die Forschung zu produzieren.[160]

Eine wichtige Empfehlung des Reports betraf die Einrichtung einer neuen Behörde oder Überwachungsstelle (statutory licensing authority), die Forschung und Reproduktionstechnologien regulieren sollte. Alle Techniken sollten begleitet sein von (genetischer) Beratung und setzten den „informed consent“ der beteiligten Frauen/Paare voraus. Die IVF wurde zu den von dieser Behörde genehmigungspflichtigen Techniken gezählt, gleichzeitig wurde gefordert, dass diese Technik innerhalb des National Health Systems (NHS) für betroffene Frauen kostenfrei zur Verfügung stehen sollte.[161] Der menschliche Embryo sollte unter den gesetzlichen Schutz gestellt werden. Nicht genehmigter „Gebrauch“ von menschlichen Embryonen in vitro sollte strafbar sein. Forschung an menschlichen Embryonen sollte von der Genehmigung einer noch einzurichtenden Behörde abhängig werden und prinzipiell nur an Embryonen bis zum 14. Tag nach deren Befruchtung in vitro möglich sein.

Weitere Empfehlungen betrafen andere Reproduktionstechnologien, wie z.B. die Befruchtung mit Spendersamen, Eispende, Embryonenspende, Leihmutterschaft, Fristen für die Aufbewahrung von eingefrorenen Samen und Embryonen

---

159 Warnock 1985, 4.

160 Ebenda, 87-94.

161 Eine wichtige Forderung, da alle, die sich nicht privat versichern können, auf die Leistungen des NHS angewiesen sind. Bis heute ist es so, dass die IVF nicht in allen Regionen über das NHS zur Verfügung steht und die Wartelisten sehr lang sind. Wer es sich leisten kann, weicht daher auf den privaten Sektor aus.

und Regelungen zum gesetzlichen Status der nach Anwendung dieser Techniken geborenen Kinder.[162]

Der 1990 verabschiedete Human Fertilisation and Embryology Act (HFEAct) folgte im Wesentlichen diesen Empfehlungen, aber erst nach sechs Jahren intensiver und kontroverser Diskussion.

3.2.2 Die Diskussion um die Empfehlungen des Warnock-Reports

Große Teile des Warnock-Reports fanden in der Öffentlichkeit Zustimmung. Äußerst umstritten aber war die Frage nach der Zulässigkeit der Embryonenforschung und mit ihr auch die gesetzliche Grenze zwischen möglicher und absolut verbotener Embryonenforschung, die auf den vierzehnten Tag der Embryonalentwicklung fallen sollte. Auch die Vorschläge zur Regelung der Leihmutterschaft wurden in der Öffentlichkeit kontrovers diskutiert.[163] Die Idee, eine eigene Kontrollbehörde für die Überwachung der Forschung und der klinischen Praxis einzurichten, wurde in der öffentlichen Diskussion anfangs kaum beachtet, stieß aber zunächst auf großen Widerstand bei den betroffenen Forschern.[164]

In den achtziger Jahren war die Embryonenforschung in England alltägliche Praxis, ohne dass eine gesetzliche oder andersartige Kontrolle über diese Forschung ausgeübt wurde. Dies war allerdings der Öffentlichkeit nicht bewusst. Erst der Warnock-Report führte zu einer Sensibilisierung der Bevölkerung. Die geforderte Freigabe der Forschung bis zum 14. Lebenstag des Embryos löste Ängste und Bedenken aus. Auch im Parlament war die Mehrheit der Abgeordneten zunächst gegen Embryonenforschung.[165] Die Gegner der Freigabe argumentierten, dass ein Embryo von der Befruchtung an als Mensch anzusehen sei und deshalb auch volle Personenrechte genießen solle. Sie befürchteten, dass eine Freigabe der Embryonenforschung unabsehbare und unkontrollierbare Folgen haben werde.

Die Diskussion wurde aber nicht nur auf der sachlichen Ebene geführt, sie wurde auch politisch instrumentalisiert. Gegner des in England sehr liberalen

162 Alle Empfehlungen: Warnock 1985, 80-86.

163 Für die PGD hat die Diskussion um die Leihmutterschaft keine Bedeutung, sie wird daher im Folgenden nicht weiter besprochen.

164 Eine ausführliche Darstellung vor allem der parlamentarischen Diskussionen zur Embryonenforschung findet sich in: Mulkay 1997, 20-42.

165 Dabei ist wichtig zu erwähnen, dass die Regierungsmehrheit in den achtziger Jahren bei der Partei der Konservativen unter Premierministerin Margaret Thatcher lag.

Abtreibungsrechts versuchten, die Diskussion um die Embryonenforschung und den Stellenwert des Embryos auszunutzen, um gleichzeitig mit dem geforderten Verbot der Forschung an menschlichen Embryonen eine Verschärfung des Abtreibungsrechtes durchzusetzen. Zu Beginn der Diskussion war also die Mehrheit der Gegner und Befürworter leicht zuzuordnen: Die Gegner gehörten dem konservativen Lager an, befürchteten den Verfall moralischer Werte, von Familie und traditioneller Elternschaft, und vertraten in der Regel die Auffassung, dass dem Embryo von Beginn der Befruchtung an alle Personenrechte zustünden. Sie betonten die Gefahr von Missbrauch und Fehlentwicklungen und verwiesen zur Illustrierung auf Beispiele aus der Literatur, wie „Frankenstein" von Mary Shelley und „Schöne neue Welt" von Aldous Huxley. Ihre Allianz mit den Abtreibungsgegnern gab den Befürwortern der Embryonenforschung allerdings Gelegenheit, vor aufkommendem moralischen Fundamentalismus zu warnen. Mary Warnock drückte dies so aus:

„The great tide of moral fundamentalism sweeping across from America is in my view a genuine threat. It cannot be wholly distinguished from dogmatism, intolerance, and fanaticism; forces not just theoretically objectionable, but as we all know, in practice terrifying."[166]

Zu den Befürwortern zählten vor allem natürlich die Forscher selbst, aber auch Personen, die im technischen und naturwissenschaftlichen Fortschritt nicht nur Gefahren, sondern ebenso erweiterte Möglichkeiten für die Menschen sahen. Sie hielten die Embryonenforschung für ein wichtiges Mittel zur Weiterentwicklung der Reproduktionsmedizin und erhofften sich damit verbesserte Wahlmöglichkeiten für die Frauen. Sie waren aber zunächst in der Minderheit.

Die Stimmung in der Ausgangssituation von 1984 war also eher gegen eine Fortsetzung der Embryonenforschung gerichtet. Die Gegner wollten dies nutzen und möglichst schnell über ein entsprechendes Gesetz im Parlament abstimmen lassen. Anfang 1985 brachte das Oberhausmitglied Enoch Powell eine Gesetzesvorlage zur Diskussion ins Parlament ein, die unter dem Namen „Unborn Children Protection Bill" bekannt geworden ist. Die Verwendung von IVF-Embryonen für die Forschung bzw. für irgendeinen anderen Zweck als der Herbeiführung einer Schwangerschaft sollte verboten werden. Dies hätte das Ende der Embryonenforschung in England bedeutet. Die Gesetzesvorlage bekam in der ersten Lesung die Zustimmung einer überwältigenden Mehrheit im Parlament. 238 der Parlamentarier stimmten dafür, nur 66 dagegen.[167] Eine endgültige

---

166 Zitiert in Gillon 1987, 17.

167 Mulkay 1997, 26.

Verabschiedung wurde aber mit Hilfe von parlamentarischen Verzögerungstaktiken, unterstützt von einflussreichen Regierungsmitgliedern, verhindert.

Für die Forscher und Befürworter der Embryonenforschung war das erste Abstimmungsergebnis eine Katastrophe. Sie mussten etwas unternehmen, um das Meinungsbild zu verändern und um die Fortsetzung der Embryonenforschung zu gewährleisten. Sie stellten sich nun geschlossen hinter die Empfehlungen des Warnock-Reports und starteten eine Aufklärungskampagne mit dem Ziel, möglichst viele Menschen davon zu überzeugen, dass von der Fortsetzung der Embryonenforschung keine Gefahr ausgehe und dass im Gegenteil in der Zukunft großer therapeutischer Nutzen davon zu erwarten sei. Ein wichtiges Ziel war also, die Ängste und das Misstrauen der Bevölkerung gegenüber den neuen Techniken abzubauen und gleichzeitig darzustellen, dass in den Labors keine Forschung nur um der Forschung willen stattfindet. Es musste klar werden, dass das erklärte Ziel der Embryonenforschung eine Leidensminderung in der Bevölkerung war. Die Fortsetzung der Embryonenforschung sollte in Zukunft Möglichkeiten bieten, (Erb-) Krankheiten bei Embryonen zu entdecken und zu verhindern, entweder durch Embryonenscreening oder, wenn möglich, durch therapeutische Maßnahmen. Dieses wichtigste Argument der Befürworter überzeugte im Verlauf der Diskussion viele bisher Andersdenkende. Auch die Presse unterstützte diese Sichtweise mit Reportagen über glückliche Mütter, die gesunde Kinder nach einer reproduktionsmedizinischen Behandlung bekommen hatten. Außerdem richteten die beteiligten Forscher eine freiwillige Aufsichtsinstanz über die Embryonenforschung und die klinische Durchführung der Reproduktionstechnologien ein. Die Empfehlung des Warnock-Reports, die Forschung unter die Kontrolle einer eigens einzurichtenden Organisation zu stellen, war anfangs auf einhellige Ablehnung der Wissenschaftler gestoßen. Sie waren der Meinung, dass Selbstkontrolle ausreiche. Jetzt aber, da die Fortsetzung der Forschung insgesamt auf dem Spiel stand, wurde dieser Vorschlag auch von den Reproduktionsmedizinern wieder aufgegriffen. Jeder Zweifel an missbräuchlicher Forschung oder Anwendung sollte ausgeräumt werden. Zu diesem Zweck gründeten das Medical Research Council (MRC) zusammen mit dem Royal College of Obstetricians and Gynaecologists (RCOG)[168] eine freiwillige Kontrollinstanz, die Voluntary Licensing Authority (VLA). Diese nahm Ende 1985 die Arbeit auf und hielt sich dabei sehr eng an die Vorgaben im Warnock-Report. Die wichtigsten Bestimmungen waren: Die Forschungsprojekte sollten

168 Das MRC vergibt staatliche Gelder für die medizinische Forschung in England; das RCOG ist die Standesorganisation der Gynäkologen in England.

einen nachweisbaren Nutzen haben, die Embryonen durften nur nach „informed consent“ der Spenderinnen verwendet werden und ein lokales Ethikkomitee musste zuvor zugestimmt haben.[169]

Die Befürworter der Freigabe der Embryonenforschung konnten nun ein wichtiges Argument der Gegner entkräften. Wenn vor Missbrauch und möglichen Fehlentwicklungen gewarnt wurde, konnten sie auf die VLA verweisen und damit den Vorwurf missbräuchlicher Embryonenforschung zurückweisen.

Die Gegner hatten aber noch ein weiteres wichtiges und von vielen unterstütztes Argument vorzuweisen: Ein Embryo dürfe nicht einfach nur als Mittel zum Zweck benutzt werden, vielmehr sollten ihm von der Befruchtung an alle Personenrechte, also auch das Recht auf Leben, zugestanden werden. Dies war das zentrale Argument, um das am meisten gestritten wurde und dessen Akzeptanz bzw. Ablehnung entscheidend war für die Art der Gesetzgebung, die letztlich in England durchgesetzt wurde.[170]

Die Befürworter hingegen argumentierten, dass es keine Frage sei, ob die Embryonenforschung unter Strafe gestellt werden, sondern nur ab welchem Zeitpunkt dies geschehen solle. Mary Warnock schreibt in einem Aufsatz über die Entscheidungsfindung in dem von ihr geleiteten Komitee dazu:

> „Keiner von uns hatte einen Zweifel, daß der menschliche Embryo im Labor, [...], ein besonderes Ding ist, das besonderen rechtlichen Schutz verdient. Die einzige Frage bezog sich auf Natur und Umfang dieses Schutzes.“[171]

Für Mary Warnock ging es dabei gar nicht darum, dem Embryo einen absoluten Wert bzw. Status oder sogar Rechte beizumessen, die Kernfrage für sie war, wie wir uns dem Embryo gegenüber verhalten sollten und was sich für eine Gesetzgebung aus der Beantwortung dieser Frage ergab. Voraussetzung für die Klärung dieser Frage war aber für sie zunächst das Verständnis, was ein Embryo überhaupt ist. Dazu führte Mary Warnock aus, ein Embryo sei zu Beginn seiner Entwicklung nur eine Ansammlung von Zellen, die keine Ähnlichkeit mit einem Menschen oder auch einem Fötus besitzen. Erst um den vierzehnten Tag der embryonalen Entwicklung begännen sich Strukturen auszubilden, die eindeutige Merkmale eines Embryos zeigen und erst ab diesem Zeitpunkt sei der Embryo eindeutig ein Individuum, da ab der Ausbildung des Primitivstreifens in der

---

169 McLaren 1990, 209.

170 An dieser Stelle werden nur die in England erfolgreichen und schließlich von einer Mehrheit akzeptierten Argumente zum Status des Embryos erläutert. Eine detailliertere Diskussion dieses Themas findet sich in Kapitel 5 dieser Arbeit.

171 Warnock 1990, 227 (Übersetzung übernommen).

embryonalen Keimscheibe keine Zwillingsbildung mehr möglich sei. Diese erste Entwicklungsstufe bis zum vierzehnten Tag sei daher mit der Bezeichnung Prä-Embryo besser beschrieben, und erst danach sei die Bezeichnung Embryo zutreffend. Die Konsequenz, die das Warnock-Komitee daraus zog, lautete:

„Das heißt, daß wir während der vierzehn Tage den menschlichen Embryo, obwohl eindeutig menschlich und eindeutig lebendig, für so weitgehend verschieden von einem entwickelten menschlichen Wesen ansahen, daß er, im Unterschied zu einem Kind oder Erwachsenen, als Forschungsgegenstand behandelt werden darf, vorausgesetzt, daß die Forschung nötig ist und nicht leichtfertig unternommen wird.“[172]

Ein Embryo bzw. in der britischen Sprachregelung ein Prä-Embryo sollte also zum Nutzen der Menschheit als Forschungsobjekt zur Verfügung stehen können, eine Argumentation, die nach Mary Warnocks Verständnis utilitaristischen Gesichtspunkten folgt. Aber diese Instrumentalisierung des Embryos wurde begrenzt auf die ersten 14 Tage seiner Entwicklung, da er sich zu diesem Zeitpunkt von einem ungeordneten Zellhaufen zu einem geordneten Gebilde entwickelt habe, das erstmals die Zuordnung einzelner Zellen zu späteren Entwicklungsstufen möglich mache und das nicht mehr die Möglichkeit der Zwillingsbildung habe. Zur Verdeutlichung dieses Unterschiedes in der Embryonalentwicklung und in der Wertsetzung des Embryos wurde der Begriff Prä-Embryo für die erste Entwicklungsstufe eingeführt.

Dieser Argumentation konnten sich sogar christliche Kirchen anschließen. In der Anglikanischen und Methodistischen Kirche Englands fand sich bald eine Mehrheit, die diese Sichtweise unterstützte und sich für kontrollierte Embryonenforschung bis zum vierzehnten Tag der Embryonalentwicklung aussprach:

„[...] until the embryo has reached the first 14 days of its existence, it is not yet entitled to the same respect and protection as an embryo implanted in the human womb and in which individuation has begun.“[173]

Es gab immer noch viele, die diese Argumentation nicht nachvollziehen konnten, vor allem innerhalb der christlichen Kirchen. Aber auch Menschen ohne religiösen Bezug waren der Meinung, ein Embryo dürfe nicht einzig als Mittel zum Zweck der Forschung verwendet werden. Sie konnten aber im Verlauf der Debatte die pragmatischen Argumente der Befürworter nicht entkräften und wurden sogar als fundamentalistische Minderheit bezeichnet, die dem menschlichen

---

172 Ebenda, 228.

173 Zitiert in Grigor 1987, 87.

Fortschritt entgegenstehe. So sagte z.B. Anne McLaren, eine Forscherin und Embryologin:

> „The fundamentalist or absolutist position holds that as soon as a human egg is fertilized, it becomes a human person and must not be used for research. This is the view of some religious groups. I have total respect for sincerely held ethical beliefs, but in a multicultural society like ours, I personally doubt whether legislation should be used to impose the beliefs of a few on issues affecting the welfare of many."[174]

Die Forscher verließen sich allerdings nicht allein auf ihre Argumente. Sie luden Parlamentarier in ihre Labors ein und stellten Kontakte zu Familien mit behinderten Kindern her sowie auch zu solchen, bei denen die Frauen ein gesundes Kind nach IVF bekommen hatten. Kurz vor der endgültigen Abstimmung im Parlament verbreitete Robert Winston[175] die Nachricht von der ersten erfolgreichen Präimplantationsdiagnostik und konnte damit die Hoffnungen, die von den Reproduktionsmedizinern auf die Embryonenforschung gesetzt wurden, öffentlichkeitswirksam bestätigen.

Die Auseinandersetzungen zogen sich dennoch über insgesamt sechs Jahre hin. Die Gegner der Embryonenforschung änderten während dieser ganzen Zeit ihre Argumente nicht. Sie blieben bei ihren einmal vorgetragenen Bedenken und bei „Slippery slope"-Szenarien nach Art der „Schönen Neuen Welt", denen von der Mehrheit mit der Zeit wenig Glaubwürdigkeit beigemessen wurde. Die Angst vor Fehlentwicklungen hatte in der Öffentlichkeit und bei den Parlamentariern wesentlich weniger Gewicht als das Versprechen einer besseren Zukunft durch die Forschung. Auch die Forderung von Forschungsgegnern, dem Embryo von Anfang an volle Schutzwürdigkeit zuzugestehen, war wenig wirkungsvoll, da selbst Kirchenvertreter in dieser Frage uneins waren und eine große Zahl schließlich die Warnock-Empfehlungen unterstützte.

Ende 1989 war also das konservative Lager gespalten. Ein großer Teil war zu Befürwortern der Embryonenforschung geworden. Sie wollten auf die versprochenen therapeutischen Möglichkeiten, insbesondere die Verhinderung von genetisch bedingten Krankheiten, nicht verzichten. Sie waren damit zufrieden, dass eine strenge Kontrolle über die Forschung vorgesehen war.

Trotzdem war bis zuletzt nicht klar, wie die Abstimmung im Parlament ausgehen würde. Zwei Alternativen wurden dem Parlament zur Abstimmung gestellt. Die erste entsprach sinngemäß einem Verbot der Embryonenforschung

174 McLaren 1990, 212.

175 Robert Winston leitet die IVF-Klinik am Hammersmith Hospital in London. Er ist einer der bekanntesten Ärzte in England, die sich mit Reproduktionstechnologien beschäftigen.

und die zweite der Erlaubnis von speziell lizenzierter und überwachter Forschung, einschließlich der Erzeugung menschlicher Embryonen allein für die Forschung. Das Abstimmungsergebnis im Unterhaus, nachdem das Oberhaus schon sein Votum für die Forschung abgegeben hatte, erbrachte schließlich 364 Stimmen für die Erlaubnis der Forschung und 193 dagegen.[176] Eine Analyse dieses Ergebnisses zeigt, dass 23,5% aller Abgeordneten, die 1985 noch gegen die Embryonenforschung gestimmt hatten, nun 1990 dafür stimmten. Eine Meinungsänderung in die andere Richtung hatte es nicht gegeben.[177]

Bisher wurden nur die herausragendsten und wichtigsten Argumente im Verlauf der Diskussion angeführt. Nach Ansicht des Soziologen Michael Mulkay haben aber genau diese wenigen Argumente schließlich das Meinungsbild in der Bevölkerung und auch das Abstimmungsergebnis im Parlament beeinflusst. Ganz allgemein war die Diskussion zentriert auf den Embryo, auf dessen moralischen Status und auf mögliche langfristige Folgen einer legalisierten Embryonenforschung. Eine kritische Diskussion um PGD und Embryonenforschung sollte außerdem aber noch weitere Argumente berücksichtigen. Eine kritische Prüfung der Versprechungen der Wissenschaftler und eine Einbeziehung von Aspekten, die sich auf die Probleme der Frauen und die zukünftigen Kinder beziehen, ist von einer umfassenderen Diskussion zu fordern.

3.2.3 Der Human Fertilisation and Embryology Act (HFEAct) von 1990[178]

Der Human Fertilisation and Embryology Act von 1990 regelt den Umgang mit menschlichen Embryonen und Gameten (Keimzellen), die Bedingungen für die Anwendung von Reproduktionstechnologien sowie die institutionellen Voraussetzungen für die Embryonenforschung. Das Gesetz gibt außerdem genaue Anweisungen über die Zusammensetzung und Arbeitsweise der einzurichtenden Lizenzierungsbehörde (HFEAuthority). Weitere Regelungen betreffen die gesetzliche Definition von Elternschaft nach der Anwendung von Ei- und Samenzellspenden und die Leihmutterschaft.

---

176 Mulkay 1997, 41.

177 Ebenda, 56.

178 Abgedruckt und kommentiert in Morgan und Lee 1991. Dieses Buch ist mit dem Kommentar zum deutschen Embryonenschutzgesetz von Keller et al. 1992 vergleichbar. Alle Ausführungen zum Gesetz erfolgen in eigener Übersetzung aus dem Englischen. Originaltext des Gesetzes: Morgan und Lee 1991, 186-225.

Ein Embryo[179] liegt laut Gesetz dann vor, wenn die Fertilisation einer Eizelle abgeschlossen ist, also nach der Vereinigung der Kerne von Ei- und Samenzelle. Ebenfalls als Embryo gilt außerdem jede Eizelle während der Fertilisation [Section 1(1)(a) und (b)].[180]

Die Erzeugung, Aufbewahrung oder Verwendung von Embryonen *ohne Lizenz* ist verboten [3(1)(a) und (b)].

Nicht lizenziert werden darf:

— die Aufbewahrung oder Verwendung von Embryonen nach dem Erscheinen des Primitivstreifens [3(3)(a)], definiert als der vierzehnte Tag nach der Vermischung der Keimzellen (Gameten). Nicht gezählt werden dabei Zeiten der Aufbewahrung im gefrorenen Zustand [3(4)],
— das Einbringen von menschlichen Embryonen in ein Tier [3(3)(b)] und ebenso der umgekehrte Fall, das Einbringen von nicht menschlichen Embryonen oder Gameten in eine Frau [3(2)(a) und (b)],
— das Ersetzen des Zellkerns einer embryonalen Zelle durch einen Zellkern, der einer Zelle entstammt, die einer anderen Person oder einem anderen Embryo entnommen wurde („Klonen") [3(3)(d)].

Die Lizenzierungsbehörde darf nur drei Arten von Lizenzen vergeben, nämlich für Behandlung, Lagerung und Forschung [11(1)(a-c)].

Allgemeine Bedingungen für eine Lizenz sind z.B. die Benennung nur eines einzigen verantwortlichen Projektleiters und die Festlegung auf einen Ort, an dem geforscht, therapiert oder gelagert werden soll. Weder dieser Ort noch der Projektleiter dürfen gewechselt werden [Schedule 2, 4(1) und Section 12(a)]. Weiterhin muss der Lizenzierungsbehörde jederzeit freier Zutritt gewährt werden sowie Einsicht in die schriftlichen Forschungsunterlagen, die ebenfalls obligatorisch zu führen sind [12(b), (d), (f) und (g)].

Die Forschungslizenz berechtigt zur Erzeugung von Embryonen in vitro und zu deren Verwendung und Aufbewahrung [Schedule 2, 3(1)(a) und (b)].

Sie wird aber nur gewährt, wenn eines der folgenden Ziele angestrebt wird:

— Förderung von Fortschritten in der Behandlung der Infertilität,
— Vermehrung des Wissens über die Gründe von Erbkrankheiten,

---

179 Der HFEAct verwendet die Bezeichnung Prä-Embryo nicht.

180 Das ist im deutschen Embryonenschutzgesetz anders geregelt. Eine befruchtete Eizelle, die sich im so genannten Vorkernstadium befindet, bei der also die Kerne von Ei- und Samenzelle noch nicht vereinigt sind, gilt hier ausdrücklich nicht als Embryo. Laut Gesetzesdefinition beginnt also das Leben eines Menschen in England früher als in Deutschland.

— Vermehrung des Wissens über die Gründe von Fehlgeburten,
— Entwicklung von effektiveren Methoden der Empfängnisverhütung,
— Entwicklung von Methoden für den Nachweis von Gen- oder Chromosomenveränderungen in Embryonen vor der Implantation [Schedule 2, 3(2) (a-e)].

Weiterhin muss die Lizenzierungsbehörde davon überzeugt sein, dass die Verwendung von Embryonen für das Forschungsprojekt notwendig ist [Schedule 2, 3(6)]. Die Forschungslizenz gilt jeweils für drei Jahre [Schedule 2, 3(9)].

Im Januar 2001 hat das Parlament zusätzliche Forschungsziele genehmigt, für die eine Forschungslizenz vergeben werden kann, nämlich:

— Vermehrung des Wissens über die Entwicklung von Embryonen,
— Vermehrung des Wissens über schwerwiegende Erkrankungen,
— Anwendung dieses Wissens zur Entwicklung von Therapiemöglichkeiten schwerwiegender Erkrankungen.[181]

Breiten Raum nehmen die Bestimmungen zum „informed consent" ein. Jede Tätigkeit, die mit der Verwendung von Embryonen oder Gameten einhergeht, bedarf der schriftlichen Zustimmung der beteiligten Personen („Erzeuger" der Keimzellen) [Schedule 3].

Embryonenforschung ist also unter den oben angeführten Bedingungen und Einschränkungen erlaubt, ebenfalls die Erzeugung von Embryonen allein für die Forschung.[182] Damit die Forschung nicht unerwünschte Wege einschlägt, sind im Gesetz Forschungsziele definiert. Welch großen Einfluss die aktuelle Forschung auf die Gesetzgebung hatte, zeigt sich in der Auswahl dieser Ziele. Das weiter oben zitierte Forschungsziel, „die Entwicklung von Methoden für den Nachweis von Gen- oder Chromosomenveränderungen in Embryonen vor der Implantation", entspricht der Präimplantationsdiagnostik. Eine sehr wichtige Aufgabe wird aber auch der Lizenzierungsbehörde zugewiesen, deren Arbeitsweise im nächsten Kapitel genauer beschrieben wird.

---

181 Human Fertilisation and Embryology Authority 2002 a.

182 Allerdings ist es nicht einfach, Eizellen für die Erzeugung solcher Embryonen zu bekommen. Kommerzieller Handel mit Eizellen ist nicht erlaubt. Es werden aber beispielsweise Frauen gebeten, Eizellen für die Forschung zu spenden, wenn sie an den Ovarien operiert werden oder diese entfernt werden müssen.

3.3 Aufgaben und Arbeitsweise der Human Fertilisation and Embryology Authority (HFEAuthority)

Eine wichtige Forderung während der Diskussion um das Gesetz bestand darin, eine gesetzliche Kontrolle für die Embryonenforschung einzuführen, um das ganze Gebiet der Reproduktionsmedizin unter ständiger Aufsicht zu behalten. Die Einrichtung der HFEAuthority als gesetzlich autorisierte Kontroll- und Lizenzierungsbehörde war eine Konsequenz aus dieser Forderung. Alle Forschungsvorhaben, aber auch alle Behandlungsformen, die mit der Herstellung oder Aufbewahrung von Embryonen in vitro einhergehen, müssen von der HFEAuthority genehmigt werden. Sie ist ihrerseits aber auch dem Gesundheitsminister rechenschaftspflichtig, und dem Parlament muss ein Jahresbericht vorgelegt werden.

Ganz allgemein ergeben sich aus dem Gesetz die folgenden Zielsetzungen für die HFEA: Die sich sehr rasch weiterentwickelnde Reproduktionsmedizin sollte unter gesetzliche Kontrolle gestellt werden. Die Verunsicherung in der Bevölkerung über die Möglichkeiten bzw. Missbrauchsgefahren sollte abgebaut und die Interessen von Patientinnen, Samenspendern und Eispenderinnen und der entstehenden Kinder sollten geschützt werden.[183]

Diese Behörde ist in ihrer Zielsetzung und in der Arbeit, die sie leistet, einzigartig in Europa.

3.3.1 Zusammensetzung der HFEAuthority

Interessant ist die Zusammensetzung dieses Gremiums, denn die Auswahl der Mitglieder sagt einiges über die Zielsetzung der Gesetzgeber aus. Zunächst wurde von den Kritikern der Embryonenforschung der Vorschlag gemacht, die Mitglieder der HFEAuthority sollten jeweils zur Hälfte Befürworter bzw. Gegner der Embryonenforschung sein. Dies wurde aber vom Parlament mit der Begründung abgelehnt, dass die HFEAuthority als Lizenzierungsbehörde gedacht sei und nicht als ein Gremium, in dem weiterhin Grundsatzdiskussionen stattfinden sollen.[184] Trotzdem zeigen die Bestimmungen zur Zusammensetzung im HFEAct das Bemühen um eine gewisse Ausgewogenheit.

183 Goldhill 1996.

184 Morgan und Lee 1991, 91.

Es gibt insgesamt 21 Mitglieder, von denen mindestens die Hälfte nicht unter eine der folgenden Kategorien fallen darf [Schedule 1, 4(3) (a-c)]:

— Arzt oder Ärztin,
— beschäftigt mit der Aufbewahrung oder Verwendung von Gameten außerhalb des menschlichen Körpers,
— beschäftigt mit dem Beauftragen oder der Finanzierung von Forschung, die mit der Verwendung oder Aufbewahrung von Gameten außerhalb des menschlichen Körpers zu tun hat.

Alle Personen, die unter die oben genannten Kategorien fallen, dürfen nicht zum/r Vorsitzenden oder stellvertretenden Vorsitzenden ernannt werden. Aber es muss mindestens jeweils eine Person aus diesen Kategorien Mitglied der HFEAuthority sein. Die Mitglieder werden vom Gesundheitsminister für jeweils drei Jahre ernannt.

3.3.2 Aufgaben der HFEAuthority

3.3.2.1 Vergabe von Lizenzen

Alle Behandlungen, die mit der Erzeugung von Embryonen in vitro einhergehen, die Aufbewahrung von Embryonen und Gameten sowie die Embryonenforschung setzen eine Lizenz der HFEAuthority voraus. Die genauen Lizenzbedingungen sind festgelegt in Section 12-15, sowie Schedule 2.
Wichtige allgemeine Bestimmungen sind:

— der Ort der Tätigkeit darf nicht gewechselt werden, und die Aufsicht der verantwortlichen Person muss jederzeit gewährleistet sein [12(a)],
— jede/r Angehörige der HFEAuthority hat das Recht, die Örtlichkeiten zu betreten und zu kontrollieren; Geräte, die Durchführung der Tätigkeiten und die Aufzeichnungen dürfen ebenfalls kontrolliert werden [12(b)],
— die Bestimmungen zum „informed consent" bei der Verwendung von Gameten oder Embryonen [Schedule 3] müssen eingehalten werden [12(c)],
— angemessene Aufzeichnungen müssen geführt werden nach Anweisung der HFEAuthority, sie müssen in regelmäßigen Abständen der Behörde zur Verfügung gestellt werden [12(d) und (g)],
— für die Spende von Gameten oder Embryonen dürfen kein Geld oder andere Arten von Leistungen gezahlt oder empfangen werden [12(e)].

Für jede Art der Lizenz (Forschung, Behandlung, Lagerung) gibt es noch zusätzliche inhaltliche Bestimmungen.[185]

Zur Lizenzvergabe muss ein Komitee gebildet werden, das aber nur aus Mitgliedern der HFEAuthority bestehen darf, im Gegensatz zu anderen möglichen Arbeitskomitees, die auch Mitglieder haben dürfen, die nicht der Authority angehören [Schedule 1]. Eine jährliche Überprüfung der Lizenzen ist vorgeschrieben [9(8)] und für jeden Antrag wird eine Gebühr berechnet, deren Höhe die HFEAuthority in Absprache mit dem Finanzminister festlegt [16(1) und (6)].

Abgesehen von der Vergabe der Lizenzen erfordert die Kontrolle der gesetzlich vorgeschriebenen Bedingungen ein sehr hohes Maß an Sachverstand. Gerade im Falle der Embryonenforschung ist Laborerfahrung notwendig, um beurteilen zu können, welche Art von Forschung aktuell stattfindet. Teilweise ist es sogar vom Augenschein allein her unmöglich zu beurteilen, was genau im Mikroskop zu sehen ist (z.B. ist es nur sehr eingeschränkt möglich, ein befruchtetes Ei von einem unbefruchteten zu unterscheiden). Unterschiede gibt es zu dem Zeitpunkt, an dem gerade das Spermium in die Eizelle aufgenommen wird, und dann erst wieder ca. sechzehn Stunden später, wenn sich zwei Vorkerne gebildet haben.[186] Diese Unsicherheit ist sicherlich nicht die Regel, trotzdem zeigt das Beispiel, wie sehr das Lizenzierungskomitee darauf angewiesen ist, mit seinem Wissen auf dem neuesten Stand zu bleiben, und wie schwierig sich eine Kontrolle gestalten kann.

3.3.2.2 Erstellung eines Jahresberichtes

Die HFEAuthority muss regelmäßig in einem Jahresbericht Rechenschaft ablegen über ihre Tätigkeiten in den letzten 12 Monaten. Alle vergebenen Lizenzen müssen aufgelistet werden, ebenso müssen Statistiken über durchgeführte Behandlungszyklen und geborene Kinder nach reproduktionsmedizinischer Behandlung erstellt werden. Neue Entwicklungen auf den Gebieten der Behandlung und Forschung und alle Empfehlungen zu diesen Themen sollen dem Gesundheitsminister, vorgestellt werden. Weiterhin muss der Bericht einen Ausblick auf die geplanten Tätigkeiten für die nächsten zwölf Monate enthalten. Ergänzend dazu ist eine Liste der Mitglieder und Angestellten der HFEA sowie ein finanzieller Rechenschaftsbericht vorgeschrieben [Section 7]. Der Jahresbericht wird

185 Zu den genauen Bestimmungen für die Forschungslizenz siehe Abschnitt 3.3.4.1.
186 Morgan und Lee 1991, 92.

für den Gesundheitsminister angefertigt, muss aber auch dem Parlament vorgelegt werden.

3.3.2.3 Anfertigung eines „Code of Practice"

Die HFEAuthority soll Therapie- und Forschungsstandards in Übereinstimmung mit dem Gesetz erarbeiten, die allerdings jederzeit nach Erfahrung oder Erfordernis geändert werden können [Section 25]. Dieser „Code of Good Practice" ist einerseits als praktische Hilfe und Leitlinie gedacht, er hat aber andererseits auch die Qualität eines Gesetzes: Wer sich nicht an den „Code" hält, verliert seine Lizenz [25(6)(b)].[187] Der „Code of Practice" muss vom Gesundheitsminister genehmigt werden [26].

3.3.2.4 Beratungsfunktion

Die Beratungsaufgaben der HFEAuthority betreffen zwei Bereiche. Zum einen sollen Informationen für Personen bereitgestellt werden, die von den Lizenzen betroffen sind, die sich in reproduktionsmedizinischer Behandlung befinden oder die Gameten oder Embryonen als Spende zur Verfügung stellen wollen [8(c)]. Zum anderen sollen Informationen über alle Tätigkeiten, die im Gesetz beschrieben sind, gesammelt und bewertet werden, damit die Mitglieder der Authority auf Verlangen den Gesundheitsminister beraten können [8(a)]. Dazu gehören z.B. der Fortgang der Forschung und die Entwicklung neuer Behandlungsmethoden in der Reproduktionsmedizin.

Die Beratung und Begleitung der Patientinnen vor und während der Behandlung wird sehr wichtig und ernst genommen. Im „Code of Practice" ist festgelegt, dass jede lizenzierte Klinik einen mit den Problemen der Unfruchtbarkeit erfahrenen Berater bereitstellen muss, und zwar nicht nur für die umfassende Information vor der Behandlung, sondern auch für die psychologische Betreuung während der Behandlung, insbesondere wenn diese fehlschlägt.[188]

---

187 In Deutschland gibt es im Bereich der Reproduktionsmedizin keine gesetzlichen Bestimmungen zu Therapiestandards, sie werden nur auf freiwilliger Basis berücksichtigt.

188 Appleton 1995, 90.

3.3.3 Finanzierung

Die HFEAuthority wird als gesetzliche Behörde über Steuergelder finanziert. Da aber diese in England, wie überall, knapp bemessen sind, braucht sie eine eigene Einnahmequelle. Über die Lizenzgebühren sollten ursprünglich ca. 50% des Budgets aufgebracht werden. Kritiker bezeichneten diese Gebühren als „Unfruchtbarkeitssteuer".[189] Die Kliniken müssen eine Basisgebühr bezahlen und, im Falle einer Behandlungslizenz, für jede einzelne Behandlung weitere Gebühren abführen. Seit 1994 kostet ein IVF-Behandlungszyklus £40, diese Kosten werden in der Regel von den Kliniken an die Patientinnen weitergegeben.[190] Es wurde daher immer wieder die Forderung erhoben, möglichst die gesamten Kosten der HFEAuthority über Steuergelder zu decken. Der Trend geht jedoch eher in die andere Richtung. Für 1994/95 wurde die Zielvorgabe für den Anteil der Lizenzgebühren am Etat der HFEA auf 60% erhöht, ab 1995/96 sogar auf 70%. Befürchtet wurde damals, dass sich die HFEAuthority bald ganz über ihre Lizenzeinnahmen selbst finanzieren muss.[191] Im elften Jahresbericht von 2002 lag der Anteil der Einnahmen am Gesamtbudget der Authority aber immer noch bei 67%.[192]

3.3.4 Die Arbeit der HFEAuthority

Die HFEAuthority nahm im August 1991 die Arbeit auf. Sie hat immer wieder ihre Aufgaben in Jahresberichten und Informationsblättern[193] beschrieben und definiert. Ihre wichtigsten Aufgaben sieht sie in der Lizenzierung und Überwachung derjenigen Kliniken, die IVF, Befruchtung mit Spendersamen und/oder Forschung mit menschlichen Embryonen betreiben. Außerdem reguliert sie die Aufbewahrung (Kryokonservierung) von Gameten und Embryonen. Weitere Aufgaben sind:

---

189 Brindsen 1993.

190 Dies gilt jedenfalls für Behandlungen außerhalb des National Health System (NHS), des staatlich finanzierten Gesundheitswesens. Da die Kapazitäten für IVF innerhalb des NHS gering sind und die Wartezeiten lang, finden die meisten reproduktionsmedizinischen Behandlungen auf privater Basis statt.

191 News 1995.

192 Human Fertilisation and Embryology Authority 2002 b,40.

193 Beispielsweise: Human Fertilisation and Embryology Authority 1995.

— Die Herausgabe eines „Code of Practice", der den Kliniken Leitlinien gibt über die ordentliche Durchführung von lizenzierten Tätigkeiten.
— Das Führen eines Registers über Spender (von Samen oder Eizellen), Behandlungen und die Kinder, die in Folge der Behandlungen geboren wurden.
— Die Veröffentlichung ihrer Aufgaben, die Bereitstellung von Informationsmaterial und die Beratung für Patientinnen, Spenderinnen und Kliniken.
— Die Sammlung und Prüfung von Informationen über menschliche Embryonen und deren Entwicklung, über die Bereitstellung von Behandlungsmöglichkeiten und über andere Tätigkeiten, die durch den HFEAct reguliert werden; die Beratung des Gesundheitsministers über diese Themen, wenn es gewünscht wird.

Die Authority versteht sich dabei als Anwältin der Interessen aller Beteiligten und Garantin für die Sicherheit und das Verantwortungsbewusstsein in der Forschung. Ihr primäres Ziel ist dabei:

„[...] to safeguard all relevant interests: patients; children; the wider public; and future generations. Its objectives are to ensure that both treatment and research are undertaken with the utmost respect and responsibility."[194]

3.3.4.1 Vergabe von Forschungslizenzen

Grundvoraussetzung für die Annahme eines Forschungsprojektes zur Prüfung durch die HFEAuthority ist die vorherige Zulassung durch ein lokales Ethikkomitee.[195] Der Antrag muss umfassende Informationen zum Forschungsprojekt enthalten und begründen, warum welche Methode gewählt wird. Zur wissenschaftlichen Überprüfung wird der Antrag an andere Forscher weitergegeben (peer review), die dazu Stellung nehmen. Die endgültige Entscheidung über die Erteilung der Forschungslizenz fällt dann ein Lizenzierungskomitee der HFEAuthority. Zuvor muss eine Inspektion der Klinik erfolgen, die anschließend jährlich wiederholt wird. Die erstmalig stattfindende Inspektion bzw. jene nach drei Jahren zur Erneuerung der Lizenz, ist breit angelegt und wird von einem immer gleich zusammengesetzten Team durchgeführt. In der Regel besteht diese Gruppe aus einem klinisch tätigen Arzt, einem Wissenschaftler, einer weiteren Person, die aber nicht aus der Wissenschaft stammen sollte, und einem Verwal-

194 Human Fertilisation and Embryology Authority 1997 a, 3 und 1998, 2.
195 In England gibt es seit 1991 genaue Richtlinien über die Zusammensetzung und Arbeitsweise von Ethikkomitees für die Forschung, die vom Gesundheitsministerium herausgegeben wurden.

tungsangestellten (executive staff) der HFEAuthority. Eine der vorgenannten Personen muss Mitglied der HFEAuthority sein. Die zwischenzeitlich stattfindenden Inspektionen können sich auf eine bestimmte Aufgabe konzentrieren. Das Inspektionsteam wird dazu den jeweiligen Erfordernissen angepasst.

2001 gab es insgesamt 28 laufende lizenzierte Forschungsprojekte (von 115 insgesamt vergebenen Lizenzen). Fünf davon betrafen Projekte zur Präimplantationsdiagnostik.[196]

Zu den im Gesetz aufgezählten Tätigkeiten, die auf keinen Fall lizenziert werden dürfen, hat die HFEAuthority im Lauf der Zeit noch einige andere hinzugefügt. Diese Erweiterung der Verbote liegt in ihrem Ermessen und kann jederzeit wieder zurückgenommen werden. Beispielsweise werden derzeit keine Forschungsprojekte lizenziert, die die Erhöhung der Anzahl der zu implantierenden Embryonen durch Embryonensplitting zum Ziel haben.[197]

3.3.4.2 „Public Consultation"

Die Aufgabe der Informationssammlung und -veröffentlichung wird von der HFEAuthority sehr ernst genommen, ebenso der Auftrag, neue Entwicklungen zu verfolgen und zu bewerten. Für die Informationsverbreitung stellt die HFEA Broschüren zu bestimmten Themen zur Verfügung, die ständig überarbeitet werden. Zielgruppe sind hier vor allem Frauen, die eine reproduktionsmedizinische Behandlung in Erwägung ziehen.

Zur Beurteilung und Regelung von neuen Entwicklungen oder Fragen, die der HFEAct nicht thematisiert, befragt die HFEAuthority regelmäßig die Öffentlichkeit mit Hilfe von so genannten „Public Consultation Documents". Je nach Thema dieser Befragung werden die Zielgruppen, an die das Dokument verschickt wird, ausgesucht. Beispielsweise gab es eine solche Befragung über die Art der Veröffentlichung der IVF-Erfolgsraten der einzelnen Kliniken. Befragt wurden hier hauptsächlich die betroffenen Kliniken. Eine andere Befragung betraf die Verwendung von gespendetem Ovarialgewebe von lebenden oder toten Spenderinnen bzw. abgetriebenen weiblichen Föten. Hier wurden 25000 Befragungsbögen an Forschungsinstitute, Universitäten, kirchliche Organisationen etc. ausgeschickt und danach die 9000 zurückerhaltenen Antworten ausgewertet.

---

196 Human Fertilisation and Embryology Authority 2002 a.

197 Human Fertilisation and Embryology Authority 2002 a.

Die Auswertung dieser Antworten ist sehr aufwändig. Schwierig ist beispielsweise die Gewichtung der Argumente. Mrs. Goldhill, bis 1996 „Chief Executive“ der HFEAuthority, betont, dass die Funktion der Befragungen nicht darin liege, eine Art Marktforschung zu betreiben und die Mehrheitsmeinung herauszufinden, sondern gut begründete Argumente pro und contra zu sammeln und danach eine Entscheidung zu treffen: „It is the quality of argument, and not the numbers, that the authority is interested in.“[198]

Dabei kann es durchaus möglich sein, dass ein Teil der Antworten keine Beachtung findet, weil darin keine neuen Argumente vorgebracht werden oder weil sie eindeutig von einer bestimmten Organisation beeinflusst wurden:

> „[...] we had a huge number [of responses to our consultation about the uses of donated ovarian tissue] from people who were encouraged by the pro-life lobby[199] to write to us in protest. We recognized this campaign because all the letters made certain points in the same order. They did not explain why they were making the points, but just stated them.“[200]

Kritiker behaupten dagegen, dass die HFEA nicht objektiv genug ist bzw. sein kann, da in ihrer Zusammensetzung Forschungsgegner unterrepräsentiert seien. Reproduktionsmediziner und Embryologen, deren Aktivitäten eigentlich reguliert werden sollten, hätten zu viel Einfluss auf die Entscheidungen der Authority:

> „[The HFEA] appears to be influenced significantly in its understanding and discharge of its regulatory role by those it seeks to control.“[201]

Zur Illustrierung dieser Kritik kann das Ergebnis der Befragung über die Verwendung von Ovarialgewebe herangezogen werden. Die Bewertung der HFEAuthority lautet folgendermaßen: Die Verwendung von Ovarialgewebe für die Behandlung der Infertilität ist akzeptabel, wenn die Spenderin lebt und zugestimmt hat. Bei der Verwendung von Gewebe von Verstorbenen gibt es keine prinzipiellen Einwände, aber auch keinen Handlungsbedarf, sie wurde deshalb nicht befürwortet. Gegen die Verwendung von Ovarialgewebe abgetriebener weiblicher Föten gab es wichtige ethische Bedenken, dieses Verfahren wurde von der Mehrheit der Befragten abgelehnt und von der HFEAuthority verboten. Bei dem derzeitigen Stand der Forschung ist es aber noch gar nicht möglich,

---

198 Goldhill 1996, 125.

199 Dieser Ausdruck ist der deutschen Formulierung „Lebensschützer“ vergleichbar und hat in beiden Ländern den Beigeschmack des Dogmatismus.

200 Goldhill 1996, 130.

201 Smith S und Sutton 1995, 26.

fetale Ovarialzellen soweit ausreifen zu lassen, dass verwendungsfähige Eizellen entstehen. Das Verbot der Verwendung dieser Zellen ist zur Zeit also noch gar nicht notwendig. Die Konsequenz aus der großen Ablehnung dieser Technik durch die Bevölkerung hätte also vielmehr ein Verbot der dahingehenden Forschung sein müssen. Diese Konsequenz wurde aber nicht gezogen, im Gegenteil werden Forschungsprojekte zur Ausreifung fetaler Ovarialzellen geradezu ermutigt, mit dem Verweis auf den damit verbundenen möglichen Nutzen in Zukunft. Sir Campbell, damaliges Mitglied der HFEA, schreibt dazu:

„ It can help to find better ways of treating infertility; and it can help to avoid the passing on of some devastating inheritable disorders [...].“[202]

Dieses Ergebnis zeigt meiner Meinung nach, dass die HFEAuthority sich zwar bemüht, geäußerte Bedenken in ihre Regelungen mit einzubeziehen, aber andererseits nicht bereit ist, Forschungsinteressen zu vernachlässigen. Der kritische Vorwurf, dass die HFEA zu sehr von Reproduktionsmedizinern und Embryologen beeinflusst wird und ethische Bedenken unterrepräsentiert seien, erscheint in diesem Fall durchaus berechtigt.

3.4 Die HFEAuthority und Präimplantationsdiagnostik

3.4.1 „Public Consultation“ zur PGD

PGD ist als einer der Zwecke, für die eine Forschungslizenz vergeben werden kann, im Gesetz definiert. Laut Jahresbericht 2002 laufen derzeit in fünf Kliniken Forschungsprojekte zur PGD, acht Kliniken dürfen die Technik anwenden.[203] Weiter heißt es in diesem Bericht, wie in allen vorherigen, dass die PGD momentan in kleinem Rahmen praktiziert wird, dass aber eine Ausweitung bzw. gesteigerte Nachfrage erwartet wird als Folge der Weiterentwicklung der Methode und des Wissenszuwachses über die genetischen Ursachen von Krankheiten. In England selbst, wurden bis 1999 ca. 20 Kinder nach insgesamt 200 PGD-Behandlungen geboren.[204] Die Auswahl der Paare und der Krankheiten, für die PGD durchgeführt wurde, war dabei ganz den durchführenden Forschern und Reproduktionsmedizinern überlassen. Das sollte zur Diskussion gestellt werden.

---

202 Zitiert nach Dillner 1994, 290.

203 Human Fertilisation and Embryology Authority 2002 b.

204 Human Fertilisation and Embryology Authority 1999 b.

1997 wurde eine neue Arbeitsgruppe in der HFEAuthority gebildet, deren Auftrag es war, Leitlinien und Kriterien zu erarbeiten, in welchen Fällen die PGD akzeptabel ist und welche Fälle von der Anwendung ausgeschlossen werden sollten.[205] Diese „Advisory Working Group on Pre-Implantation Genetic Diagnosis“ steht in enger Zusammenarbeit mit dem „Advisory Committee on Genetic Testing“. Im November 1999 veröffentlichten diese Arbeitsgruppen ein „public consultation document“ zur PGD, das sich unter anderem mit diesem Problem beschäftigt.

Die Präimplantationsdiagnostik ist seit der Verabschiedung des HFEActs in England nicht mehr in Frage gestellt worden. Ihre Durchführung ist tägliche Praxis, wenn auch in sehr kleinem Rahmen. Dringenden Klärungsbedarf gibt es nach Meinung der HFEAuthority aber in der Frage, für welche Krankheiten die PGD gerechtfertigt ist. Dazu Deech, sie war Vorsitzende der HFEAuthority bis März 2002:

„The HFEA decided it would be unacceptable to allow PGD to be used to test for any social, physical or psychological characteristics, or any other conditions that are not associated with serious, often life threatening, medical disorders.“[206]

Wichtige Fragen, die im „public consultation document“ zur Diskussion gestellt wurden, betreffen demnach Art und Weise der Beurteilung der Schwere von genetischen Erkrankungen.[207] Außerdem wird gefragt, ob weiterhin die Kliniker die Auswahl der Paare und der Krankheiten treffen sollen und nach welchen Kriterien diese sich dann richten können.[208] Die HFEA stellt auch ihre eigene aktuelle Lizenzierungspraxis zur Diskussion und möchte weiterhin wissen, ob es Beschränkungen bei den Zugangsmöglichkeiten zur PGD geben soll und welcher Art diese sein könnten.[209]

Das Diskussionspapier beschäftigt sich aber nicht nur mit der Frage, für welche Krankheiten die PGD zugelassen werden sollte und der Zugangsberechtigung zur PGD. Es werden auch Kommentare dazu erbeten, wie mit speziellen Problemen, die bei der Durchführung der PGD auftreten können, umgegangen werden soll: Wie soll mit den heterozygot getesteten („carrier“) Embryonen

205 Human Fertilisation and Embryology Authority 1997 a, 10.

206 Zitiert in: Human Fertilisation and Embryology Authority 1999 b.

207 Human Fertilisation and Embryology Authority und Advisory Committee on Genetic Testing 1999, section 45, 47, 52.

208 Ebenda, section 35.

209 Ebenda, section 28, 30, 58, 60.

verfahren werden?[210] Kann es außerdem Situationen geben, in denen das Prinzip des Kindeswohles vereinbar ist mit der Entscheidung, eine Schwangerschaft in dem Wissen zu beginnen, dass das Kind eine genetische Krankheit haben wird?[211] Diese Fragen wurden im Laufe der Anwendung der PGD bei konkreten Fallbeispielen aufgeworfen und erfordern eine Klärung auch in Deutschland, wenn eine Einführung der PGD befürwortet wird.

3.4.2 Ergebnis der öffentlichen Befragung

Die Auswertung der Antworten und entsprechende Empfehlungen wurden im November 2001 veröffentlicht.[212] Insgesamt ergab sich eine Zustimmung von 70% zur PGD allgemein. Auch die Regulierung der PGD durch die HFEAuthority fand überwiegende Zustimmung, es wurden aber differenzierte Vorschläge zur Verbesserung der Verfahrensweise gemacht. Während des Genehmigungsverfahrens sollen mehr Fachleute um ihren Kommentar gebeten werden (peer review), insbesondere Menschen, die sich mit molekularer und klinischer Genetik beschäftigen oder in der genetischen Beratung arbeiten. Die Anträge sollen außerdem eine umfassende Darstellung aller bekannten Informationen zu der genetischen Krankheit enthalten, für die PGD durchgeführt werden soll, und zwar in auch für Laien verständlicher Form.[213]

Auch an die Kliniken, die PGD durchführen wollen, werden weitergehende Anforderungen in Bezug auf die Patientenbetreuung gestellt. Das multidisziplinäre Team, das für die Durchführung der PGD notwendig ist, soll noch effektiver zusammenarbeiten und jederzeit den Patientinnen zur Verfügung stehen. Eine genetische Beratung soll ebenfalls kontinuierlich verfügbar sein.[214]

Eine generelle Empfehlung bzw. Liste, für welche genetischen Krankheiten die PGD in Zukunft durchgeführt werden darf, soll es von der HFEA nicht geben, da eine solche Liste als diskriminierend für Menschen mit bestimmten Krankheiten aufgefasst werden könnte. Stattdessen sollen die einzelnen Menschen in ihrer Beschlussfindung unterstützt und möglichst viele Faktoren in die jeweilige Beurteilung mit einbezogen werden.[215]

210 Ebenda, section 36.

211 Ebenda, section 38.

212 Human Fertilisation and Embryology Authority und Human Genetics Commission 2001.

213 Ebenda, recommendation 1-4 (section 7,9,10,13).

214 Ebenda, recommendation 5,6 (section 15,17).

215 Ebenda, recommendation 9 (section 21-24).

Vorgegeben werden aber gewisse Grenzen für die Anwendung der PGD. Zum einen soll sich die Indikation für die PGD an der aktuellen Durchführungspraxis für die PND orientieren, zum anderen soll die PGD nur angewendet werden, wenn ein „signifikant erhöhtes“ Risiko für eine genetische Erkrankung bei dem Embryo besteht. Die Anwendung der PGD zum Screening auf Chromosomenaberrationen zur Verbesserung der Erfolgsrate der IVF, bedarf einer weiteren Evaluation, weil die Sicherheit und Effizienz dieses Verfahrens noch nicht gewährleistet sind.[216]

Präzisiert wird weiterhin, wie eine Entscheidungsfindung für oder gegen die Durchführung der PGD aussehen soll. Eine zentrale Rolle wird dabei den einzelnen Menschen zugesprochen, die die Therapie in Anspruch nehmen möchten, diesen sollen umfassende Informationen zur Verfügung gestellt werden. Die Schwere der Erkrankung und das Risiko ihres Auftretens werden dabei als die wichtigsten Beurteilungsfaktoren angesehen. Die bereitgestellte Information sollte deshalb die folgenden Punkte umfassen: genetische und klinische Daten zu der speziellen Erkrankung; die möglichen Folgen für die Betroffenen selbst und ihre Familien; Informationen zu Behandlungsmöglichkeiten und sozialer Betreuung; Erfahrungsberichte von Menschen und deren Familien, die mit der Erkrankung leben.[217] Die endgültige Entscheidung, ob PGD durchgeführt wird, bleibt weiterhin den Klinikern überlassen, diese sollen die folgenden Punkte in ihre Beurteilung mit einbeziehen: die Ansicht der Menschen, die die Therapie wünschen; deren frühere Erfahrungen mit Reproduktionsmedizin; das mögliche Ausmaß des Leidens durch die Krankheit; aktuelle Therapiemöglichkeiten und deren zukünftig mögliche Entwicklung; die Geschwindigkeit des Fortschreitens der Erkrankung; das Ausmaß einer möglichen geistigen Behinderung; die Möglichkeit sozialer Betreuungsleistungen; die familiären Umstände der Menschen, die die Behandlung wünschen.[218]

Schließlich wird noch darauf hingewiesen, dass während der Anwendung der PGD weitere schwierige Fragen auftreten können. Die Patientinnen sollen vorher darüber aufgeklärt werden, dass beispielsweise die genetischen Tests unklare Ergebnisse haben können, dass möglicherweise alle Embryonen von der getesteten Erkrankung betroffen sein können oder dass die Tests Aufschluss geben können über den genetischen Status von anderen Familienmitgliedern.[219]

---

216 Ebenda, recommendation 10-12 (section 25-31).

217 Ebenda, recommendation 13,14 (section 32-35).

218 Ebenda, recommendation 15 (section 37).

219 Ebenda, recommendation 16 (section 38-40).

3.4.3 Bewertung der Befragungsergebnisse

Die Auswertung der öffentlichen Befragung ergab in der Mehrzahl der Fälle prinzipielle Zustimmung zur Anwendung der PGD in England. Ebenfalls in der Mehrheit der Antworten wurde zum Ausdruck gebracht, dass die Kontrolle der PGD durch die HFEA als notwendig erachtet wird, allerdings mit Verbesserungen. Das führte zu den Empfehlungen für das Lizenzierungsverfahren. Die Anforderungen, an Kliniken gestellt werden, die PGD durchführen wollen, werden dabei sehr hoch gesteckt. Alle an dem Verfahren beteiligten Ärzte, Embryologen und Genetiker sollen enger zusammen arbeiten und müssen außerdem ihre Qualifikation unter Beweis stellen. Die Betreuung der Patientinnen soll nicht nur auf dem neuesten technischen Stand sein, sondern auch deren psychischen Bedürfnissen gerecht werden. Das entspricht optimalen Behandlungs- und Betreuungsbedingungen, die nur von wenigen großen Kliniken mit entsprechender Finanz- und Personalausstattung erfüllt werden können.

Ein sehr wichtiger Punkt bei den Antworten war auch die Art und Weise der Entscheidungsfindung für oder gegen die Anwendung der PGD. Eine Lösung für das Problem der Kriterienfindung, wann die PGD gerechtfertigt ist, wurde nicht gefunden. Die letztliche Entscheidung soll weiterhin den Klinikern überlassen bleiben, diesen wird aber eine umfassende Informationspflicht aller Beteiligten auferlegt; Umfang und Inhalt der bereitzustellenden Informationen wird dabei genau angegeben. Für jedes betroffene Paar soll außerdem eine Einzelfallentscheidung getroffen werden unter Einbeziehung der jeweiligen speziellen familiären und sozialen Umstände.

Für die angesprochenen verfahrensimmanenten Probleme, die bei der Durchführung der PGD auftreten können,[220] wurden keine Empfehlungen ausgesprochen. Auch nach der öffentlichen Befragung mussten diese Fragen also offen bleiben. Damit wäre das Ergebnis der „public consultation" zum einen die Forderung nach Verbesserung der Kontrolle und die Qualitätssicherung der Durchführung von PGD und zum anderen die Optimierung der Entscheidungsfindung zur Anwendung der Technik mit Hilfe verbesserter Information aller Beteiligten. Das bisher übliche Verfahren wird dabei nicht in Frage gestellt, sondern soll nur besser und transparenter werden.

---

220 Siehe dazu auch Kapitel 2.2.2.

3.4.4 Umsetzung der Ergebnisse durch die HFEAuthority

Die Empfehlungen in Bezug auf die Ausstattung der Kliniken und die praktische Durchführung der PGD sollen in der sechsten Ausgabe des „code of practice“ Niederschlag finden. Ansonsten wird versucht auch ohne eine konkrete Indikationsliste, Kriterien für die Anwendung der PGD bei weitergehenden Indikationen zu finden. Im Jahresbericht 2002 der HFEAuthority ist dementsprechend zu lesen, was die interne Evaluation in Bezug auf das PGD-Screening und die HLA-Typisierung[221] bei PGD ergeben hat.[222]

Das PGD-Screening wurde unter folgenden Bedingungen als sinnvoll erachtet und im November 2001 zugelassen: bei Frauen über 35, bei Frauen, die Fehlgeburten erlitten haben und bei Frauen, bei denen die IVF wiederholt erfolglos gewesen ist. Zwei Kliniken bekamen zunächst die Lizenz zur Durchführung des Screenings.

Ebenso Ende 2001 wurde die HLA-Typisierung bei der PGD unter genau definierten Bedingungen erlaubt. Die wichtigste Anforderung an die Durchführung ist, dass die PGD nicht allein zum Zweck der Erzeugung eines passenden Spenders durchgeführt wird, sondern die Embryos, die bei der PGD entstehen, müssen ihrerseits ein hohes Risiko haben, die Krankheit des Geschwisters zu bekommen. Im Februar 2002 wurde die erste und bisher einzige Zulassung für einen Fall der HLA-Typisierung erteilt, ein weiterer Antrag im Laufe des Jahres wurde abgelehnt, weil der Embryo selbst kein signifikantes Erkrankungsrisiko gehabt hätte.[223]

Gerade gegen diese Neuerung in der Indikation regte sich aber erheblicher Widerstand. Vor allem auf Betreiben der „pro-life“ Organisation Comment on Reproductive Ethics (CORE) wurde eine gerichtliche Entscheidung herbeigeführt und das Testen auf Gewebskompatibilität im Dezember 2002 zunächst verboten. Die Berufung der HFEAuthority hatte aber im April 2003 Erfolg. Das Berufungsgericht stimmte der Anwendung der HLA-Typisierung unter den von der HFEAuthority vorgegebenen Bedingungen wieder zu.[224]

---

221 HLA bedeutet: humanes Leukozyten Antigen. Bei dieser Anwendung der PGD wird ein Embryo ausgesucht, um für die Gewebe- oder Stammzelltransplantation bei einem erkrankten Geschwister zur Verfügung zu stehen.

222 Human Fertilisation and Embryology Authority 2002 b, 16.

223 Sutton 2002, Gavaghan 2003, Human Fertilisation and Embryology Authority 2002 c.

224 Human Fertilisation and Embryology Authority 2003.

3.5 Zusammenfassung

In England war die Embryonenforschung schon alltägliche Praxis, bevor eine gesetzliche Regelung dazu erlassen wurde. Ängste in der Bevölkerung vor dem Missbrauch dieser Forschung gaben den Anlass zu einer ausgedehnten Diskussion um den Grad der Schutzwürdigkeit, der einem menschlichen Embryo zugeschrieben werden sollte. Bei der Gesetzgebung hat sich schließlich die Ansicht der Warnock-Kommission durchgesetzt, die dem Embryo ein Recht auf Leben und Unversehrtheit erst ab dem vierzehnten Lebenstag zugesteht. Vor dem vierzehnten Lebenstag dürfen Embryonen in der Forschung verwendet werden, und es dürfen sogar Embryonen ausschließlich für die Forschung erzeugt werden, so dass die Wissenschaftler nicht nur auf die so genannten überzähligen Embryonen angewiesen sind. Da Embryonen aber durchaus als menschliche Wesen angesehen werden, unterliegt die Forschung an Embryonen strengen Regelungen und Kontrollen. Im Gesetz festgelegte Richtlinien bestimmen, welche Art von Forschung erlaubt ist und eine eigens eingerichtete Kontrollbehörde überwacht die Einhaltung dieser Regelungen. Diese Kontrollbehörde bestimmt außerdem, wer eine Forschungslizenz bekommt, und sie vergibt auch Lizenzen für die Durchführung von reproduktionsmedizinischen Techniken. Eine weitere Aufgabe dieser Behörde ist die Bewertung von Forschungsergebnissen und neuen Möglichkeiten in der Reproduktionsmedizin mit dem Ziel, Fehlentwicklungen zu vermeiden. Die PGD ist im Gesetz nicht ausdrücklich erwähnt, sie ist den Bestimmungen nach aber erlaubt und wird praktiziert. Die erste PGD gelang 1990, kurz vor der Abstimmung über ein Gesetz zu Reproduktionsmedizin und Embryonenschutz im englischen Parlament. Die Bekanntgabe dieses Ereignisses zu diesem Zeitpunkt hat zu dem für die Embryonenforschung sehr positiven Abstimmungsergebnis bei der Verabschiedung des Gesetzes erheblich beigetragen. Die Forscher konnten dadurch den Nutzen der Embryonenforschung in der Praxis herausstellen.

Ethische und praktische Probleme der PGD werden seit Inkrafttreten des HFEActs kaum noch öffentlich diskutiert, und die Anwendung der PGD ist in England nie grundsätzlich in Frage gestellt worden. Die HFEAuthority hat eine Diskussion um die PGD in England 1999 mit einem Diskussionspapier angestoßen. Die wichtigste Frage darin war, ob die Indikation zur PGD beschränkt werden sollte und nach welchen Kriterien dies geschehen könnte. Die Auswertung der Antworten ergab, dass es in England keine Indikationsliste geben wird, sondern dass vielmehr die Entscheidung, ob die PGD durchgeführt werden soll, weiterhin den Klinikern überlassen bleiben soll. Verbessert werden sollen aber Art und Umfang der ausgetauschten Informationen, und die Situation der Betroffenen soll als sehr wichtiges Kriterium mit berücksichtigt werden.

4. Zur Diskussion der PGD in Deutschland

Die PGD wird derzeit in Deutschland nicht durchgeführt. Ein wichtiger Grund dafür ist der juristische Streit um die Zulässigkeit der PGD nach dem deutschen Embryonenschutzgesetz (ESchG), aber es werden ebenso allgemeine ethische Bedenken geäußert. Das ESchG ist für die deutsche Diskussion so wichtig, dass in diesem Kapitel zunächst dessen Entstehungsgeschichte kurz erläutert wird und im Anschluss daran die rechtlichen Streitpunkte herausgestellt werden. Ergänzend dazu erfolgt eine kritische Sichtung der aktuellen ethischen Diskussion.

4.1 Gesetzesentwürfe zum deutschen Embryonenschutzgesetz

4.1.1 Die Benda-Kommission

Zu Beginn der politischen Diskussion in Deutschland wurde ähnlich wie in England zunächst eine Arbeitsgruppe gebildet, die sich mit den zukünftigen Möglichkeiten sowie den ethischen und rechtlichen Problemen von Reproduktionsmedizin und Gentechnologie auseinandersetzen und konkrete Empfehlungen für eine Gesetzgebung abgeben sollte. Diese „Arbeitsgruppe In-vitro-Fertilisation, Genomanalyse und Gentherapie“ wurde von dem Bundesminister der Justiz und dem Bundesminister für Forschung und Technologie einberufen. Sie wurde bekannt als „Benda-Kommission“ nach ihrem Vorsitzenden Ernst Benda, einem ehemaligen Präsidenten des Bundesverfassungsgerichtes.[225] Das Votum dieser

225 Parallel dazu wurde im Juni 1984 die Enquête-Kommission „Chancen und Risiken der Gentechnologie“ des Deutschen Bundestages eingerichtet. Sie befasste sich unter anderem mit der Humangenetik, aber nicht mit der Fortpflanzungsmedizin und nur am Rande mit der Embryonenforschung. Sie sprach sich für ein Verbot von Keimbahntherapie, Klonen und Chimärenbildung aus. (Keller et al. 1992, 69.)

Arbeitsgruppe vom November 1985 zur Embryonenforschung lautete folgendermaßen:

„Die Erzeugung von menschlichen Embryonen zu Forschungszwecken ist grundsätzlich nicht vertretbar. Im übrigen sind Versuche mit menschlichen Embryonen nur insoweit vertretbar, als sie dem Erkennen, Verhindern oder Beheben einer Krankheit bei dem betreffenden Embryo oder der Erzielung definierter, hochrangiger medizinischer Erkenntnisse dienen."[226]

Man wollte also einerseits die Forschung nicht ganz dem Lebensschutz der Embryonen opfern, andererseits aber den Wissenschaftlern, die sich auf ihre Forschungsfreiheit beriefen, nicht einfach freie Hand geben. Ausgeschlossen wurde die Herstellung von Embryonen allein zum Zweck der Forschung, die in England möglich ist. Im Votum der Benda-Kommission wird allerdings ausdrücklich erwähnt, dass einige Kommissionsmitglieder die Erzeugung von Embryonen für höherrangige Forschungsziele, also allein für Forschungszwecke, auch nicht ausschließen wollten.

Die Embryonenforschung sollte der Benda-Kommission zufolge in Deutschland erlaubt sein, wenn der Nachweis gelänge, dass die Forschung einen Nutzen für die Allgemeinheit bringe und daher höherrangig zu werten sei als das Lebensrecht der menschlichen Embryonen.

Eine in ähnlichem Sinn abgefasste Stellungnahme gab der Wissenschaftliche Beirat der Bundesärztekammer (BÄK) ab. Ergänzend zu dem allgemeinen Votum der Benda-Kommission machte die BÄK in ihren „Richtlinien zur Forschung an frühen menschlichen Embryonen" von 1985 erste konkrete Vorschläge über Forschungsziele, die möglicherweise den Embryonenschutz außer Kraft setzen könnten. Die Präimplantationsdiagnostik wird darin explizit als ein solches Ziel genannt. Gleichzeitig wurden genaue Auflagen und Beschränkungen für die Forschung vorgeschlagen, auch die Erzeugung von menschlichen Embryonen mit dem alleinigen Ziel, sie für die Forschung zu verwenden, sollte unzulässig sein.[227]

Beide Entwürfe sind vorsichtig formuliert. Anders als in England bewegte sich die Diskussion in Deutschland in diesem Rahmen der Güterabwägung zwischen Forschungsfreiheit, Allgemeinnutzen und Menschenwürde. Es wurde in der juristischen und politischen Diskussion allgemein anerkannt, dass der Schutz der Menschenwürde nach Artikel 1 des Grundgesetzes auch Embryonen in frühen Entwicklungsstadien zukommt, da sie unzweifelhaft menschliches Leben

226 Bundesminister für Forschung und Technologie 1985, 28.

227 Wissenschaftlicher Beirat der Bundesärztekammer 1985/1988.

darstellten.[228] Umstritten war hauptsächlich, welche (gesetzlichen) Konsequenzen sich daraus für die Embryonenforschung ergeben und wie im Gegensatz dazu der Art. 5 Abs.1 des Grundgesetzes zur Forschungsfreiheit interpretiert werden sollte.[229] In England war im Vergleich dazu die Diskussion um den Status des Embryos von Anfang an völlig offen, es wurden auch Positionen vertreten, die dem frühen menschlichen Embryo die Menschenwürde und Schutzwürdigkeit völlig absprachen. Als ursächlich für diese Zurückhaltung in der deutschen Diskussion sehen viele Autoren die Erfahrungen aus der Zeit des Nationalsozialismus, in der die Missachtung der Menschenrechte in Kombination mit einer Rassenideologie zu den bekannten katastrophalen Folgen führte. Dieses Argument wird allerdings von anderen Autoren als nicht stichhaltig angesehen.[230]

4.1.2 Weitere Stellungnahmen

Von Anfang an gab es immer wieder Stellungnahmen, nach denen die Embryonenforschung komplett verboten werden sollte. Als Beispiel seien die Beschlüsse des 56. Deutschen Juristentages von 1986 genannt.[231] Dort hatte sich die überwältigende Mehrheit der Anwesenden für ein uneingeschränktes Verbot der Embryonenforschung ausgesprochen.

Andere wichtige Stellungnahmen und Gesetzesinitiativen waren darum bemüht, nicht nur die Frage der Embryonenforschung zu regeln, sondern weitere offene Fragen der Reproduktionsmedizin zu klären und die Gesetzgebung nicht einzeln auf Länderebene, sondern bundeseinheitlich zu gestalten. Die Bund/Länder-Arbeitsgruppe zur Fortpflanzungsmedizin, die auf Bitte des Bundesrates vom Bundesminister der Justiz eingesetzt wurde, erhob beispielsweise in ihrem Abschlussbericht von 1988 die Forderung nach einem Fortpflanzungsmedizingesetz, das möglichst umfassend und bundesweit einheitlich sein sollte, um unterschiedliche Landesgesetzgebungen zu vermeiden.[232] In Anlehnung an den Abschlussbericht dieser Arbeitsgruppe brachte das Land Bayern 1988 einen Gesetzesentwurf zur Fortpflanzungsmedizin in den Bundesrat ein, auch die SPD

---

228 Ausführlich dazu: Schirmer 1987, 101f.

229 Zur rechtspolitischen Diskussion über die Zuschreibung der Menschenwürde ausführlich: Eser 1990; zur Forschungsfreiheit: Püttner 1991.

230 Ausführlich dazu: Schirmer 1987, 97f.

231 Abgedruckt in: Laufs 1987, 39-45.

232 Keller et al. 1992, 75.

Bundestagsfraktion erarbeitete eine solche Gesetzesinitiative. Gemeinsam war allen diesen Entwürfen, dass sie sich darum bemühten, nicht nur die Embryonenforschung, sondern auch die Anwendung der reproduktionsmedizinischen Techniken zu regeln. Die Erzeugung von menschlichen Embryonen mit Hilfe der In-vitro-Fertilisationstechniken sollte nur unter Einschränkungen zugelassen werden. Die Entstehung von „überzähligen" Embryonen und damit medizinische Forschung an diesen Embryonen sollte damit verhindert werden. Keiner dieser Gesetzesentwürfe wurde abschließend behandelt.

4.1.3 Entwicklung des Gesetzes

Im April 1986 wurde vom Bundesminister der Justiz ein Diskussionsentwurf eines „Gesetzes zum Schutz von Embryonen"[233] vorgelegt, das sich im Wesentlichen an die Empfehlungen der Benda-Kommission anlehnte und die Embryonenforschung unter einen so genannten Erlaubnisvorbehalt stellte. Im § 2, Abs.2 heißt es:

> „Ebenso wird bestraft, wer ohne Genehmigung der zuständigen obersten Landesbehörde einen extrakorporal erzeugten menschlichen Embryo für Experimente oder einen anderen Zweck als den seiner Übertragung verwendet."

Damit wäre die Entscheidung darüber, was ein „hochrangiges" Forschungsziel ist, in die Verantwortung der einzelnen Länder gefallen. Ein wichtiger Kritikpunkt zu diesem Vorschlag war, dass dadurch möglicherweise unterschiedliche Regelungen in den einzelnen Bundesländern entstünden, was als nicht wünschenswert angesehen wurde. Eine weitere grundsätzliche Kritik betraf die Bewertung der Forschungsziele. Es gäbe, so Eberbach, *„bisher keinen konsensfähigen Maßstab, um den Wert von Forschungsprojekten an menschlichen Embryonen zu beurteilen."* Damit seien Genehmigungen für die Forschung der Beliebigkeit ausgesetzt und das verstieße gegen *„das verfassungsrechtliche Bestimmtheitsgebot"*.[234] Weiterhin gäbe es keine Ethikkommissionen, die eine solche Beurteilung vornehmen könnten, und selbst wenn es sie gäbe, wäre der Gesetzgeber nicht in der Lage, ihnen einen angemessenen Entscheidungsrahmen vorzugeben.[235] Diese Kritikpunkte wurden im nächsten Arbeitsentwurf zum Embryonenschutzgesetz durch das Justizministerium berücksichtigt. Der Erlaub-

233 Abgedruckt in: Günther und Keller 1991, 349-362.

234 Eberbach 1990, 167.

235 Ebenda, 173.

nisvorbehalt für die Embryonenforschung wurde gestrichen. Durch das Verbot, mehr Eizellen zu befruchten, als einer Frau während eines Zyklus übertragen werden dürfen, sollte die Entstehung „überzähliger“ Embryonen verhindert werden.[236] Diese Bestimmungen wurden dann im Gesetzentwurf der Bundesregierung zum Embryonenschutzgesetz vom Oktober 1989[237] beibehalten und schließlich in die endgültige Fassung des ESchG, das im Dezember 1990 verabschiedet wurde, übernommen. Damit war die Embryonenforschung in Deutschland unter Strafandrohung verboten.

In Deutschland war ebenso wie in England einer der Hauptstreitpunkte der Konflikt zwischen Embryonenschutz und Forschungsfreiheit bzw. dem erhofften Nutzen der Embryonenforschung. In England wurde dieser Konflikt zu Gunsten der Forschung sowie der Interessen der betroffenen Paare entschieden, nicht zuletzt deshalb, weil die Reproduktionsmediziner und die mit ihnen kooperierenden Embryonenforscher in England eine aktivere Rolle in der Diskussion spielten. Sie luden Parlamentarier und andere Entscheidungsträger in ihre Labors ein, um ihnen einen direkten Einblick in die Forschung zu ermöglichen. Zusätzlich demonstrierte die erste erfolgreiche Durchführung einer Präimplantationsdiagnostik, die kurz vor der Verabschiedung der englischen Gesetzgebung bekannt gegeben werden konnte, öffentlichkeitswirksam den Nutzen dieser Forschung. Wichtig war aber auch die freiwillige Selbstkontrolle der britischen Reproduktionsmediziner, die zeigte, wie eine Aufsicht der Embryonenforschung funktionieren könnte. Das hatte entscheidenden Einfluss auf die Art der Gesetzgebung in England, die seitdem die Embryonenforschung unter Kontrolle einer staatlichen Organisation erlaubt. Im deutschen Embryonenschutzgesetz ist diese Frage gegensätzlich entschieden worden. Der Lebensschutz der Embryonen ab dem Zeitpunkt der Kernverschmelzung von Ei- und Samenzelle wird hochrangiger eingestuft als das Forschungsinteresse und hochrangiger als der mögliche Nutzen, den die Forschung z.B. den betroffenen Eltern bieten könnte. Die Wissenschaftler, Ärzte und Forscher hatten im Verlauf der Diskussion in Deutschland nicht vermocht, ein „hochrangiges“ Forschungsziel zu formulieren und überzeugend darzustellen.

Die Erzeugung und Kultivierung menschlicher Embryonen ist damit in Deutschland ausschließlich zur Herbeiführung einer Schwangerschaft erlaubt.[238]

---

236 Keller et al. 1992, 76.

237 Abgedruckt in: Günther und Keller 1991, 363-391.

238 Laufs 1992, 78.

4.2 Das Embryonenschutzgesetz: Ein Gesetz mit Lücken

4.2.1 Der Gesetzestext[239]

Wichtigstes Ziel des Gesetzes ist, die Forschung an Embryonen zu unterbinden und die Entstehung von überzähligen Embryonen bei der Anwendung reproduktionsmedizinischer Verfahren zu verhindern. Zur Präimplantationsdiagnostik gibt es keine ausdrückliche Regelung.

Das Embryonenschutzgesetz (ESchG) enthält aber nicht nur Bestimmungen zum Schutz von Embryonen, sondern auch zu Methoden der assistierten Reproduktion und Humangenetik. Explizit und unter Strafandrohung verboten sind die künstliche Veränderung menschlicher Keimbahnzellen (§ 5), das Klonen (§ 6), die Chimären- und Hybridbildung, also die Vermischung von Zellen zweier oder mehrerer verschiedener Embryonen oder von menschlichen mit tierischen Keimzellen (§ 7), sowie die Geschlechtsauswahl bei Samenzellen ohne medizinische Indikation (§ 3). In-vitro-Fertilisation und Konservierung von Vorkernstadien dürfen nur von Ärzten vorgenommen werden (§ 9).

Relevant für die PGD sind die folgenden Paragrafen: Im § 1 sind Bestimmungen zur Anwendung von Fortpflanzungstechniken festgelegt. Die künstliche Befruchtung einer Eizelle ist nur zu dem Zweck erlaubt, eine Schwangerschaft bei der Frau herbeizuführen, von der die Eizelle stammt. Es dürfen innerhalb eines Zyklus nicht mehr als drei Embryonen auf die Frau übertragen werden, und – noch wichtiger – es dürfen innerhalb eines Zyklus auch nicht mehr Eizellen der Frau befruchtet werden, als ihr übertragen werden sollen (§1 Abs.1 Nr.2, 3 und 5). Weitere Bestimmungen dieses Paragrafen sind das Verbot der Eizellspende und der Ersatzmutterschaft. Der zweite Paragraf regelt die Verwendung menschlicher Embryonen und verbietet unter anderem dic Abgabe, den Erwerb oder die Verwendung von Embryonen zu einem nicht ihrer Erhaltung dienenden Zweck. Der Begriff Embryo wird in § 8 Abs.1 genau definiert:

> „Als Embryo im Sinne dieses Gesetzes gilt bereits die befruchtete, entwicklungsfähige menschliche Eizelle vom Zeitpunkt der Kernverschmelzung an, ferner jede einem Embryo entnommene totipotente Zelle, die sich bei Vorliegen der dafür erforderlichen weiteren Voraussetzungen zu teilen und zu einem Individuum zu entwickeln vermag."

239 Gesetz zum Schutz von Embryonen 1990 oder Keller et al. 1992, 1-4.

4.2.2 Reaktionen und Kritik

Das Embryonenschutzgesetz blieb nicht ohne Kritik, nicht nur die Befürworter der Embryonenforschung waren unzufrieden. Das Gesetz ließ einige wichtige Fragen offen, teils weil diese nicht durch Bestimmungen des Strafrechtes geregelt werden können, teils weil sie zu umstritten oder zu schwierig zu regeln waren.[240]

Dies bemängelte auch der Bundesrat, der folgerichtig eine baldige Klärung dieser Fragen forderte:

> „Der Bundesrat ist der Auffassung, daß das Embryonenschutzgesetz zwar einen wichtigen Beitrag zur Lösung der Probleme darstellt, die die neuen Techniken der Fortpflanzungsmedizin und der Einsatz gentechnischer Verfahren am Menschen aufwerfen. [...] Erforderlich ist jedoch ein Gesamtkonzept, das insbesondere auch die – vom ESchG ausgeklammerte – medizinisch, rechtlich und ethisch umstrittene Frage der Verwendung von Spendersamen und das Problem künstlicher Befruchtungsmaßnahmen außerhalb der Ehe regelt. Im Interesse der Betroffenen und der Ärzte muß die insoweit herrschende Rechtsunsicherheit baldmöglichst durch gesetzlich verbindliche Regelungen beendet [...] werden [...].“[241]

Im Großen und Ganzen wurde das Gesetz jedoch positiv aufgenommen. Es wurde in Deutschland als Denk- und Atempause verstanden, um der rasanten Entwicklung in der Gentechnologie und Reproduktionsmedizin erst einmal Einhalt zu gebieten und in Ruhe über deren Konsequenzen nachdenken zu können.

4.3 Die Initiative Lübecker Reproduktionsmediziner

Die Diskussion um eine Erneuerung des Gesetzes bzw. die Erarbeitung eines umfassenderen Fortpflanzungsmedizingesetzes wurde erst 1995 wieder aufgegriffen. Der Anlass war ein Antrag auf Zulassung der Präimplantationsdiagnostik. Die Direktoren der Frauenklinik und des Institutes für Humangenetik der Medizinischen Universität Lübeck, die Professoren Klaus Diedrich und Eberhard Schwinger, baten die Ethikkommission der Universität um eine Stellungnahme zur PGD. Sie wollten die Methode für ein Ehepaar durchführen, das Anlageträger für Mukoviszidose ist. Dieses Paar hatte bereits ein krankes Kind

---

240 Keller et al. 1992, 89-97.

241 Entschließung des Bundesrates zum Embryonenschutzgesetz. Abgedruckt in: Günther und Keller 1991, 397.

bekommen und zwei weitere Schwangerschaften nach Pränataldiagnostik abbrechen lassen. Sie wünschten sich ein gesundes zweites Kind und hatten von der Möglichkeit der PGD im Ausland gehört.[242]

Die Ethikkommission brauchte fast ein Jahr für die Ausarbeitung ihres Votums, das im August 1996 veröffentlicht wurde. Sie sah sich nicht in der Lage, einer Durchführung der PGD zuzustimmen. Die Ablehnung basierte nicht auf ethischen Gründen, sondern auf rechtlichen; eine Verletzung des Embryonenschutzgesetzes sei nicht auszuschließen. Deshalb zweifelte die Kommission auch die ethische Vertretbarkeit des ESchG in diesem Einzelfall an und verwies dabei auf ähnlich lautende Stellungnahmen der Deutschen Forschungsgemeinschaft und der Gesellschaft für Humangenetik.[243]

Die anschließende Diskussion um die rechtliche Zulässigkeit der PGD drehte sich vor allem um zwei Aspekte. Zum einen wurde erneut die Forderung erhoben, das ESchG zu ändern, mit dem Hinweis auf einen unzulässigen Wertungswiderspruch zwischen dem Verbot der PGD und der Zulässigkeit eines Schwangerschaftsabbruches bei der gleichen Indikation. Zum anderen wurde versucht, das Gesetz anders, d.h. zu Gunsten der PGD auszulegen. Zwei Punkte waren dabei ausschlaggebend: erstens die Zuschreibung der Totipotenz auf die bei der PGD entnommenen Zellen, da nach § 8 Abs.1 ESchG jede embryonale totipotente Zelle einem Embryo gleichzusetzen ist, zweitens die Auslegung des § 1 Abs.1 ESchG, der die Anwendung der Fortpflanzungstechniken regelt.

4.4 Interpretationen des ESchG in Bezug auf PGD

4.4.1 Zur Totipotenz der embryonalen Zellen

In Hinsicht auf die Bewertung der embryonalen totipotenten Zellen ist der Gesetzestext eindeutig. Bei der PGD werden den aus wenigen Zellen bestehenden Embryonen einzelne Zellen entnommen, die bei der Durchführung der molekulargenetischen Diagnostik zerstört werden. Wenn diese Zellen totipotent sind, sind sie aber laut Gesetz einem Embryo gleichgestellt und dürfen nicht zu einem „nicht ihrer Erhaltung dienenden Zweck“ verwendet werden. So schreibt Laufs:

242 Falldarstellung: Blech und Junge 1996.

243 Das Votum wird noch einmal referiert und begründet in Oehmichen 1999.

„Unter das strafbewehrte Verbot fällt auch die Präimplantationsdiagnostik, [...]. Nach dem Gesetz gilt die entnommene totipotente Zelle als Embryo, den Mediziner nicht fremdnützig aufopfern dürfen."[244]

Ebenfalls eindeutig formuliert ist im Gesetzestext, was unter Totipotenz zu verstehen ist. Eine Zelle gilt nach §8 Abs.1 ESchG als totipotent, wenn sie sich *„bei Vorliegen der dafür erforderlichen weiteren Voraussetzungen zu einem Individuum zu entwickeln vermag."* [245] Die Lübecker Ethikkommission weist jedoch darauf hin, dass die Frage der zeitlichen Begrenzung der Totipotenz der entnommenen Zelle ihrer Ansicht nach aus medizinischer Sicht ungeklärt sei. Auf der Basis zweier eingeholter Gutachten zur Totipotenz der menschlichen Embryonalzellen kommt sie zu dem Schluss, dass eine Diagnostik erst nach dem Acht-Zell-Stadium rechtlich zulässig sei.[246]

Erforderlich ist also die genaue Feststellung, ab welchem Zeitpunkt die menschlichen Embryonalzellen ihre Totipotenz verlieren, da der Gesetzestext dazu keine Angaben macht. Das ist jedoch mit großen Schwierigkeiten verbunden. Im Ausland, wo Embryonenforschung möglich ist, ist diese Frage von geringerem Interesse, zudem werden solche Untersuchungen zum Ausmaß der Totipotenz von menschlichen Embryonalzellen, die der Grundlagenforschung zuzurechnen sind, als ethisch sehr bedenklich eingestuft und dementsprechend selten durchgeführt. Es bleibt also nur die Übertragung von Ergebnissen aus der Säugetierforschung auf den Menschen bzw. die Interpretation von Studien, die als Nebenprodukt Erkenntnisse zur Totipotenz aufweisen. Der Reproduktionsbiologe H.M. Beier hat den derzeitigen Erkenntnisstand zu diesem Thema in einem Artikel zur Definition und Grenze der Totipotenz dargestellt.[247] Das Ergebnis an Studien mit Säugetierembryonen (Maus, Kaninchen, Schwein und Schaf) fasst er folgendermaßen zusammen:

„Es läßt sich aus diesen embryologischen Untersuchungen folgern, daß rein statistisch-rechnerisch kaum mehr als eine einzige Blastomere eines Achtzellers unter realistischen Bedingungen ihre theoretisch stets vorhandene Totipotenz verwirklichen kann."[248]

Positiv ausgedrückt heißt dies, dass die Zellen eines Achtzellers bei Säugetieren totipotent sein können. Dabei gibt es aber große Unterschiede zwischen den einzelnen Spezies. Anne McLaren berichtet, dass aus einzelnen Zellen im Fünf-

244 Laufs 1992, 79.

245 Gesetz zum Schutz von Embryonen 1990 oder Keller et al. 1992, 3.

246 Oehmichen 1999, 20.

247 Beier 1998 a.

248 Beier 1998 a, 47.

bis Acht-Zell-Stadium bei Kaninchen und Schafen schon lebende Individuen entstanden seien, während diese Totipotenz bei Mäusen ab dem Vier-Zell-Stadium nicht mehr nachweisbar sei.[249] Die wenigen Studien, die es dazu mit menschlichen Embryonen gibt, zeigen ähnlich unterschiedliche Ergebnisse. So zitiert Beier eine Studie von Mottla et al., die gezeigt hat, dass im Acht-Zell-Stadium entnommene Zellen fähig sind, verschieden differenzierte Zelllinien hervorzubringen, und zwar Embryoblast- und Trophoblastzellen, die auch bei der normalen Entwicklung des Embryos aus den zunächst totipotenten Zellen entstehen.[250] Eine weitere von Beier zitierte Studie wird meines Erachtens von ihm zu weit reichend interpretiert. In dieser Untersuchung von Geber et al.[251] wurden 47 menschlichen Embryonen ein bis zwei Zellen entnommen, und zwar am dritten Tag ihrer Entwicklung, also im Sechs- bis Zehn-Zell-Stadium. In 34 der Fälle zeigten die entnommenen Zellen zumindest eine Zellteilung, bei 26 entwickelte sich nach drei Tagen Kultur eine Keimblase. Welche Art von Zellen sich entwickelt hatte, wurde in sechzehn Fällen untersucht, dabei fand sich immer nur eine Zelllinie, und zwar Trophoblastzellen. Beier zieht daraus die Schlussfolgerung:

> „Wie die Beobachtungen zur in vitro Entwicklung von isolierten Blastomeren aus menschlichen 6- bis 10-Zellstadien gezeigt haben, entstehen ausschließlich Trophoblastzellen nach weiteren Zellteilungen, und diese Zellen bilden blastozystenähnliche Blasen ohne Embryoblastzellen, sog. ‚Trophoblast-Blasen'."[252]

Diese Verallgemeinerung von einer einzigen Studie auf eine allgemeine Regel ist meiner Meinung nach nicht zulässig. Diese Studie hatte nicht die Zielsetzung, die Totipotenz der Zellen zu testen,[253] und es wurden nicht alle entstandenen Zellen untersucht. Unklar bleibt auch, warum Beier die erste von ihm zitierte Studie, die zu einem anderen Ergebnis kommt, in seinen Schlussfolgerungen später nicht mehr berücksichtigt. Die Interpretation der Untersuchungsergebnisse von Geber et al. ist aber sehr wichtig, weil sie zu den wenigen gehört, die sich überhaupt zur Diskussion des Themas Totipotenz beim Menschen heranziehen lässt. Auch die Lübecker Ethikkommission verweist auf Geber et al., allerdings

---

249 McLaren 1997.

250 Mottla et al. 1995.

251 Geber et al. 1995.

252 Beier 1998 a, 51.

253 So könnte z.B. die Art der Kultivierung der biopsierten Zellen Einfluss auf ihre Entwicklung gehabt haben. Diese Zellen wurden nämlich zusammen mit den Embryonen, von denen sie stammen, kultiviert, und die Autoren stellten dabei eine auffallende Übereinstimmung in der Entwicklung fest.

auch im Sinne von Beier, um zu begründen, dass die PGD ab dem Acht-Zell-Stadium rechtlich zulässig sei.[254]

Als derzeit unumstritten gilt in der Embryologie, dass die menschlichen Embryonalzellen bis zum Vier-Zell-Stadium totipotent sind, während das Vorhandensein von totipotenten Zellen nach dem Sechzehn-Zell-Stadium sehr unwahrscheinlich ist. Interessant sind die Stadien dazwischen, weil das genau der Zeitpunkt ist, an dem die PGD stattfindet und nach dem derzeitigen Forschungsstand auch die besten Erfolgsaussichten hat. Man muss davon ausgehen, dass die embryonalen Zellen ihre Totipotenz nicht zu einem bestimmbaren Zeitpunkt alle gleichzeitig verlieren, sondern allmählich und nacheinander. Dies bedeutet, dass der Embryo mindestens bis zum Acht-Zell-Stadium totipotente Zellen besitzt. Dabei ist nichts darüber ausgesagt, unter welchen Bedingungen die Zellen ihre Totipotenz überhaupt verwirklichen können. Für die Interpretation der Totipotenz nach dem ESchG spielt das aber keine Rolle. Im Gesetz werden die zur Verwirklichung der Totipotenz „erforderlichen weiteren Voraussetzungen" als gegeben angenommen und nicht weiter definiert.

Lange Zeit wurden diese Erkenntnisse noch so interpretiert, dass eine PGD frühestens jenseits des Acht-Zell-Stadiums des Embryos gesetzlich erlaubt sei.[255] Die Durchführung der PGD wäre dadurch zumindest erschwert, da Biopsie und Diagnostik dann erst ab dem vierten Tag nach der Befruchtung durchgeführt werden könnten, anstatt am dritten Tag nach der Befruchtung, an dem die PGD in der Regel durchgeführt wird und die Embryonen aus sechs bis zehn Zellen bestehen. Jeder weitere Tag verschlechtert zwar nicht die diagnostischen Möglichkeiten, aber verringert die Wahrscheinlichkeit, dass die Embryonen in vitro überleben.

Die rheinland-pfälzische Bioethik-Kommmission hat in ihrem Bericht zur Präimplantationsdiagnostik im Juni 1999 eine ganz neue Auslegung dieser Erkenntnisse vorgelegt.[256] Eine Totipotenz der entnommenen Zelle kann im Acht-Zell-Stadium nicht zweifelsfrei nachgewiesen werden, weil davon ausgegangen werden muss, dass in diesem Stadium totipotente und nicht totipotente Zellen nebeneinander im Embryo vorhanden sind. Deswegen kann auch niemandem, der die PGD durchführt, ein Verstoß gegen § 8 des ESchG nachgewiesen wer-

254 Oehmichen 1999.

255 So die Lübecker Ethikkommission oder auch Beier, der sogar von „deutlich mehr als acht Blastomeren (Zellen)" spricht (Beier 1998 a, 51).

256 Caesar 1999.

den.[257] Die mögliche Zerstörung totipotenter Zellen würde dabei billigend in Kauf genommen, in Anwendung des Satzes: „Im Zweifel für den Angeklagten (Arzt)." Ob sich diese Interpretation durchsetzen wird, muss sich in Zukunft noch herausstellen, immerhin war der Vorsitzende der Bioethik-Kommission der rheinland-pfälzische Justizminister Peter Cäsar. Diese Interpretation steht aber meines Erachtens in eklatantem Widerspruch zu den in der Pressemitteilung angegebenen strengen Anwendungsbeschränkungen für die PGD, die gleichzeitig gefordert wurden. Da heißt es nämlich:

> „Untersucht werden dürften nur frühembryonale Zellen, aus denen sich kein eigenständiger Mensch mehr entwickeln könne (nicht mehr totipotente Embryonalzellen)."[258]

Nur im Hinblick auf die Totipotenz der embryonalen Zellen wäre eine PGD also auf jeden Fall rechtlich möglich bei Embryonen, die aus mindestens sechzehn Zellen bestehen, vorausgesetzt der „Rest-Embryo" nimmt durch die Prozedur keinen Schaden. In diesem Stadium hat die PGD aber bis jetzt wesentlich geringere Erfolgsaussichten als im Acht-Zell-Stadium. Alle bisherigen Erfahrungen mit der PGD im Ausland beruhen auf der Embryobiopsie im Sechs- bis Zehn-Zell-Stadium, in dem aber noch totipotente Zellen vorhanden sind oder zumindest sein können. Im Übrigen stellt die Entnahme einer totipotenten Zelle, die laut Gesetz dem Embryo gleichgestellt ist, auch einen Verstoß gegen § 6 ESchG dar. Hier wird das Klonen unter Strafe gestellt, d.h. die Herstellung eines „menschlichen Embryos mit der gleichen Erbinformation wie ein anderer Embryo, Fetus, Mensch oder Verstorbener."

Das Kriterium der Totipotenz der biopsierten Embryonalzellen erweist sich aber als gänzlich ungeeignet für die Beurteilung der PGD insgesamt und lenkt die Diskussion nur von wichtigeren Punkten ab. Es gibt keine sichere wissenschaftliche Aussage über die Grenzen der Totipotenz. Forschung, die zu einem besseren Verständnis dieses Themas führen könnte, ist in Deutschland illegal und außerdem ethisch bedenklich. In Ländern, in denen diese Forschung möglich wäre, ist sie von geringem Interesse, weil dort keine solchen gesetzlichen Vorgaben existieren. Das Ergebnis sind juristische Umgehungsversuche dieser Bestimmung des Embryonenschutzgesetzes, wie sie die rheinland-pfälzische Bioethikkommission versucht hat. Der ethischen Problematik der PGD wird man dadurch nicht gerecht.

---

257 Schuh 1999.

258 Bioethik-Kommission des Landes Rheinland-Pfalz 1999.

4.4.2 Erzeugung von Embryonen für die PGD

Unterschiedliche Interpretationen gibt es auch in Bezug auf den §1 ESchG. Dieser regelt die Anwendung von Fortpflanzungstechniken. Der Abs.1 Nr.2 verbietet die Befruchtung einer Eizelle zu einem anderen Zweck, als eine Schwangerschaft bei einer Frau herbeizuführen, und analog dazu heißt es im §2 Abs.2 ESchG:

> „Ebenso wird bestraft, wer zu einem anderen Zweck als der Herbeiführung einer Schwangerschaft bewirkt, daß sich ein menschlicher Embryo extrakorporal weiterentwickelt."

Es muss also festgestellt werden, ob das vorrangige Ziel der PGD die Schwangerschaft der Frau oder die Aussortierung der mit der genetischen Krankheit belasteten Embryonen ist. Die Lübecker Ethikkommission schreibt dazu:

> „Das Gesetz verbietet expressis verbis die PGD, da die Auswahl bzw. damit auch die ‚Verwerfung' kranker Embryonen das Ziel der Methode darstellt."[259]

Auch Laufs ist dieser Meinung:

> „Als unzulässig muß bereits die Produktion eines Embryonen im Glase unter dem Vorbehalt der Tötung bei Qualitätsmängeln gelten, [...]."[260]

Anderer Ansicht sind Ratzel und Heinemann. Sie geben zu bedenken, dass bei jeder In-vitro-Fertilisation die Embryonen nur übertragen werden, wenn im Mikroskop keine Fehlentwicklungen erkennbar waren, dass also auch ohne die PGD eine Qualitätskontrolle stattfindet, die für den Erfolg der Methode wichtig ist. Außerdem ist ihrer Meinung nach das Ziel der PGD durchaus die Herbeiführung einer Schwangerschaft bei der Frau:

> „Auch wenn feststeht, daß ein belasteter Embryo nicht übertragen werden soll, ist die Verwerfung dieses Embryos doch nicht Ziel der künstlichen Befruchtung bzw. der Weiterentwicklung des Embryos."[261]

Laufs lässt dieses Argument in einer weiteren Abhandlung aus rechtlicher Sicht (trotz moralischer Bedenken) gelten, aber nur unter der Bedingung, dass die Durchführung der IVF wegen Unfruchtbarkeit des Paares ohnehin notwendig war. Werde die IVF mit PGD dagegen bei einer eigentlich normal fruchtbaren Frau durchgeführt, ist der Zweck der Erzeugung der Embryonen seiner Meinung

---

259 Oehmichen 1999, 20.

260 Laufs 1992, 79.

261 Ratzel und Heinemann 1998, 366.

nach eindeutig die Selektion und damit ein Verstoß gegen §1 Abs.1 Nr.2 ESchG.[262] Diese Argumentation hätte zur Folge, dass die PGD nur Frauen zur Verfügung stehen würde, die sich auf Grund von Infertilität einer IVF-Behandlung unterziehen und dass in diesen Fällen aus rechtlicher Sicht spezielle Indikationen für die PGD gar keine Vorbedingungen mehr sind. Die PGD könnte dann auch als Screening-Methode bei der IVF für alle möglichen unerwünschten Eigenschaften genutzt werden.

Kollek beantwortet das oben genannte Argument von Ratzel und Heinemann anders. Sie meint, dass eine intendierte Selektion von Embryonen auf Grund von genetischen Merkmalen nicht gleichzusetzen ist mit dem Ausschluss von Embryonen, die in vitro nicht entwicklungsfähig sind. Das Merkmal, auf Grund dessen die Selektion erfolgt, ist nicht die Lebensfähigkeit, sondern ein genetischer Defekt, mit dessen Entstehung bei der Durchführung der Behandlung gerechnet wird. Für sie bleibt daher das Ziel der PGD die Verwerfung von Embryonen: *„Denn [im] Kontext [der PGD] werden Embryonen erzeugt, deren Implantation gerade vermieden werden soll."*[263]

Juristisch kann noch einmal anders argumentiert werden. Hans-Ludwig Schreiber, Jurist und Mitglied der Arbeitsgruppe zur PGD der Bundesärztekammer, interpretiert den §1 Abs.1 Nr.2 ESchG folgendermaßen: Absicht und Ziel bei der PGD seien immer die Herbeiführung einer Schwangerschaft, auch wenn diese von einer weiteren Bedingung, nämlich dem Vorbehalt der Übertragung der Embryonen auf die Mutter abhängt. Laut Strafrecht seien *„bewusst herbeigeführte und erwünschte Erfolge [...] immer beabsichtigt, auch wenn ihr Eintritt nicht sicher ist."*[264] Ebenfalls sei im Gesetzestext nicht davon die Rede, dass die *„Absicht der Herbeiführung einer Schwangerschaft durch die gleichzeitige absichtliche Verfolgung eines anderen Zweckes – nämlich zuvor die genetische Struktur des Embryos zu prüfen – ausgeschlossen ist."*[265] Strafbar sei eine Tat aber nur, wenn eine ausdrückliche gesetzliche Regelung dieses vorsehe, es sei nicht möglich die Strafbarkeit über den Gesetzeswortlaut hinaus auszudehnen. Das Verbot eines „Nebenzweckes", wie ihn die genetische Untersuchung der Embryonen darstelle, sei aus dem Gesetzeswortlaut nicht ersichtlich.

In der Diskussion stehen sich also zwei gegensätzliche Interpretationen von Zielen gegenüber, die sich beide begründen lassen. Das Ziel der PGD ist primär

---

262 Laufs 1999.

263 Kollek 2000, 192.

264 Schreiber 2000, 874.

265 Ebenda, 875.

eine Schwangerschaft, allerdings eine Schwangerschaft mit einem Kind, das ein bestimmtes Merkmal nicht aufweist. Deshalb ist ein gleichrangiges Ziel der PGD die vorherige Selektion. Beides ist nicht voneinander zu trennen. Die Frage ist, wem die Entscheidung zusteht, welches der beiden Ziele im Vordergrund steht. Im Grunde genommen gilt für diese Diskussion jedoch das gleiche, wie für die unterschiedlichen Ansichten zum Thema Totipotenz. Sie erschöpft sich in Spitzfindigkeiten und drängt dadurch die ethischen und meiner Meinung nach wichtigeren Argumente in den Hintergrund.

Weitgehend unbeachtet in der Diskussion blieb bisher der §1 Abs.1 Nr.5 des ESchG, dieser ist jedoch für die praktische Durchführung der PGD von größter Bedeutung. Dort heißt es, es sei nicht erlaubt „mehr Eizellen einer Frau zu befruchten, als ihr innerhalb eines Zyklus übertragen werden sollen", also nicht mehr als drei nach §1 Abs.1 Nr.3. Das verbietet zwar nicht die Durchführung einer PGD, aber es schmälert ihre Erfolgsaussichten soweit, dass eine Durchführung nicht mehr sinnvoll ist.[266]

Im Kommentar zum ESchG von Keller et al. zu diesem Paragrafen heißt es:

„Nach dem Gesetzeswortlaut kommt es nicht darauf an, wie viele Eizellen befruchtet werden sollen, sondern was mit den zu befruchtenden Eizellen geschehen soll."[267]

Das bedeutet also, werden mehr als drei Eizellen[268] mit der Absicht befruchtet, alle später auf die Frau zu übertragen, wird nur gegen den §1 Abs.1 Nr.3 verstoßen (es dürfen nicht mehr als drei Embryonen gleichzeitig einer Frau übertragen

---

266 Erfahrungsgemäß sind drei Embryonen für eine effektive Anwendung der PGD zu wenig. Zusätzlich zu den allgemeinen Problemen der IVF, wie fehlender Fertilisierung der Eizellen oder ausbleibender Teilungen während der Weiterentwicklung, sind die Verletzung des Embryos bei der Biopsie und ein Versagen der molekulargenetischen Diagnostik möglich. Dies kann alles eintreten, bevor festgestellt ist, ob die vorhandenen Embryonen frei von der zu diagnostizierenden Krankheit sind und damit für eine Übertragung in Frage kommen. Eine belgische Arbeitsgruppe zur PGD fordert daher nach Analyse von 48 IVF- und PGD-Zyklen bei 47 Paaren als Bedingung für die Durchführung der PGD mindestens sechs intakte Embryonen. Sie halten es für gerechtfertigt, die PGD abzubrechen, wenn bei der Eizellentnahme weniger als sechs Eizellen zu erwarten sind, reelle Chancen für eine Schwangerschaft sehen sie erst ab einer Anzahl von mindestens neun gewonnenen und intakten Eizellen (Vandervorst et al. 1998). Vgl. auch Kollek 2000, 198f.

267 Keller et al. 1992, 170, RdNr 20.

268 Zur Vollständigkeit muss erwähnt werden, dass der Kommentar die Befruchtung von vier Eizellen gleichzeitig für gesetzeskonform hält, da die Befruchtungsrate der Eizellen bei maximal 80% liegt und man davon ausgehen kann, dass dadurch nicht mehr als drei intakte und für eine Übertragung in Frage kommende Embryonen entstehen. Keller et al. 1992, 169, RdNr 17 und 19.

werden). Ist die Absicht dabei, einige der entstandenen Embryonen später auszusortieren, greift der §1 Abs.1 Nr.5.

4.4.3 „Verwendungsmöglichkeiten“ von Embryonen

Ebenfalls kontrovers diskutiert wird die Frage, ob die PGD eine „missbräuchliche Verwendung“ der Embryonen bedeutet. Der §2 Abs.1 ESchG verbietet die Veräußerung von Embryonen sowie deren Abgabe, Erwerb oder Verwendung zu einem nicht ihrer Erhaltung dienendem Zweck.

Wird bei der Biopsie eine totipotente Zelle entnommen, die ja im Status dem Embryo gleichgestellt ist, ist die Sachlage klar. Durch die molekulargenetische Diagnostik wird diese Zelle zwangsläufig zerstört, es handelt sich daher um eine „Verwendung zu einem nicht ihrer Erhaltung dienenden Zweck.“[269] Ist die entnommene Zelle nicht mehr totipotent, kann mit ihr nach Belieben verfahren werden, sie fällt dann nicht mehr unter das ESchG.

Entscheidender ist aber die Betrachtung des biopsierten Embryos, da das Totipotenzkriterium auch hier nur eine geringe Hilfe ist. Es stellt sich also die Frage, ob die Durchführung der PGD an einem Embryo eine „nicht seiner Erhaltung dienende Verwendung“ darstellt. Keller et al. äußern sich in ihrem Kommentar zum ESchG dazu eindeutig. Sie führen als Beispiele einer „tatbestandsmäßigen Verwendung“ unter anderem auch die Präimplantationsdiagnostik auf.[270] Schreiber ist jedoch anderer Ansicht: Wenn die Entnahme einer Zelle die Entwicklungschancen dieses Embryos nicht weiter beeinträchtige, sei diese Biopsie als „neutrale Handlung“ zu werten. Weiterhin verlange das ESchG „die Absicht des Täters, einen nicht der Erhaltung des Embryos dienenden Zweck zu verfolgen.“ Eine solche Absicht sei jedoch nicht gegeben.[271]

Bevor das Ergebnis der Biopsie bekannt ist, ist es zweifelsfrei Absicht und im Interesse aller, den Embryo möglichst am Leben zu erhalten. Wenn aber die zytogenetische oder molekulargenetische Untersuchung der Zelle eine Erkrankung des Embryos ergeben hat, wird dieser der Mutter nicht übertragen. Auch hier gibt es wieder unterschiedliche Ansichten darüber, ob diese „Unterlassung“

---

269 Keller et al. 1992, 196f, RdNr 13, 17 und 19.

270 Keller et al. 1992, 202, RdNr 30.

271 Schreiber 2000, 875. Alle bisherigen wissenschaftlichen Erkenntnisse deuten darauf hin, dass die Biopsie die Entwicklungschancen des Embryos nicht beeinträchtigt, siehe dazu auch Kapitel 2.3.2.

eine „missbräuchliche Verwendung“ im Sinne des ESchG darstellt. Im Kommentar zum ESchG heißt es dazu:

„Das Unterlassen lebenserhaltender Maßnahmen zugunsten des Embryos entspricht in seinem Unrechtsgehalt nicht einer aktiv mißbräuchlichen Verwendung.“[272]

Eine gegensätzliche Meinung bezogen auf die PGD vertritt Kollek, sie argumentiert:

„Da es bewußt und willentlich geschieht, ist dieses Unterlassen der Versorgung der Embryonen nach einer identifizierenden Diagnostik jedoch nicht von einer intentionalen Vernichtung zu unterscheiden und ist somit als Verstoß gegen § 2 Abs 1 ESchG zu werten.“[273]

Schreiber setzt hier aber noch eine weitere Argumentation dagegen. Gerade weil dieses Unterlassen im Zuge der Durchführung der PGD auftrete, sei der Paragraf nicht einschlägig. Dem Arzt sei es nicht zuzumuten, gegen den Willen des Ehepaares, auf dessen Bitte die PGD durchgeführt werde, und entgegen dem Ziel der Behandlung einen Embryo zu transferieren.[274]

4.4.4 Ärztliches Berufsrecht und PGD

Insgesamt bestehen also erhebliche Meinungsverschiedenheiten über die rechtliche Zulässigkeit der PGD in Deutschland und damit große Unsicherheiten für eine eventuelle Anwendung. Auch das ärztliche Berufsrecht ist in dieser Frage widersprüchlich. In den Richtlinien der Bundesärztekammer zur Durchführung der assistierten Reproduktion werden unter Punkt 3.2. die medizinischen Indikationen genannt, die die Voraussetzung für deren Anwendung darstellen. Die Durchführung ist begrenzt auf die „Therapien bestimmter Formen von Unfruchtbarkeit“, und damit ist deren Anwendung zum Zweck der Präimplantationsdiagnostik ausgeschlossen.[275] Allerdings wird im Vorspann darauf hingewiesen, dass diese Richtlinien sich nicht auf eine PGD beziehen. Weiterhin heißt es unter Punkt 4.1:

„An den zum Transfer vorgesehenen Embryonen dürfen keine Maßnahmen vorgenommen werden, die nicht unmittelbar dem Wohle des Kindes dienen.“

272 Keller et al. 1992, 202 RdNr 34.

273 Kollek 2000, 199.

274 Schreiber 2000, 875.

275 Bundesärztekammer 1998.

Das schließt die Anwendung einer PGD direkt aus. Im Gegensatz dazu findet sich in der Musterberufsordnung des Deutschen Ärztetags von 1997 die folgende Formulierung:

„Verboten sind diagnostische Maßnahmen an Embryonen vor dem Transfer in die weiblichen Organe; es sei denn, es handelt sich um Maßnahmen zum Ausschluß schwerwiegender geschlechtsgebundener Erkrankungen im Sinne des §3 ESchG."[276]

Dieser Satz in der Musterberufsordnung kollidiert aber zumindest nach Meinung einiger Juristen mit dem ESchG, da nach §2 Abs.1 Embryonen nicht zu einem „nicht ihrer Erhaltung dienenden Zweck" verwendet werden dürfen. Im übrigen ist die Musterberufsordnung nicht verpflichtend für die einzelnen Länder, daher fehlt dieser Satz z.B. in der Berufsordnung für die Ärzte Bayerns.

Im März 2000 legte die Bundesärztekammer einen „Diskussionsentwurf zu einer Richtlinie zur Präimplantationsdiagnostik" vor.[277] In diesem Diskussionsentwurf wird in Anlehnung an den Bericht der Bioethik-Kommission des Landes Rheinland-Pfalz vom Juni 1999 eine PGD unter bestimmten Bedingungen für rechtlich zulässig gehalten, ohne dass eine Änderung des ESchG nötig sei. Eine generelle Einführung der PGD wird aber von einer mehrheitlichen gesellschaftlichen Zustimmung (wie auch immer diese einzuholen wäre) abhängig gemacht. Damit der Diskussionsentwurf im Einklang mit den „Richtlinien zur Durchführung der assistierten Reproduktion" steht, wird die PGD einfach als zusätzliche Indikation für die assistierte Reproduktion eingeführt. Nicht daran gedacht wurde, eine Änderung oder Ausnahmeregelung des ESchG in Bezug auf die erlaubte Anzahl der für die PGD erzeugten Embryonen zu fordern. Im Gegenteil, es wird ausdrücklich darauf hingewiesen, dass es *„die derzeitige Praxis der IVF ist [...], bis zu drei Eizellen zu befruchten."* Weiter heißt es: *„Bei [...] vorliegender Indikation für eine PGD ist es sinnvoll alle drei Embryonen nach Abschluss des Acht-Zell-Stadiums der PGD zu unterziehen."*[278] Eine solche Formulierung ist bei Kenntnis des wissenschaftlichen Sachstandes unerklärlich, da die Aussicht auf eine Schwangerschaft bei nur drei der PGD zur Verfügung stehenden

276 Zitiert nach Ratzel und Heinemann 1998, 364. §3 des ESchG erlaubt die Geschlechtsauswahl von Samenzellen zum Ausschluss der angesprochenen X-chromosomal vererbten Erkrankungen.

277 Bundesärztekammer 2000.

278 Ebenda, 424.

Embryonen äußerst gering ist.[279] Paaren unter solchen Bedingungen eine PGD anzubieten ist mit guter klinischer Praxis nicht vereinbar.[280]

All diese rechtlichen und berufsrechtlichen Fragen müssen erst geklärt werden, bevor daran gedacht werden kann, die PGD in Deutschland durchzuführen. Die Bestrebungen der Bundesregierung gehen dahin, mit einem neuen Fortpflanzungsmedizingesetz Rechtssicherheit zu schaffen. Das geltende Embryonenschutzgesetz soll durch dieses neue Gesetz abgelöst werden, und zusätzlich sollen weitere, bisher unberücksichtigte Fragen der medizinischen Reproduktion aufgegriffen und geregelt werden. Es ist noch offen, ob das Verbot der Embryonenforschung im Zuge dieser Diskussion in Deutschland aufgegeben und ob die PGD zugelassen wird.

4.5 Eckpunkte der ethischen Diskussion um die PGD in Deutschland

Der Streit um die rechtliche Zulässigkeit der PGD nach dem Embryonenschutzgesetz macht nur einen Teil der Diskussion um die PGD in Deutschland aus. Er wurde ausgelöst durch das Votum der Lübecker Ethikkommission, die nicht aus ethischen Bedenken, sondern auf Grund rechtlicher Erwägungen die PGD für unzulässig erklärt und damit die Diskussion um das Gesetz neu eröffnet hatte. Aber es gab und gibt auch eine Auseinandersetzung über die ethischen Probleme der PGD. Einige der vorgebrachten Argumente sind dabei für Deutschland spezifisch.

4.5.1 Einführung der PGD nur unter strengen Auflagen

Die Gesellschaft für Humangenetik stellt in ihrer Stellungnahme zur Präimplantationsdiagnostik fest,

„daß eine im Rahmen der (berufs-)rechtlichen Regelungen zulässige Präimplantationsdiagnostik grundsätzlich allen Frauen zur Verfügung stehen sollte, die ein spezielles genetisches

279 Siehe dazu Fn. 267 und Kollek 2000, 198.

280 Eine ausführliche Kritik des Diskussionsentwurfs der BÄK findet sich bei Schroeder-Kurth 2000.

Risiko für eine schwerwiegende kindliche Erkrankung oder Entwicklungsstörung tragen [...].“[281]

Sie weist aber auch in einer weiteren Veröffentlichung darauf hin, dass dies keine grundsätzliche Bewertung darstelle, sondern dass die Diskussion der ethischen und medizinisch-praktischen Probleme der PGD für eine Konsensfindung in noch nicht ausreichendem Maße erfolgt sei und sie deshalb eine Bewertung und Entscheidungsfindung auf einen späteren Zeitpunkt verschieben wolle.[282] Trotzdem gibt sie schon in ihrer ersten Stellungnahme Empfehlungen, welche Voraussetzungen für eine Durchführung der PGD erfüllt sein sollten, wenn sie in Deutschland rechtlich und berufsrechtlich zugelassen werden sollte.

Auch ausdrückliche Befürworter einer Einführung der PGD in Deutschland machten konkrete Vorschläge zu Anwendungsbegrenzungen und Kontrollen bei der Durchführung. Es besteht also weitgehende Einigkeit bei der Mehrzahl der Beteiligten in der Diskussion, dass die PGD in Deutschland, wenn überhaupt, dann nur unter strengen Auflagen eingeführt werden sollte. So fordert die Gesellschaft für Humangenetik unter anderem die Beratung des Paares durch einen Humangenetiker und eine Indikationsstellung ausschließlich im Rahmen dieser Beratung. Sie lehnt weiterhin die Anwendung der PGD als Screeninguntersuchung bei IVF-Patientinnen ab.[283] Eine Arbeitsgruppe um Klaus Diedrich in Lübeck fordert zusätzlich eine jeweils individuelle Einzelfallentscheidung durch eine Ethikkommission. Außerdem soll die Art und Weise der Durchführung strengen Auflagen unterliegen, ähnlich den bestehenden Richtlinien zur Durchführung von Techniken der Reproduktionsmedizin.[284] Das deckt sich mit den Zulassungsbedingungen für die PGD, die von der Bundesärztekammer in ihrem Diskussionsentwurf (an dem Diedrich auch mitgearbeitet hat) gefordert werden. Mit dieser Forderung nach strengen Auflagen soll Argumenten begegnet werden, die Einführung der PGD könne den Weg bereiten für (mehr) Embryonenforschung und möglicherweise für Keimbahntherapie oder Klonierung menschlicher Zellen. Die PGD solle einzig und allein als Methode zur Verfügung stehen, um Eltern mit einem hohen Risiko für eine genetische Erkrankung ihrer Kinder einen (weiteren) Schwangerschaftsabbruch zu ersparen.

---

281 Kommission für Öffentlichkeitsarbeit und ethische Fragen der Gesellschaft für Humangenetik 1995 und 2001.

282 Ebenda 1997.

283 Kommission für Öffentlichkeitsarbeit und ethische Fragen der GfH 1995.

284 Ludwig und Diedrich 1999, 43.

Kritik an diesen Vorschlägen zur Einführung der PGD mit Anwendungsbegrenzung ist selten. Aber Schuh, der für eine Einführung der PGD mit nur wenigen Einschränkungen plädiert, meint dass das Missbrauchsproblem bei der PGD durch scharfe Zugangskontrollen zwar „quantitativ", jedoch nicht „qualitativ" entschärft würde. Weiterhin gäbe eine solche Beschränkung Gegnern dieser Technik ein neues Argument in die Hand. PGD würde dadurch zu einem „extremen Minderheitenprogramm [...], dessen inhärente Risiken in keinem Verhältnis zum medizinischen Gewinn stünden."[285]

4.5.2 Wertungswiderspruch zwischen PGD-Verbot und der Regelung des Schwangerschaftsabbruches?

Ein wichtiges Argument, das von Befürwortern der PGD immer wieder vorgebracht wird, postuliert einen Wertungswiderspruch zwischen erlaubtem späten Schwangerschaftsabbruch nach Pränataldiagnostik (PND) und nicht erlaubter PGD. Es gehe nicht an, dass ein Embryo im Reagenzglas einen höheren Schutz genieße als ein Fetus im Mutterleib, und es sei nicht zu verstehen, warum ein Fetus mit einer genetischen Krankheit abgetrieben, aber in einem früheren Entwicklungsstadium, als wenige Tage alter Embryo, nicht aussortiert werden dürfe. Auch die rheinland-pfälzische Bioethik-Kommission hat dieses Argument in ihrem Plädoyer für die PGD verwendet:

> „Es wäre ein Wertungswiderspruch, den Paaren, bei denen das Risiko der Übertragung eines Gendefekts festgestellt wurde, die Präimplantationsdiagnostik aus Rechtsgründen zu verweigern und dann diesen Paaren gleichwohl die Durchführung der Pränataldiagnostik zu erlauben, die im Fall einer festgestellten Indikationslage zum Schwangerschaftsabbruch führen kann."[286]

Diese Argumentation des Wertungswiderspruches wurde sehr häufig auch als Argument für die Einführung der Embryonenforschung vorgebracht und ebenso häufig widerlegt. So schreiben z.B. Keller et al. in ihrem Kommentar zum ESchG, die Lage einer Frau, die einen Schwangerschaftsabbruch in Erwägung zieht, sei nicht mit der Lage eines Forschers zu vergleichen, der

> „ohne persönliche Not zur Mehrung seines Wissens und Ansehens um möglicher zukünftiger Vorteile für die Menschheit willen fremdes Leben aufopfern will. Daß die Rechtsordnung darauf verzichtet, schwangere Frauen mit dem Mittel des Strafrechts zu zwingen, Mutter zu

285 Schuh 2000, 34.
286 Zitiert in Schuh 1999, 35.

werden, taugt deshalb nicht als Argument dafür, dem Forscher embryonenverbrauchende Experimente zu ermöglichen."[287]

Schöne-Seifert kommt mit einer anderen Argumentation zu dem gleichen Ergebnis. Wenn man ein Lebensrecht für Embryonen voraussetze, bedeutet das ein effektives Verbot jeder nicht dem Embryo selbst dienenden Forschung, dies würde auch das Recht eines jeden Embryos auf Einpflanzung in eine Gebärmutter beinhalten. Ein solches anerkanntes Lebensrecht für Embryonen bedeutet weiterhin ein Lebensrecht für den Fetus im Mutterleib. Trotzdem seien Schwangerschaftsabbrüche anders zu beurteilen, denn das Lebensrecht der Feten könne bei einem Konflikt hinter die Interessen der Mutter zurücktreten. Auch die negativen Folgen einer Illegalisierung des Schwangerschaftsabbruchs ließen eine liberale Regelung als richtig erscheinen:

„Aufgrund dieser Disanalogie bedeutet es keinen logischen Widerspruch, gleichzeitig eine Abtreibung auf Verlangen und ein Verbot der Embryonenforschung zu befürworten."[288]

Ich halte diese Argumentation von Keller et al. und Schöne-Seifert für schlüssig. Embryonenforschung und Abtreibungsrecht müssen gesondert betrachtet werden, d.h. die Straffreiheit für den Schwangerschaftsabbruch kann nicht als Rechtfertigung für eine Einführung der Embryonenforschung dienen. Die Durchführung einer PGD an sich kann zwar nicht als Embryonenforschung bezeichnet werden, sie ist aber ein Ergebnis der Embryonenforschung und in ihrem Verlauf wird eine erhebliche Menge an Embryonen verworfen. Embryonen, die sich entweder nicht adäquat entwickelt haben oder durch die Biopsie beschädigt wurden oder als von der genetischen Krankheit betroffen diagnostiziert wurden. Weiterhin wäre es notwendig für eine Durchführung der PGD nach dem Stand der Technik und zu ihrer notwendigen Verbesserung und Weiterentwicklung Embryonenforschung zuzulassen. Analog zu der vorherigen Argumentation rechtfertigt deshalb das Vorhandensein der PND nicht per se die Erlaubnis für die PGD.

4.5.3 Schutzwürdigkeit des Embryos

Die Zulässigkeit der PGD ist unter anderem davon abhängig, wie das Lebensrecht der Embryonen beurteilt wird. Das führt wieder zurück zu einem Kern-

287 Keller et al. 1992, 87, RdNr 24.

288 Schöne-Seifert 1990, 102f.

problem: zum moralischen Status des Embryos oder vielmehr zu der Frage, ob die Regelungen des deutschen Embryonenschutzgesetzes angesichts der Möglichkeit der PGD eine Revision benötigen. Oder in der Terminologie der Diskussion zur Entstehung des ESchG formuliert: Ist die PGD ein solch hochrangiges medizinisches Ziel, dass für ihre Durchführung Embryonenverbrauch und Embryonenforschung zu rechtfertigen wären? Es ist also eine erneute Grundsatzdiskussion zur Güterabwägung erforderlich, die zwar wiederholt gefordert wurde,[289] aber derzeit nicht systematisch geführt wird.

Die Gegner von PGD und Embryonenforschung berufen sich auf das geltende Recht und die darin vorgenommene Güterabwägung. Die im Grundgesetz festgeschriebene Würde des Menschen erstrecke sich auch auf den Embryo, und dieser dürfe daher nicht für Forschungszwecke „fremdnützig" verwendet werden. Die Wertentscheidung, menschliche Embryonen nicht zu instrumentalisieren, sei richtig, auch wenn es Möglichkeiten wie die PGD gebe.[290] Weiterhin sei jegliche Art der Manipulation oder Selektion und damit jegliche Erweiterung des Indikationskataloges für die IVF nicht gerechtfertigt.[291]

Aber auch die Befürworter der PGD stellen in der Regel das geltende Gesetz nicht in Frage, sondern versuchen, es im Sinne der PGD zu interpretieren und den bestehenden gesetzlichen Rahmen voll auszuschöpfen. Das führt dann zu Forderungen, die zum einen an der Praxis vorbei gehen und zum anderen den Embryonenschutz innerhalb des geltenden Gesetzes aushöhlen. Möglicherweise ist es rechtlich zulässig, die PGD an Embryonen nach Verlust der zellulären Totipotenz durchzuführen und dafür nur die drei Embryonen zu verwenden, deren Erzeugung zur Erlangung einer Schwangerschaft erlaubt sind. Sinnvoll ist es jedoch nicht, da die Erfolgswahrscheinlichkeit einer solchen Vorgehensweise äußerst gering ist. Ganz abgesehen davon, dass die Einführung der PGD zunächst eine Einübung der Technik und spätere Qualitätskontrollen mit einem entsprechenden Embryonenverbrauch erforderlich machen würde.[292] Eine andere Möglichkeit, das ESchG zu umgehen, nämlich die Anwendung der Polkörperchendiagnostik, wird in Deutschland trotz der großen Nachteile dieser Technik[293] von verschiedenen Seiten als Alternative empfohlen und auch beforscht.[294] Möglich ist dies, weil in Deutschland ein Embryo erst dann den vollen rechtlichen

---

289 Schroeder-Kurth 1997, 158. Mieth et al. 1999, 139f. Oemichen 1999, 21.

290 Kuhlmann 1996, 133.

291 Bundesärztekammer 1998. Schroeder-Kurth 1997, 157.

292 Schroeder-Kurth 2000, 125f.

293 Siehe dazu Kapitel 2.1.3.1.

294 Kollek 2000, 187.

Schutz genießt, wenn die Kerne von Ei- und Samenzelle verschmolzen sind. Der Zeitraum zwischen der Vereinigung der Keimzellen und ihrer Kernverschmelzung, das so genannte Vorkernstadium, unterliegt keiner gesetzlichen Regelung. Zum Vergleich: In England gilt auch die Zygote im Vorkernstadium als Embryo,[295] deshalb unterliegt dort auch die Polkörperchendiagnostik dem „Human Fertilisation and Embryology Act" und ist genehmigungs- und überwachungspflichtig.

Der Sache der PGD ist mit solchen Gesetzesinterpretationen nicht gedient. Die Auswahl der jeweils besten Technik und damit die Optimierung der Erfolgswahrscheinlichkeit der PGD ist auf diese Weise unmöglich. Angemessener ist eine eindeutige Entscheidung pro oder contra Präimplantationsdiagnostik zu treffen. Das bedeutet entweder eine eindeutige Absage an die Anwendung der PGD und eine Beibehaltung des uneingeschränkten Embryonenschutzes oder die Zulassung der PGD als hochrangiges Forschungsziel. Letzteres erfordert gleichzeitig die Sicherstellung einer erfolgreichen Durchführung dieser Technik, ermöglicht durch eine Änderung des ESchG und eine Änderung des gesetzlich festgeschriebenen Status der Embryonen mit allen ihren Konsequenzen.

4.5.4 Entscheidungsautonomie

Befürworter einer Einführung der PGD machen häufig die elterliche Autonomie bzw. das Recht der Frauen oder Paare auf eine eigene Entscheidung geltend. Wenn kein gesellschaftlicher Konsens über die Einführung der PGD zu erzielen sei, sollten Frauen oder Paare selbst entscheiden dürfen, ob sie die PGD für sich in Anspruch nehmen wollen oder nicht. Die Entscheidungsautonomie wird hier zum obersten Prinzip der ethischen Beurteilung, und das heißt auch, dass eine Auseinandersetzung mit den ethischen Problemen von jedem einzelnen Individuum erwartet wird. Voraussetzung dafür ist jedoch, dass eine freie und von Manipulation unabhängige Entscheidung überhaupt möglich ist. Der häufigste Einwand gegen die Zulassung von autonomen Entscheidungen ist, dass eine freie Willensentscheidung in diesen Fällen unmöglich sei. Ursächlich dafür können mangelnde Aufklärung und Beratung sein[296] oder auch sozialer Druck beispielsweise durch fehlende Akzeptanz von behinderten Kindern auf der einen oder durch die Stigmatisierung des Schwangerschaftsabbruches auf der anderen Seite.

295 Siehe dazu Kapitel 3.2.3.

296 Haker 1999, 112f.

Selbst bei ausreichender Beratung könnten Schwierigkeiten bei der Unparteilichkeit entstehen, wenn solche Angebote erst einmal bestehen.[297] Es fehlen allerdings empirische Untersuchungen, die diese Vermutungen stützen oder widerlegen könnten.[298] Ein weiterer Einwand gegen die individuelle Entscheidungsmöglichkeit im Fall der PGD ist ihr Zusammenhang mit der gesellschaftlichen Praxis. Viele autonome Einzelentscheidungen zur Inanspruchnahme der PGD könnten eine allgemeine Legitimierung dieser Technik auch ohne gesellschaftliche Mehrheit bewirken. Für Kollek und Haker wäre eine solche Entwicklung nicht akzeptabel, sie lehnen daher, zumindest auf die PGD bezogen, Entscheidungsautonomie für die betroffenen Frauen ab.[299] Für Schöne-Seifert bietet im Gegensatz dazu die Entscheidungsautonomie einen Ausweg aus dem Problem konkurrierender Moralvorstellungen:

„Wo die ‚heterogenen' Moralvorstellungen die allgemein geteilten Grundwerte nicht zu korrodieren drohen, bleibt das Setzen auf Autonomie der einzig moralisch akzeptable Ausweg."[300]

Eine unabdingbare Voraussetzung sei aber eine institutionelle Stärkung der Autonomie, z.B. durch Beratungspflicht und eine kontrollierte Berater-Ausbildung, wie sie auch in den USA schon üblich ist. Aber auch ein solches Setzen auf Autonomie lässt Fragen offen. Wird die Autonomie als oberstes Entscheidungskriterium angesehen, könnte eine Frau bzw. ein Paar jede Art von Selektion bei ihren Embryonen verlangen, also beispielsweise auch eine Auswahl nach körperlichen Merkmalen oder eine Geschlechtsselektion.[301] Es muss also im Vorfeld geklärt werden, wie viel individuelle Entscheidungsfreiheit gesellschaftlich akzeptiert werden kann bzw. wann Autonomie mit der Begründung auf ein übergeordnetes gesellschaftliches Interesse eingeschränkt werden kann und muss.

4.5.5 Argumente zu „Slippery slope" und Eugenik

Gegner der PGD befürchten, dass sich trotz aller Vorkehrungen die Indikation für die Durchführung der PGD nicht auf ein hohes Risiko für eine schwerwiegende Erkrankung beschränken lassen wird. Die Eingrenzung des Adjektivs

297 Kollek 1999 b, 123. Allerdings bedeutete eine Ablehnung der Zulassung der PGD eine ebensolche Parteilichkeit.

298 Schöne-Seifert 1999, 93.

299 Haker 1999, 113; Kollek 2000, 169f.

300 Schöne-Seifert 1999, 97.

301 Schroeder-Kurth 1997, 157.

„schwerwiegend" ist nicht möglich und auch nicht erwünscht, um zum einen eine Stigmatisierung von Krankheiten und Proteste von Behindertengruppen zu vermeiden und zum anderen dem subjektiven, biografischen Charakter des Leidens der Betroffenen gerecht zu werden; hier ist also durchaus Spielraum gegeben. Schroeder-Kurth meint dazu, dass die Anwendung neuer Technologien sich letztendlich danach bestimmt, was machbar ist, und dass alle verfahrenstechnischen Neuerungen auch für die PGD genutzt und bald zum medizinischen Standard gehören würden.[302] Internationale Entwicklungen bestätigen diese Vermutungen. Die PGD wird zunehmend als Screening-Methode eingesetzt, und es wird versucht, mit ihr die Effektivität der IVF zu verbessern.[303]

Befürchtet wird außerdem eine schnelle Ausweitung der Embryonenforschung in Deutschland durch die Einführung der PGD. Wenn erst einmal Embryonen zur Selektion freigegeben werden und das ESchG geändert wird oder zumindest Ausnahmeregelungen für die PGD enthält – wie z.B. von der Deutschen Forschungsgemeinschaft gefordert – wird es sehr schwierig sein, ein Verbot der Embryonenforschung in anderen Fällen zu begründen.[304] Tatsache ist, dass bei der Durchführung der PGD überzählige Embryonen entstehen, die dann für die Forschung genutzt werden könnten.[305] Außerdem wäre es schlechte klinische Praxis, eine Methode anzuwenden, ohne die Möglichkeit zu haben, den Arbeitsablauf in der Klinik durch eigene Forschung zu optimieren, d.h. dass eine Erlaubnis zur Durchführung der PGD auch eine Erlaubnis zur Embryonenforschung für die PGD beinhalten müsste. Regine Kollek vermutet daher, dass mit der PGD sozusagen durch die Hintertür die Embryonenforschung gesellschaftlich akzeptabel gemacht werden soll, um sie dann aus reinem wissenschaftlichen Interesse anwenden zu können:

> „Es drängt sich der Eindruck auf, dass in der Auseinandersetzung um die PGD nicht nur die Angst vor Krankheiten, sondern auch die Möglichkeit, Abtreibungen vermeiden zu können, für die Interessen der Wissenschaft und für eine Durchsetzung der Forschungsfreiheit auch im Bereich der Embryonenforschung instrumentalisiert wird."[306]

Gewarnt wird auch vor einer einseitigen Betrachtung der PGD aus der individuellen Perspektive. In einem individuellen Kontext zur Leidensverminderung

---

302 Schroeder-Kurth 1999, 52f und 1997, 157.

303 Kollek 1999b, 123.

304 Ruppel und Mieth 1998, 364f.

305 Bisher verhindern die Regelungen des ESchG das Entstehen von überzähligen Embryonen, da nur so viele erzeugt werden dürfen, wie dann später auch der Frau übertragen werden.

306 Kollek 1999 a, 126.

erscheint die PGD gerechtfertigt – für die PGD wird daher auch immer wieder mit konkreten Fallbeispielen geworben. Es sind aber laut Mieth aus gesamtgesellschaftlicher und sozialethischer Perspektive erhebliche Bedenken gegenüber einer Einführung der PGD angebracht, die in eine Beurteilung mit einbezogen werden müssen.[307] Zum Beispiel befürchtet Mieth, die Einführung der PGD sei ein Schritt zu einer weit reichenden Veränderung der Fortpflanzung und zur Verstärkung von eugenischen Tendenzen. Nicht nur der Zeitpunkt, sondern auch die Qualität des Nachwuchses würden immer besser bestimmbar. Natürliche Zufälligkeit in der Fortpflanzung würde reduziert und zunehmend unerwünscht durch die Möglichkeiten der medizinisch assistierten Reproduktion. Laut Mieth bauen individuelle Entscheidungen und soziale Trends aufeinander auf und verstärken sich gegenseitig.[308] Einzelne individuelle Entscheidungen zur Inanspruchnahme der PGD würden demnach einen Trend zur Sicherstellung gesunden Nachwuchses mit allen zur Verfügung stehenden Mitteln auslösen können. Und im Umkehrschluss würde das zu einer Gesellschaft führen, in der Behinderung und Anderssein weiter ausgegrenzt und immer weniger akzeptiert werden.

Auch Habermas befürchtet durch eine Einführung von PGD und Stammzellforschung den Beginn einer fortschreitenden gesellschaftlichen Fehlentwicklung. Die PGD sei nur ein erster Schritt, in Zukunft würden auch genetische Eingriffe an Embryonen möglich und durchgeführt werden. Schon mit den jetzigen technischen Möglichkeiten der PGD, sei es schwierig: *„die Grenze zwischen der Selektion unerwünschter und der Optimierung erwünschter Erbanlagen einzuhalten.“*[309] Der mögliche Endpunkt dieser Entwicklung wäre dann eine „liberale Eugenik“ in der die Eltern die genetische Ausstattung ihrer Kinder vorherbestimmen können. Eine solche Praxis hätte gravierende Einflüsse auf unser menschliches und ethisches Selbstverständnis und die Identität als Person.

> „Verbessernde eugenische Eingriffe beeinträchtigen die ethische Freiheit insoweit, wie sie die betroffene Person an abgelehnte, aber irreversible Absichten Dritter fixieren und ihr damit verwehren, sich unbefangen als der ungeteilte Autor des eigenen Lebens zu verstehen.“[310]

Eine solche Verfügbarkeit der genetischen Ausstattung des einzelnen Menschen, sei mit der Menschenwürde nicht vereinbar.

Ob solche gesellschaftlichen Entwicklungen tatsächlich eintreten werden, ist nicht mit Sicherheit vorherzusagen und auch abhängig von der zukünftigen Ge-

307 Mieth 1999.

308 Ebenda 82.

309 Habermas 2001, 41.

310 Ebenda, 109.

setzgebung. Diese Argumente besitzen aber ein großes Maß an Plausibilität und es ist daher unbedingt notwendig, sie in eine Beurteilung mit einzubeziehen.

4.6 Stellungnahmen großer Gremien

4.6.1 Die Enquete-Kommission „Recht und Ethik der modernen Medizin" des Deutschen Bundestages

Im März 2000 setzte der Bundestag die Enquete-Kommission „Recht und Ethik der modernen Medizin" ein. Sie bestand aus insgesamt 26 Mitgliedern, je 13 Parlamentarier und Sachverständige. Ihr Auftrag war die Aufarbeitung der modernen Entwicklungen in Biologie und Medizin im Hinblick auf eine zukünftige Gesetzgebung. Im Einzelnen sollte eine Sachstandsanalyse stattfinden, die zugehörige Forschungspraxis evaluiert werden und es sollten:

> „Kriterien für die Grenzen der medizinischen Forschung, Diagnostik und Therapie sowie ihrer Anwendungen …[entwickelt werden], die das unbedingte Gebot zur Wahrung der Menschenwürde beinhalten."[311]

Neben der Präimplantationsdiagnostik war auch die Humangenetik ein wichtiges Thema der Kommission.

Im Schlussbericht finden sich zwei Voten zur PGD. Das Mehrheitsvotum empfiehlt die PGD nicht zuzulassen und außerdem das Embryonenschutzgesetz hinsichtlich eines Verbots der PGD zu präzisieren.[312] Insgesamt 16 der Kommissionsmitglieder stimmten für dieses Verbot. Als Gründe für die Ablehnung werden genannt: der Embryonenverbrauch und die Selektion von Embryonen, die mit dem Gebot der Menschenwürde und dem Recht auf Leben nicht vereinbar seien; die Möglichkeit, dass diskriminierende Tendenzen gegenüber Menschen mit Behinderungen in der Gesellschaft verstärkt werden und außerdem wird eine strenge Indikationsbeschränkung auf wenige Fälle als unmöglich angesehen.

Es gab aber auch ein Minderheitenvotum von insgesamt drei Mitgliedern der Kommission, das eine begrenzte Zulassung der PGD unter bestimmten Bedingungen empfiehlt.[313] Auch von diesen Mitgliedern wird das Leben des Embryos als verfassungsrechtlich zu schützend angesehen, sie denken aber, dass es Kon-

311 Deutscher Bundestag 2002, 13.

312 Ebenda, 240-249.

313 Ebenda, 232-240.

fliktsituationen geben kann, bei denen eine PGD gerechtfertigt werden kann. Ähnlich, wie bei der gesetzlichen Regelung zum Schwangerschaftsabbruch, soll die PGD daher zwar grundsätzlich unter Strafandrohung verboten werden, in bestimmten Fällen aber straffrei sein. Folgende Bedingungen für die Durchführung der PGD werden dazu genannt: Beratungspflicht; strenge Begrenzung der Indikationen (wobei Unsicherheiten bestehen, wie das zu gewährleisten ist); Durchführung in nur wenigen Zentren mit spezieller Lizenz und Überwachung durch das zuständige Bundesministerium.

4.6.2 Der Nationale Ethikrat

Der Nationale Ethikrat konstituierte sich im Juni 2001 auf Beschluss der Bundesregierung. Im Unterschied zur Enquetekommission ist der Ethikrat politisch unabhängig, d.h. die Mitglieder dürfen keiner Bundes- oder Landesregierung oder gesetzgebenden Körperschaften angehören. Die maximal 25 Mitglieder werden allerdings vom Bundeskanzler (auf vier Jahre) berufen. Der Auftrag des Ethikrates ist die Bündelung des interdisziplinären Diskurses von Naturwissenschaften, Medizin, Theologie, Philosophie, Sozial- und Rechtwissenschaften. Im Auftrag der Bundesregierung sollen Stellungnahmen erarbeitet werden und Empfehlungen für politisches und gesetzgeberisches Handeln unterbreitet werden.

Im Januar 2003 veröffentlichte der Nationale Ethikrat seine Stellungnahme: „Genetische Diagnostik vor und während der Schwangerschaft", die sich mit Pränatal- und Präimplantationsdiagnostik beschäftigt.[314] Auch in dieser Stellungnahme gibt es zwei gegensätzliche Voten, die beide sehr ausführlich begründet werden.

Insgesamt sieben Mitglieder des Ethikrates – also diesmal die Minderheit – sprachen sich für ein Verbot der PGD aus und sehen sich in weitgehender Übereinstimmung mit dem gerade beschriebenen Mehrheitsvotum der Enquete-Kommission.[315] Auch hier wird mit dem Lebensrecht der Embryonen argumentiert, weit ausführlicher wird jedoch auf mögliche negative Folgen der Technik eingegangen. Verminderte gesellschaftliche Akzeptanz von Menschen mit Behinderungen wird befürchtet und es wird ein sozialer Erwartungsdruck auf Paare postuliert, die Geburt eines behinderten Kindes zu verhindern. Die Möglichkeit zur Selektion, die der PGD immanent ist, wird problematisiert. Eine Begrenzung

314 Nationaler Ethikrat 2003.

315 Ebenda, 40-55.

der diagnostischen Möglichkeiten „nur“ auf schwerwiegende Erkrankungen wird angesichts der Entwicklung in anderen Ländern und angesichts der Erfahrungen mit der pränatalen Diagnostik als unwahrscheinlich angesehen. Dadurch dass Eltern die Verfügungsgewalt über die genetische Ausstattung ihrer Kinder ermöglicht werden könnte, werden außerdem schwerwiegende Auswirkungen auf das zukünftige Selbstverständnis der so gezeugten Kinder befürchtet.

Das Mehrheitsvotum des Ethikrates von insgesamt 15 Mitgliedern, spricht sich für eine eng begrenzte Zulassung der PGD aus.[316] Als Indikationen für die Anwendung der PGD werden genannt: ein hohes Risiko für eine schwerwiegende genetisch bedingte Erkrankung; ein hohes Risiko eine Chromosomenstörung zu vererben und die Möglichkeit bei bestimmten Paaren die Erfolgsrate der Fertilitätsbehandlung (IVF) durch eine Chromosomenanalyse zu steigern, bzw. die Zahl der transferierten Embryonen und damit das Risiko einer Mehrlingsschwangerschaft zu verringern. Wie genau die Indikationen umrissen werden sollen, ist auch hier wieder umstritten, es wird jedoch nicht angezweifelt, dass durch gesetzliche Regelungen ein Missbrauch, bzw. eine unerwünschte und unkontrollierte Ausweitung der Methode verhindert werden kann. Insgesamt wird die Einbettung der PGD in ein neues Fortpflanzungsmedizingesetz gefordert, das auch alle anderen Bereiche der assistierten Reproduktion mit regelt. Vorherige Beratung und die Anwendung der PGD an nur wenigen Zentren werden als weitere unabdingbare Bedingungen für die Durchführung genannt.

Als wichtiges Argument für die Einführung der PGD unter den genannten Bedingungen wird die reproduktive Autonomie der Eltern angeführt, dem Embryo in sehr frühen Entwicklungsstadien, wie sie bei der In-vitro-Fertilisation gegeben sind, wird demgegenüber nur ein abgestuftes Lebensrecht eingeräumt. Alle befürchteten negativen Auswirkungen der PGD, die von den Gegnern angeführt werden, werden als nicht beweisbar oder nicht stichhaltig genug angesehen, um ein Verbot und die Einschränkung der Fortpflanzungsfreiheit deswegen zu rechtfertigen.

4.7 Zusammenfassung

In Deutschland wird über die Einführung der Präimplantationsdiagnostik diskutiert, seit eine Lübecker Arbeitsgruppe beantragte, diese Technik bei einem Ehe-

316 Ebenda, 56-76.

paar anwenden zu dürfen. Die zuständige Ethikkommission, bei der ein entsprechender Antrag zur Begutachtung gestellt wurde, lehnte die Durchführung der PGD allerdings ab, weil sie gegen das geltende Embryonenschutzgesetz verstoße.

Die Diskussion über die Zulässigkeit der PGD nach dem deutschen ESchG wird dennoch kontrovers geführt, und es mehren sich die Stimmen, die die PGD unter bestimmten Bedingungen innerhalb des ESchG für zulässig halten. Das ESchG verbietet die Forschung an und die Verwendung von Embryonen, die nicht zu deren eigenen Nutzen ist, und es stellt totipotente embryonale Zellen den Embryonen gleich. PGD an totipotenten Zellen ist demnach verboten; allerdings ist wissenschaftlich nicht genau festzulegen, wie lange die Zellen ihre Totipotenz behalten. Nach neuesten Erkenntnissen scheint klar zu sein, dass die embryonalen Zellen diese Totipotenz irgendwann zwischen dem Vier-Zell- und dem Sechzehn-Zell-Stadium verlieren, d.h. dass im Acht-Zell-Stadium, in dem am häufigsten die PGD durchgeführt wird, auf jeden Fall noch totipotente Zellen vorhanden sein können. Hinsichtlich der Totipotenz der Zellen wäre eine PGD demnach also jenseits des Sechzehn-Zell-Stadiums rechtlich möglich. Weitere Bestimmungen des ESchG beziehen sich auf die Anwendung der IVF. Diese darf nur zur Herbeiführung einer Schwangerschaft durchgeführt werden. Für die PGD wird diese Aussage unterschiedlich interpretiert. Wenn die Embryonenselektion als das Ziel der PGD angesehen wird, wäre dies nach dem Gesetz verboten. Sieht man aber die Schwangerschaft mit einem gesunden Kind als das eigentliche Ziel der PGD, wäre diese zumindest nach diesem Paragrafen des ESchG möglich, allerdings nur dann, wenn von vornherein nicht mehr als die drei für die Implantation erlaubten Embryonen für die Durchführung erzeugt werden. Die Bedingung, nicht mehr als drei Embryonen erst jenseits des Sechzehn-Zell-Stadiums verwenden zu dürfen, erschwert die Durchführung der PGD erheblich und reduziert die Erfolgswahrscheinlichkeit in so großem Maße, dass eine Anwendung unter solchen Voraussetzungen nicht mehr sinnvoll ist. Zusätzliche Hürden setzt außerdem das ärztliche Berufsrecht, das die Anwendung der IVF regelt; es werden nur verschiedene Formen der Infertilität als Indikation für die IVF zugelassen. Es konnte somit gezeigt werden, dass eine Anwendung der PGD in Deutschland durch die momentane Gesetzeslage zu sehr behindert würde und einer Einführung der PGD demnach eine Änderung des ESchG vorausgehen müsste.

Neben rechtlichen Argumenten werden auch ethische Fragen in der deutschen Diskussion thematisiert. Die Befürworter einer Einführung der PGD in Deutschland führen vor allem die elterliche Entscheidungsautonomie an. Auch das Grundrecht auf Forschungsfreiheit wird vorgebracht. Es wird außerdem ein Wertungswiderspruch in der Gesetzgebung zum Schwangerschaftsabbruch und zur Embryonenforschung postuliert. Dieser Wertungswiderspruch existiert allerdings nicht im Gesetzestext, sondern in der täglichen Praxis, die den Schwangerschaftsabbruch toleriert und Embryonen in vitro unter strengen Schutz stellt.

Gegner argumentieren mit dem geltenden Embryonenschutzgesetz und der darin getroffenen Wertentscheidung. Die Menschenwürde werde auch dem Embryo zugeschrieben, deshalb sei dieser vor einer fremdnützigen Verwendung zu schützen. Weiterhin äußern sie Bedenken hinsichtlich zukünftig denkbarer Entwicklungen. So wird z.B. die PGD als Wegbereiterin der Freigabe der Embryonenforschung angesehen. Sozialethiker, die eine gesamtgesellschaftliche Betrachtungsweise fordern, warnen vor möglichen sozialen Folgen einer Einführung der PGD. Eine Ausweitung der Reproduktionsmedizin könnte unsere Fortpflanzung entscheidend verändern, und die verbesserten Möglichkeiten der embryonalen Selektion könnten eugenische Tendenzen fördern und Behinderte weiter diskriminieren.

Die Diskussion um die Zulässigkeit der PGD innerhalb des geltenden ESchG ist eine Besonderheit der Diskussion in Deutschland. Eine neue Technik wie die PGD, die so viele Möglichkeiten bietet und auch Ängste schürt, sollte aber nicht mit Hilfe eines möglichen Interpretationsspielraums in einem Gesetz eingeführt werden, das verabschiedet wurde, bevor die PGD in Deutschland in Erwägung gezogen wurde. Die Technik braucht eine klare Regelung, an die sich alle Beteiligten halten können, und ebenso klare Kontrollen. Das bedeutet die Notwendigkeit einer Änderung des ESchG, bzw. die Neufassung in einem Fortpflanzungsmedizingesetz, wenn die PGD in Deutschland durchgeführt werden soll. Wie schwierig eine Bewertung der Technik insgesamt ist, zeigt das Beispiel der Voten der Enquete-Kommission des Bundestags und des Nationalen Ethikrates. Beide Gremien kamen zwar zu einer (gegensätzlichen) Mehrheitsentscheidung, in beiden Fällen gab es aber auch davon wiederum abweichende Stellungnahmen.

5. Grundpositionen in der Debatte um den moralischen Status des Embryos

Die Kontroverse um den moralischen Status vorgeburtlichen Lebens und die damit verbundene Diskussion um die Zulässigkeit von Schwangerschaftsabbrüchen ist keineswegs neu. Schon seit längerem wird diese Frage abhängig von kulturellen Hintergründen, moralischen Wertvorstellungen oder auch Interessenslagen unterschiedlich beantwortet. Eine neue Dimension in der Kontroverse eröffnete sich durch den medizinisch-technischen Fortschritt der letzten zwei Jahrzehnte, der den Zugriff auf Embryonen im Labor ermöglichte.

Bei der In-vitro-Fertilisation werden Embryonen im Labor erzeugt und am Leben erhalten, um eine Schwangerschaft bei einer Frau herbeizuführen. Die gleiche Technik kann aber auch, das Einverständnis der Frauen vorausgesetzt, angewendet werden, um Embryonen für die biomedizinische Forschung zu erzeugen. Die Problematik liegt in der dadurch entstandenen Verfügbarkeit von Embryonen. Bevor die Reproduktionsmedizin die heutigen Möglichkeiten schuf, begann das Leben eines Menschen mit dem Nachweis der Schwangerschaft bei einer Frau. Davor liegende Entwicklungsstadien des Embryos waren zwar bekannt, aber weder nachweisbar noch verfügbar. Ein Embryo im Labor, der unabhängig von einer Frau existiert, stellt eine neue Form der menschlichen Existenz dar. Wie mit dieser Daseinsform umgegangen werden soll, darüber gibt es keinen Konsens in der Gesellschaft.[317]

Ein Ausdruck für diesen Dissens ist die Verschiedenartigkeit der Bezeichnungen für diese frühe Form menschlichen Lebens und die Bedeutungen, die der Nomenklatur beigemessen werden.[318] Für die ersten vierzehn Tage der Embryonalentwicklung bis zur Einnistung in den Uterus wurden die Bezeichnungen „Prä-Embryo“ oder „Konzeptus“ eingeführt, um diese Zeitspanne deutlich von

---

317 Die Debatte um den Status des Embryos überschneidet sich mit der aktuellen Abtreibungsdiskussion, viele der vorgebrachten Argumente sind sehr ähnlich.

318 Siehe auch die Bemerkungen zur Bezeichnung des Embryos in Kapitel 2.1.2.1 (Exkurs: Reifeteilung und frühe Embryonalentwicklung).

weiteren Entwicklungsstadien abzugrenzen. Vor allem in England werden diese Begriffe dazu verwendet, die ersten 14 Tage der Embryonalentwicklung auch sprachlich von dem Beginn uneingeschränkter Schutzwürdigkeit abzugrenzen. In Deutschland wurden biologische Begriffe wie Zygote oder Blastozyste nun mit neuer Bedeutung gebraucht. Ursprünglich wurden sie dazu verwendet, verschiedene Entwicklungsstadien aus biologischer Sicht zu beschreiben. Ihre Verwendung in der Diskussion impliziert aber inzwischen auch eine moralische Wertung. Wer diese Bezeichnungen außerhalb eines medizinischen oder reproduktionsbiologischen Kontextes wählt, anstatt Embryo zu sagen, bringt damit zum Ausdruck, dass diese Entwicklungsstadien nicht mit den späteren gleichzusetzen sind und demnach nicht die gleiche Schutzwürdigkeit besitzen. Die entgegengesetzte Ansicht wird mit der durchgängigen Verwendung der Bezeichnung Embryo auch für die ganz frühen Entwicklungsstadien signalisiert. Damit wird die Kontinuität in der Embryonalentwicklung herausgestellt und meistens zusätzlich postuliert, dass kein Unterschied in der Schutzwürdigkeit bei den einzelnen Entwicklungsstadien besteht. Wer in der Diskussion um den moralischen Status des Embryos nicht missverstanden werden will, muss sich dieser Begriffsbedeutungen bewusst sein und das eigene Verständnis der Begriffe zunächst offen legen. Für die ethische Diskussion ist diese begriffliche Unterscheidung der Embryonalstadien wenig hilfreich, da sie nichts zur Klärung darüber beitragen kann, wie sich der moralische Status des Embryos in diesen Stadien tatsächlich darstellt. Rein biologisch-wissenschaftlich argumentiert scheint eine solche Differenzierung auch nicht sinnvoll zu sein, weil die Embryonalentwicklung kontinuierlich und ohne sichtbare Zäsur abläuft.[319]

Ein weiteres grundsätzliches Problem für die Diskussion ist wissenschaftlicher Natur. Es ist nicht möglich, einen exakten Zeitpunkt zu bestimmen, an dem das menschliche Leben beginnt. Die Befruchtung, also die Vereinigung von Ei- und Samenzelle, stellt keinen definierbaren Zeitpunkt dar, sondern ist ein kontinuierlicher Ablauf verschiedener komplexer Vorgänge. Sie dauert von der Aufnahme des Spermiums in die Eizelle bis zur Vereinigung der genetischen Information der beiden Keimzellen ca. 24 Stunden. Keiner der dabei ablaufenden Schritte kann dabei als so herausragend gegenüber dem anderen bezeichnet werden, dass er einvernehmlich als Lebensbeginn herausgegriffen werden könnte. Weitere und immer detailliertere Erkenntnisse der frühen Embryonalentwicklung aus der Forschung unterstreichen diese Auffassung, die der Reproduktionsbiologe Beier so formuliert:

---

319 Engels 1998, 274-287, Jones DG und Telfer 1995, 41-46.

„Die Biologie, zumal die Molekularbiologie unserer Gegenwart, liefert uns kein einziges überzeugendes Argument für die Ansicht, dass man einen naturwissenschaftlich definierten Nullpunkt bestimmen könne, an dem der Schutz der Menschenwürde einzusetzen habe.“[320]

Auf philosophisch-ethischer Ebene steht ein anderes Problem im Vordergrund. Wie lässt sich für diese neue Art der menschlichen Existenz ein moralischer Status normativ begründen, und welcher Art soll dieser sein? Etwas abgewandelt lautet die am häufigsten gestellte Frage in diesem Zusammenhang, ob der Embryo Personenstatus besitzt oder zumindest als potenzielle Person anzusehen ist und aus diesem Grund Schutz genießen muss. Darüber gibt es die unterschiedlichsten Ansichten, keine davon hat bisher einen breiten Konsens geschaffen: *„No criterion or conclusion [regarding moral personhood]“,* so Patricia King, *„is ultimately persuasive.“*[321]

Daran schließt sich das Problem der Gesetzgebung zum Status des Embryos an. Wenn es keine allgemeingültigen Ansichten zu der Frage gibt, welche Wertschätzung der Embryo genießen soll und wann überhaupt das Leben dieses zu schützenden Embryonen beginnt, wie kann dann eine Gesetzgebung zum Schutz des Embryos aussehen bzw. auf welche Normen oder naturwissenschaftlichen Erkenntnisse soll sie sich stützen? In den europäischen Ländern gibt es dazu gänzlich unterschiedliche Ansichten und Gesetzgebungen, wie die Beispiele England und Deutschland zeigen.

Ich möchte im Folgenden die wichtigsten Argumente zum moralischen Status des Embryos kurz darstellen und deren Konsequenzen für die PGD aufzeigen.

5.1 Embryonen besitzen von der Befruchtung an ein uneingeschränktes Lebensrecht

Die Position, dass ein Embryo von Anfang an einem erwachsenen Menschen gleichzusetzen ist und deshalb auch die gleiche Achtung, die gleichen Rechte und den gleichen Schutz genießen muss, wird hauptsächlich von den christlichen Kirchen vertreten. Die Begründung dieser Position findet sich in der Zugehörigkeit des Embryos zur menschlichen Spezies. Menschliches Leben an sich wird als etwas Besonderes und folglich als mit besonderer Schutzwürdigkeit ausgestattet angesehen. Theologisch wird diese Auffassung aus der christlichen Über-

320 Beier 1990, 87.

321 Zitiert nach Khushf 1997, 505.

zeugung abgeleitet, dass das menschliche Leben ein Gottesgeschenk und damit heilig sei.[322]

Am konsequentesten wird diese Ansicht von der katholischen Kirche vertreten. Golser fasst die Argumente folgendermaßen zusammen:

„[...] jedem Menschen [kommt] als Menschen die Menschenwürde zu [...], und dies vom ersten Augenblick seiner Existenz an, die mit der Befruchtung gegeben ist, bis zum letzten Augenblick seines Lebens [...].“[323]

Daraus wird gefolgert:

„Die gleiche Würde, die jedem Menschen zukommt, also auch den Embryonen, verbietet ebenso verbrauchende, d.h. tötende oder schädigende Experimente an Embryonen, [...] und erst recht ist eine Erzeugung von Embryonen zu Forschungszwecken verboten, denn dies wäre eine totale Verzweckung menschlicher Personen [...].“[324]

Die Zuschreibung der Menschenwürde ist also gleichzusetzen mit Schutzwürdigkeit. Ein Mensch, also auch ein Embryo, mit Menschenwürde ausgestattet, darf nicht als Mittel für Zwecke verwendet werden, die nicht seinen eigenen Interessen dienen. Dazu der Philosoph Spaemann:

„Zu jedem Zeitpunkt ist es geboten, das, was, von Menschen gezeugt, sich autonom auf eine erwachsene Menschengestalt hin entwickelt, als „jemanden“ zu betrachten, der nicht als „etwas“ [...] ausgeschlachtet werden darf.“[325]

Nach der katholischen Lehrmeinung sind demnach nicht nur Embryonenforschung und Schwangerschaftsabbrüche verboten, sondern auch die Durchführung der In-vitro-Fertilisation und verschiedene Arten der Empfängnisverhütung, die auf einer Nidationshemmung[326] beruhen, da diese Methoden den Verlust von Embryonen in Kauf nehmen.

Diese Auffassung steht im Widerspruch zur gesellschaftlichen Realität. Es finden nicht nur die Ansichten des Papstes zur Empfängnisverhütung keine allgemeine Akzeptanz mehr, auch der Schwangerschaftsabbruch ist inzwischen tägliche Praxis. Ein derart kompromissloser Embryonenschutz wird von weiten Teilen der Gesellschaft nicht mehr akzeptiert. Biller schreibt dazu:

---

322 Ausführlich dazu Kaminsky 1998, 76.

323 Golser 1998, 159.

324 Ebenda.

325 Spaemann 2001, 38.

326 Nidationshemmung bedeutet, es wird nicht die Befruchtung der Eizelle verhindert, sondern die Einnistung eines eventuell entstandenen Embryonen in die Gebärmutter. Wichtigstes Beispiel dafür ist die so genannte „Pille danach“.

„Als einzige in sich konsistente Position in der aktuellen Diskussion, die dennoch auf einen normativen Anspruch nicht verzichtet, erweist sich die der katholischen Kirche. Ihr Problem ist jedoch die Diskrepanz ihrer moralischen Forderungen und der Realität und die geringe Bereitschaft in der Gesellschaft, die Konsequenz des Verzichts wirklich mitzuvollziehen.“ [327]

Vielfach wird auch versucht, die Schutzwürdigkeit des Embryos von der Befruchtung an philosophisch und ohne Zuhilfenahme von theologischen Positionen zu begründen. Hierher gehören die Argumente um Identität, Kontinuität, Personalität und Potenzialität des Embryos, die meist miteinander kombiniert vorgebracht und zur Begründung oder Widerlegung verschiedener Ansichten herangezogen werden. Im Folgenden beschränke ich mich auf eine kurze Darstellung der am häufigsten genannten Argumente.

Zunächst soll das Identitätsargument betrachtet werden. Das Verbot, einen Embryo zu töten, leitet sich aus seiner Identität mit dem späteren Menschen her, so die These. Diese Identität kann aber nur dann als körperliche Identität verstanden werden, wenn sie numerisch gemeint ist, da ein Embryo eine andere Körperlichkeit besitzt, als ein erwachsener Mensch. Numerische Identität oder Individualität ist jedoch vom naturwissenschaftlichen Standpunkt her erst dann gegeben, wenn keine Zwillingsbildung mehr möglich ist und somit erst ab dem ca. 14. Tag der Embryonalentwicklung der Fall. Mit dem Identitätsargument lässt sich demnach eine Schutzwürdigkeit früherer Stadien nicht begründen. Problematisch ist auch die Argumentation mit der genetischen Identität des Embryos und des erwachsenen Menschen.[328] Das hieße nämlich, den Menschen auf seine genetische Ausstattung zu reduzieren. Dazu Leist:

„In diesem Fall würde sich das Tötungsverbot nicht auf die Menschen richten, sondern vorrangig auf die Gene. Um das Genom zu schützen reicht [es] bereits aus, eine bestimmte Menge von Zellen in einer Nährflüssigkeit aufzubewahren, oder sie einzufrieren.“[329]

Auch aus entwicklungsbiologischer Sicht muss laut Engels diese Vereinfachung abgelehnt werden. Die Gene allein bestimmen nicht die Gestalt des Menschen. Welche Eigenschaften ein Mensch ausbildet, ist abhängig von der Genexpression und diese wird von verschiedenen Faktoren (wie z.B. Umwelt und Erziehung) auf nicht vorhersehbare Weise beeinflusst.[330]

Unter Identität könnte jedoch auch personale Identität verstanden werden. Wer aber von personaler Identität spricht, muss zunächst klären, was unter einer

---

327 Biller 1997, 18.

328 Ausführlich dazu: Leist 1990 a, 110-114.

329 Leist 1990 a, 113.

330 Engels 1998, 284f.

Person zu verstehen ist. Meist geschieht das durch die Aufzählung verschiedener Eigenschaften, die vorhanden sein müssen, um ein Lebewesen als eine Person zu qualifizieren. Einige Eigenschaften, die immer wieder genannt werden, sind beispielsweise die Fähigkeit zu Rationalität und Selbstbewusstsein. Solche Definitionen bergen aber das Problem, dass sie zum Ausschluss von geistig behinderten oder komatösen Menschen aus der moralischen Gemeinschaft führen können. Zugleich muss berücksichtigt werden, dass menschliche Personalität sich entwickelt und im Verlauf des Lebens mit dem Erwerb und Verlust von Eigenschaften einhergeht.[331] Unabhängig davon aber, welche Eigenschaften ausgewählt werden, um eine Person zu beschreiben, sehr frühe Embryonen können diese nicht besitzen. Um dieses Problem zu umgehen, schlägt Wimmer vor, den Personenbegriff, der an bestimmte Eigenschaften geknüpft wird, von dem rechtlichen oder moralischen Status einer Person zu trennen. So kann der (rein rechtliche) Personenstatus einem Menschen unabhängig von seinen aktuellen Eigenschaften zugeschrieben werden, aber nur wenn dieses (menschliche) Lebewesen prinzipiell die Möglichkeit hat, sich zu einer Person zu entwickeln.[332]

Das leitet direkt zu den Potenzialitätsargumenten über. Vertreter dieser Argumentationsweise betrachten den Embryo als eine potenzielle Person mit allen Rechten einer Person, weil er das Potenzial besitzt, sich zu einer Person zu entwickeln. Potenzialität darf dabei aber nicht mit Möglichkeit (possibility) oder Wahrscheinlichkeit (probability) gleichgesetzt werden. Diese Attribute würden beispielsweise nicht die Begründung einer unterschiedlichen Schutzwürdigkeit von Keimzellen und Embryo erlauben.[333] Vielmehr muss Potenzialität – im aristotelischen Sinn – als eine dem (lebenden) Wesen inhärente Entwicklungsfähigkeit verstanden werden, die weitgehend unabhängig von äußeren Faktoren oder Entscheidungen existiert und realisiert werden kann. Manchmal wird zur Verdeutlichung deshalb auch von einem aktiven Potenzial des Embryos gesprochen.[334] Diese natürliche Eigenschaft der Entwicklungsmöglichkeit qualifiziert dem Argument nach den Embryo als Person, auch wenn er sich nur in den allerersten Anfängen ihrer Aktualisierung befindet, und deshalb müssen ihm auch die Rechte einer Person zugestanden werden.[335] Hauptkritikpunkt an dieser Ar-

331 Biller 1997, 20f.

332 Wimmer 1997, 89.

333 Schöne-Seifert 1990, 107.

334 Ausführlich dazu z.B.: Kottow 1984 oder Reichlin 1997.

335 Reichlin 1997, 22f.

gumentation ist, dass nicht begründet wird, warum eine potenzielle Person ethisch genauso wie eine aktuelle Person zu behandeln ist.[336]

Philosophische Begründungsversuche einer Wertzuschreibung für den Embryo von der Befruchtung an stoßen also auf erhebliche Probleme. Einige Autoren, wie z.B. Schöne-Seifert, behaupten sogar, solche Versuche seien ganz zum Scheitern verurteilt. Sie ist der Meinung:

„[...], daß jedenfalls alle nicht-theologischen Argumente für einen globalen oder abgestuften Schutz embryonalen Lebens um seiner selbst willen einer rationalen Überprüfung nicht standhalten können.“[337]

Das deutsche Embryonenschutzgesetz basiert auf der Ansicht, dass menschliche Embryonen von Beginn ihrer Existenz an ein Recht auf Leben haben. Es verbietet die Verwendung von Embryonen zu Zwecken, die nicht ihrer Erhaltung dienen und damit die verbrauchende Embryonenforschung. Das Problem des nicht genau bestimmbaren Lebensbeginnes wird umgangen, indem ein solcher Zeitpunkt pragmatisch und ohne Anspruch auf allgemeine wissenschaftliche Gültigkeit definiert wird. Die Formulierung im § 8 ESchG lautet: *„Als Embryo gilt...“.*[338] Die Begründung für dieses strenge Gesetz stützt sich auf eine Güterabwägung zwischen zwei Grundrechten, der Menschenwürde und der Forschungsfreiheit. Der Menschenwürde der Embryonen wurde dabei eine höhere Priorität zugesprochen. Kein Mensch, auch kein Embryo, darf allein als Mittel zum Zweck benutzt werden. Dies ist die dem Gesetz zu Grunde liegende, an Kant angelehnte Formulierung. Kein Ziel der Embryonenforschung, auch nicht die Präimplantationsdiagnostik, war bis vor der Verabschiedung des ESchG für die Gesetzgeber überzeugend genug, um eine Ausnahme von dieser Regel zu erlauben. In der aktuellen Diskussion wird diese Ansicht jedoch wieder in Frage gestellt. Trotzdem ermöglicht auch die deutsche Gesetzgebung ein Abweichen von der konsequenten Durchführung des Lebensschutzes für Embryonen. Mit dem § 218 wurde eine pragmatische Regelung gefunden, die einerseits juristisch konsistent ist und andererseits eine Güterabwägung auch auf Kosten des Lebensrechtes des Embryos oder Fötus ermöglicht.

---

336 Kaminsky 1998, 101.

337 Schöne-Seifert 1990, 110.

338 Gesetz zum Schutz von Embryonen 1990.

5.2 Steigende Schutzwürdigkeit mit fortschreitender Entwicklung

Die weitaus am häufigsten in der Diskussion vorgebrachte Ansicht lautet, dass dem Embryo mit fortschreitender Entwicklung immer mehr Rechte zugestanden werden müssen. Diese Ansicht entspricht der Intuition vieler, nach der es beispielsweise weniger verwerflich erscheint, einen in vitro erzeugten Embryo nicht zu implantieren, als einen Föten abzutreiben. Zwar wird nicht bestritten, dass die Embryonalentwicklung graduell und kontinuierlich vor sich geht, es wird aber pragmatisch argumentiert, dass zwischen dem aus nur wenigen Zellen bestehenden sehr frühen Embryo und einem neugeborenen Kind ein großer qualitativer Unterschied besteht, der eine unterschiedliche Zuschreibung von Rechten durchaus rechtfertige. Warnock schreibt dazu:

„Das heißt, dass wir während der [ersten] vierzehn Tage den menschlichen Embryo, obwohl eindeutig menschlich und eindeutig lebendig, für so weitgehend verschieden von einem entwickelten menschlichen Wesen ansahen, dass er, im Unterschied zu einem Kind oder Erwachsenen, als Forschungsgegenstand behandelt werden darf [...].“[339]

Wenn aber verschiedenen Embryonalstadien unterschiedliche Schutzwürdigkeit zugesprochen wird, müssen auch Zeitpunkte oder zumindest Zeiträume in der Embryonalentwicklung angegeben werden, die den Beginn der verschiedenen Rechte markieren. Und es muss andererseits bestimmt werden, wie groß der erworbene Rechtsanteil sein soll, damit er als vollgültiges Recht zählt. Dabei müssen entwicklungsphysiologische Merkmale oder bestimmte Eigenschaften herausgegriffen werden, um den moralischen Status zu begründen. Welche Stufe in der Entwicklung jeweils herausgegriffen wird, ist eine Wertentscheidung, die biologisch nicht objektiv herleitbar ist. In einer Stellungnahme einer Arbeitsgruppe der Akademie für Ethik in der Medizin zum Embryonenschutz heißt es dazu:

„Die Entwicklung des menschlichen Lebens ist ein Kontinuum, in dem Grenzen der Schutzwürdigkeit nur aufgrund von Interessen oder Wertzuschreibungen gezogen werden können, die ihre Begründung außerhalb der naturwissenschaftlichen Beobachtung haben.“[340]

Ein wichtiges Beispiel für die Verwendung eines definierten Zeitpunktes in der Embryonalentwicklung, der den Beginn des Lebensschutzes für Embryonen markieren soll, stellt die englische Gesetzgebung dar. In England ist die Embry-

339 Warnock 1990, 228.

340 Akademie für Ethik in der Medizin 1990, 183.

onenforschung nach Antrag und mit spezieller Genehmigung bis zum 14. Lebenstag der Embryonen erlaubt. Dieser Zeitpunkt wurde aus mehreren Gründen gewählt. Zu diesem Zeitpunkt ist die Implantation des Embryos in die Gebärmutter abgeschlossen und alle Zellen sind eindeutig in ihrer weiteren Entwicklung festgelegt. In frühen Stadien ist es dagegen nicht einmal möglich, Zellen, die zur Plazenta werden, von Zellen, die später den Embryo bilden, zu unterscheiden.[341] Weiterhin ist mit dem Erscheinen des so genannten Primitivstreifens um den 14. Tag der Embryonalentwicklung keine Zwillingsbildung mehr möglich. Vor diesem Zeitpunkt kann der Embryo nach dieser Argumentation nicht als einzelnes Individuum angesehen werden.

Ein anderer Vorschlag stammt aus der Debatte um den Schwangerschaftsabbruch. Sass definierte den Beginn der Gehirntätigkeit beim Embryo als Beginn der vollen Schutzwürdigkeit. Das ist ca. in der 10. Woche der Embryonalentwicklung der Fall. Da das Leben eines Menschen als beendet gilt, wenn der Hirntod festgestellt wird, sei es sinnvoll, den Beginn des „Hirnlebens" als Anfang des menschlichen Lebens zu akzeptieren.[342] Ein einziges Merkmal des Embryos, nämlich die Gehirntätigkeit, wird bei dieser Argumentation als das wichtigste Kriterium herausgegriffen. Der Zeitpunkt der Entwicklung dieses Merkmals wird naturwissenschaftlich bestimmt und soll dann den Beginn von Rechten begründen.

Das „Human Embryo Research Panel", ein in den USA gegründetes Gremium, das Richtlinien zur öffentlichen Finanzierung von Embryonenforschung erarbeiten soll, argumentiert dagegen anders. Menschliches Leben beginne zwar mit der Befruchtung, aber dieser Zeitpunkt sei nicht so signifikant, dass er als Beginn aller Rechte für den Embryo definiert werden müsse. Viele der befruchteten Eizellen implantierten sich erst gar nicht, und es komme zu frühen Spontanaborten. Trotzdem besitze der Embryo eine Reihe moralisch bedeutsamer Eigenschaften, wie z.B. genetische Einzigartigkeit, Potenzial zu voller Entwicklung und später auch Empfindungsfähigkeit und Gehirnaktivität. Die zunehmende Realisierung dieser Eigenschaften steigere den moralischen Wert des Embryos bis schließlich „*at some point*" dem Embryo volle Schutzwürdigkeit zuerkannt werden könne.[343] Begründet wird hier aber weder, warum diese Eigen-

---

341 Warnock 1990, 228-231. Viele andere Autoren argumentieren ähnlich, z.B.: American College of Obstetricians and Gynecologists 1994, 295f; McLaren 1990, 209f; Persson 1995, 20; Singer 1995, 137.

342 Sass 1991. Der Beginn der Hirntätigkeit wird aber auch von anderen Autoren als signifikant angesehen, z.B.: Ward 1990.

343 Annas et al. 1996, 1330.

schaften ausgewählt wurden, noch warum sie moralisch relevant sein sollen, oder wie weit sie ausgeprägt sein müssen, um als relevant anerkannt zu werden.

Es gibt noch weitere Beispiele ähnlicher Argumentation.[344] Die gewählten Beispiele sollen zeigen, wie problematisch es ist, da in gewisser Hinsicht willkürlich, die Rechte des Embryos von der Auswahl bestimmter Eigenschaften, Möglichkeiten oder Entwicklungsstadien abhängig zu machen.

5.3 Keine intrinsische Schutzwürdigkeit für Embryonen

Allen vorangegangenen Positionen zum moralischen Status des Embryos ist eines gemeinsam: Sie betrachteten den menschlichen Embryo bzw. menschliches Leben allgemein, als etwas Besonderes, das auch einen besonderen Schutz genießen muss. Umstritten ist nur, wie weit dieser Schutz zu gehen hat und ab welchem Zeitpunkt er einsetzt. Es gibt jedoch auch Autoren, die eine Schutzwürdigkeit des Embryos völlig verneinen. Sie argumentieren, dass menschliches Leben an sich keinerlei besonderen moralischen Wert besitzt. Die Zugehörigkeit des Embryos zur menschlichen Spezies könne nicht allein die Grundlage für eine Zuschreibung von Rechten sein. Diese willkürliche Bevorzugung der Spezies Mensch wird gelegentlich als „Speziesismus“ kritisiert. Nur das Vorhandensein bestimmter Eigenschaften, Interessen oder die Existenz personaler Identität könnten als Grundlage für Rechte gelten. Die Konsequenz aus dieser Ansicht ist die Ablehnung von Rechten für Embryonen, Föten und sogar Neugeborene. Dafür können Tiere, die die geforderten Eigenschaften besitzen, Träger der gleichen Rechte wie Menschen oder Personen sein. Singer ist der bekannteste Vertreter dieser Sichtweise, er behauptet:

„The belief that mere membership of our species, irrespective of other characteristics, makes a great difference to the wrongness of killing a being is a legacy of religious doctrines that even those opposed to abortion hesitate to bring into the debate. [...] My suggestion, then, is that we accord the life of a fetus no greater value than the life of a nonhuman animal at a similar level of rationality, self-consciousness, awareness, capacity to feel, etc. Since no fetus is a person, no fetus has the same claim to life as a person.“[345]

---

344 Stellvertretend sollen hier genannt werden: Schenker 1992, Steinbock 1992 und Strong 1997.

345 Singer 1995, 150 und 151.

Sehr ähnliche Ansichten vertritt Kuhse. Sie schreibt:

„Ich habe argumentiert, daß das Prinzip der Würde in eine Interessensethik eingebettet ist, und dass das gattungsbezogene menschliche Leben als solches kein plausibler Würdenträger ist. Menschliche Wesen (aber auch Tiere) können Träger von moralisch bedeutungsvollen Eigenschaften oder Interessen sein, wenn sie die Fähigkeit haben, positive oder negative Bewußtseinszustände zu empfinden. Diese Fähigkeit gibt einem Wesen eine Innenperspektive und macht es damit um seiner selbst willen moralisch beachtenswert.“[346]

Hier wird das Recht auf Leben also nur Personen zugesprochen oder Lebewesen, die bestimmte moralisch relevante Eigenschaften besitzen, die sie vor anderen Lebewesen auszeichnen. Nur der aktuelle Status einer Person oder Nicht-Person und nicht auch das, was in der Vergangenheit möglich war oder in der Zukunft möglich sein könnte, werden beachtet. Diese Argumentation ist zwar in sich konsistent, aber zumindest kontraintuitiv. Eine konsequente Anwendung hieße nicht nur die Freigabe der Embryonenforschung, sondern würde auch beispielsweise unseren Umgang mit geistig schwer behinderten oder irreversibel komatösen Menschen grundsätzlich verändern.

5.4 Kontextabhängige Bewertung des moralischen Status des Embryos

Wie dargelegt gibt es erhebliche argumentative Probleme, die absolute Schutzwürdigkeit eines Embryos ethisch zu begründen. Jeder Begründungsversuch basiert auf einem speziellen Wertehintergrund, mit dessen Hilfe argumentiert wird. Diese Wertannahmen sind zugleich auch die Ursache für den mangelnden Konsens in der Diskussion, da keine Wertetheorie als allgemein gültig anerkannt ist. Um die Frage nach dem Status des Embryos zufrieden stellend zu lösen, müsste also zunächst eine allgemein anerkannte normative Grundlage geschaffen werden. Mieth et al. formulieren das folgendermaßen:

„Ein Konsens in dieser Frage ist deshalb so schwierig, weil die unterschiedlichen, pluralen Werthintergründe in die Bewertung einfließen und bisher keine normative Ethiktheorie konsensuell verankert ist.“[347]

---

346 Kuhse 1997, 31.

347 Mieth et al. 1999, 139.

Um aus diesem Dilemma einen Lösungsweg zu finden und handlungsanleitende Regeln für den Umgang mit neuen Technologien zu bekommen, gibt es Vorschläge für eine ganz andere Vorgehensweise. Es soll darauf verzichtet werden, dem Embryo einen einzigen in jeder Situation gültigen Status zuzuweisen. Vielmehr soll der Kontext betrachtet werden, in dem sich die Statusfrage stellt und danach soll darauf zurück geschlossen werden, wie mit den Embryonen in der jeweiligen Situation umgegangen werden soll. Danach hätte der Embryo keinen absoluten moralischen Status mehr, sondern nur noch einen relativen, der sich je nach der Situation, in der er betrachtet wird, verändert. Der Vorteil und das Ziel einer solchen Vorgehensweise besteht laut Biller in

„der Implementierung eines kontinuierlichen moralischen Abwägungsprozesses auf individueller wie auch auf gesellschaftlicher Ebene, der in einem beständigen Reflektieren der eigenen bzw. der gemeinsamen Interessen im Vergleich zu denen anderer besteht.“[348]

Das bedeutet eine fortwährende Auseinandersetzung mit dem Thema und eine immer wieder erneute Abwägung von Tatsachen und Interessen, um die bestmögliche Handlungsweise zu erarbeiten. An diesem Entscheidungsfindungsprozess müssten sich außerdem so viele Menschen wie möglich beteiligen. Um alle Aspekte des Kontextes zu erfassen, dürfen nicht nur „Experten“, wie z.B. Forscher und Theologen, an diesen Diskussionen beteiligt werden, sondern es müssen auch die so genannten Laien, insbesondere die betroffenen Frauen, Familien und Behinderten, mit eingebunden werden.[349] Besonders der Perspektivenwechsel spielt hier eine große Rolle. Es wird nicht nur der Embryo und sein moralischer Status beurteilt, sondern es werden auch die Interessen und Rechte aller mitbeteiligten oder betroffenen Personen in die Bewertung einbezogen und zusätzlich mögliche Folgen, die aus Handlung oder Unterlassung entstehen könnten, berücksichtigt. Solche mehrgleisigen Entscheidungsfindungsprozesse werden von einigen Autoren vorgeschlagen, beispielsweise von Mieth mit seiner sozialethischen Perspektive[350] oder von Wiesemann.[351] Auch Körner favorisiert eine solche umfassendere Betrachtungsweise. Er schreibt:

„Den vorherrschenden theoretischen Konzepten ist gemeinsam, dass sie rein individualistische Satzungen sind. Sie haben einzig Eigenschaften im Blick, die im Individuum selbst liegen, sei es als göttliche Eingabe oder als eigene Empfindung und Aktivität des Individuums. Die sozi-

---

348 Biller 1997, 23.

349 Der von der Bundesregierung im Mai 2001 eingerichtete Nationale Ethikrat erfüllt diese Bedingungen nicht, es handelt sich hier um ein Expertengremium.

350 Mieth 1999.

351 Wiesemann 2001, 290.

ale Schale des Personkerns – um das einmal so schematisch-anschaulich zu benennen – wird dabei nicht mitgedacht."[352]

Eine solche kontextabhängige Vorgehensweise setzt sich außerdem über die „Extremansichten" in der Debatte hinweg. Dem Embryo wird Lebensrecht und Schutzwürdigkeit zugesprochen, aber nicht in dem Maße, dass keine Ausnahme von dieser Schutzwürdigkeit möglich wäre. Das kommt sehr deutlich bei Körner zum Ausdruck:

„Es bleibt die immer wieder neu auszustreitende Diskurs-Lösung, ausgehend von der Prämisse: In jedem Stadium ist menschliches Leben wertvoll und schutzwürdig. Doch wird aus der Analyse und Abwägung sozialer Faktoren ein Konsens über bestimmte Relativierungen des Schutzgebotes folgen und eine bestimmte Zulässigkeit der Verfügung über vorgeburtliches Leben vereinbart."[353]

Der geforderte und notwendige ständige Diskurs, der es ermöglichen soll, auch neu auftretende wissenschaftliche Erkenntnisse oder empirische Daten in die Beurteilung immer wieder einzubeziehen und diese danach zu verändern, kann aber auch zum Problem werden. Eine solche „Dynamik" in der ethischen Beurteilung ist zwar wünschenswert, aber in der juristischen Praxis kaum durchsetzbar. Ein Gesetz wie das bestehende deutsche Embryonenschutzgesetz könnte es dann nicht geben. Vielmehr müssten Gremien, Gutachtergruppen oder Ethikkommissionen für die Beurteilung der einzelnen Fälle zur Verfügung stehen und ein „weiches" Regelwerk schaffen.[354] Eine Folge dieser Betrachtungsweise ist dann, dass die Schutzwürdigkeit der menschlichen Embryonen je nach der Situation, in der sie sich befinden, unterschiedlich bewertet werden kann. Ein Beispiel dafür ist der Vorschlag, so genannte überzählige Embryonen, die für die IVF nicht mehr gebraucht werden, für die Forschung zu verwenden, es aber nicht zu erlauben, Embryonen ausschließlich für die Forschung zu erzeugen.[355] Eine solche unterschiedliche Bewertung muss sehr sorgfältig begründet werden, wenn sie nicht sofortige Kritik herausfordern soll.

Konsequent durchgeführt bedeutet eine Anwendung dieses Prinzips, jeden einzelnen Fall neu betrachten zu müssen. Unter Umständen bekommt man dann

352 Körner 1997, 98.

353 Körner 1992, 312.

354 Ein solches Regelwerk an Hand von Beispielfällen könnte durchaus ein feststehendes Gesetz ersetzen. Im angloamerikanischen Rechtsystem ist dieses sogenannte „case law" tägliche Praxis.

355 Diese Ansicht wird beispielsweise vertreten vom American Human Research Panel (Annas et al. 1996), dem American College of Obstetricians and Gynecologists (1994) oder in der Bioethikkonvention des Europarates (Lebech 1998).

für die gleiche Fragestellung in unterschiedlichen Situationen verschiedene Antworten. Wer die Frage nach der Schutzwürdigkeit des Embryos nicht absolut, sondern abhängig vom jeweiligen Kontext beantworten will, in dem die Statusfrage aufgetreten ist, muss mit Widersprüchen und unterschiedlichen Antworten leben können. Solange aber kein gesellschaftlicher Konsens bei der Bewertung der Schutzwürdigkeit des Embryos gefunden wird, ist diese Möglichkeit vermutlich der beste Weg, um mit den auftretenden Entscheidungsdilemmata umzugehen.

5.5 Zusammenfassung

Zum moralischen Status des Embryos gibt es eine weite Spanne unterschiedlicher Ansichten, angefangen von der absoluten Schutzwürdigkeit, die keine Ausnahme erlaubt, bis zur generellen Verneinung der Schutzwürdigkeit des Embryos auch in weiteren Entwicklungsstadien und sogar bis nach dem Zeitpunkt der Geburt. Die Begründungsversuche stützen sich auf zwei Hauptargumente. Zum einen wird die Zugehörigkeit zur menschlichen Spezies als Grund für die Zuschreibung von Rechten genannt, zum anderen erfolgt die Heraushebung bestimmter (potenzieller) Eigenschaften des Menschen, deren Vorhandensein auch bei Embryonen Rechte begründen. Die Möglichkeiten eines Konsenses sind sehr begrenzt, weil schon bei der jeweiligen normativen Bewertungsgrundlage keine Einigkeit in der Gesellschaft besteht.

Als Lösungsansatz ist denkbar, den frühest möglichen Zeitpunkt der Entstehung des Embryos als Beginn seiner Rechte anzunehmen. Damit wäre zwar sichergestellt, dass auf keinen Fall mögliche Rechte des Embryos verletzt werden. Ein solcher Vorschlag auf der Basis eines fehlenden Konsenses muss jedoch als unbefriedigend angesehen werden, weil er die Lebenspraxis vieler Menschen, beispielsweise in Bezug auf die Möglichkeit eines Schwangerschaftsabbruches oder der pränatalen Diagnostik, außer Acht lässt.

Ein Kompromiss wäre daher, auf die Definition eines absoluten und allgemeingültigen moralischen Status des Embryos zu verzichten und stattdessen jeweils Einzelfallbeurteilungen vorzunehmen. Soziale Begebenheiten, die Interessen und konsensfähigen Rechte aller beteiligten Personen, sowie mögliche Folgen für die Zukunft müssen in eine solche kontextabhängige Bewertung einbezogen werden. Dies wäre zwar ein sehr aufwändiges Verfahren, in seiner Folge könnte aber ein Regelwerk entstehen, das den Bedürfnissen der Menschen gerecht wird und die Schutzwürdigkeit des menschlichen Embryos in der biomedizinischen Forschung nicht aus den Augen verliert.

Bezogen auf die PGD hat eine solche kontextabhängige Diskussion in Deutschland schon begonnen. Nach langer Debatte über das Embryonenschutzgesetz wurde 1990 die Forschung an Embryonen verboten, wenn sie nicht deren eigenem Nutzen dient. Die Anwendung der Präimplantationsdiagnostik ist im Rahmen dieses Gesetzes umstritten. Ganz im Sinne der oben dargelegten Kompromissposition wird ein Nachdenken darüber gefordert, ob nicht die Präimplantationsdiagnostik eine Ausnahme von der strengen Regel des Forschungsverbotes an Embryonen rechtfertigt. Dazu muss festgestellt werden, worin der „Kontext der PGD" besteht und wie nach einer Abwägung aller Tatsachen und Rechte eine abschließende Bewertung der PGD aussehen kann. Die Schutzwürdigkeit des Embryos muss dabei zur Diskussion gestellt und gegen die Interessen von Frauen bzw. Paaren und zukünftigen Eltern sowie gegen die Interessen der Gesellschaft insgesamt abgewogen werden. Dies soll in den folgenden Kapiteln geschehen.

6. PGD aus Sicht der Betroffenen

Befürworter der PGD begründen ihre Ansicht häufig damit, dass diese Technik eine sinnvolle Alternative bzw. eine Verbesserung zu den bestehenden Möglichkeiten der pränatalen Diagnostik darstelle, weil ein für die Frau traumatisierender Schwangerschaftsabbruch dadurch vermieden werden könne. Die Zulassung der PGD sei außerdem schon deswegen geboten, weil den Frauen diese Wahlmöglichkeit nicht vorenthalten werden dürfe.

Gegner bestreiten die Auffassung, die PGD stelle eine Erleichterung für die betroffenen Paare dar. Sie warnen vor den Gefahren der PGD, z.B. den möglichen gesundheitlichen Folgen für die mit PGD gezeugten Kinder, und sie lehnen die Zumutung einer IVF für normal fertile Frauen ab. Manchmal wird den Frauen sogar die Fähigkeit und das Recht abgesprochen, sich in den Fragen der Reproduktionsmedizin frei und unabhängig entscheiden zu können.

In diesem Kapitel soll gefragt werden, ob die PGD tatsächlich eine Verbesserung für die Situation der Frauen darstellt. Es wird untersucht, ob diese Technik der herkömmlichen Pränataldiagnostik aus medizinischer, physiologischer und/oder psychischer Hinsicht überlegen ist oder zumindest für einen Teil der betroffenen Frauen eine Alternative zur PND darstellt und deshalb eingeführt werden sollte.

Im Blickpunkt steht dabei eine Frau (bzw. ein Paar), die trotz einer genetischen Disposition ein Kind ohne diese genetische Erkrankung bekommen möchte und dafür medizinische Hilfe in Anspruch nehmen will. Die Entscheidung für oder gegen ein behindertes Kind wird hierbei nicht grundsätzlich in Frage gestellt.

Die Kenntnis der Vor- und Nachteile der verschiedenen Techniken wie auch der möglichen Alternativen zur pränatalen Diagnostik ist eine der Voraussetzungen für eine verantwortungsvolle Entscheidung und damit für die Ausübung von (prokreativer) Autonomie. Welche weiteren Voraussetzungen für selbstbestimmte Entscheidungen notwendig sind und ob die Frau oder das Paar diese erfüllen können, wird im Anschluss erläutert. Alle Argumente für oder gegen die

PGD münden in die Frage, ob Frauen das Recht bekommen sollten, eigenständig über die Anwendung der PGD zu entscheiden.[356]

6.1 Möglichkeiten der Pränataldiagnostik

Um die verschiedenen Möglichkeiten, welche eine Frau zur Auswahl hat, vergleichen zu können, wird zunächst eine kurze Einführung in die Pränataldiagnostik gegeben. Berücksichtigt werden dabei nur diejenigen Verfahren, die eine Frau wählen kann, um einen spezifischen Gendefekt oder eine Chromosomenanomalie bei ihrem Kind auszuschließen.[357]

6.1.1 Amniozentese und Chorionzottenbiopsie

Die bekannteste Methode ist die so genannte Amniozentese. Mit Hilfe einer Punktion der kindlichen Fruchtblase durch die Bauchdecke der Frau wird eine Probe des Fruchtwassers entnommen. Die darin auch enthaltenen fötalen Zellen können für die genetische Diagnostik verwendet werden. Art und Methoden der genetischen Diagnostik sind dabei in einigen Aspekten anders als bei der PGD. Es stehen sehr viel mehr Zellen zur Verfügung, und es können zeitintensivere und weniger fehleranfällige Methoden angewandt werden. Für die Analyse von Chromosomenzahl und -struktur und des Geschlechts wird ein so genanntes Karyogramm[358] angefertigt. Die Analyse von einzelnen Gendefekten findet zwar wie bei der PGD mit Hilfe der Polymerase-Kettenreaktion statt, ist aber in diesem Fall nicht so fehleranfällig, da mehr Ausgangsmaterial vorhanden ist und außerdem eine Bestätigungsdiagnose möglich ist. Insgesamt dauert die Analyse im Idealfall etwa zwei bis drei Wochen und bietet eine hohe Diagnosesicherheit.

---

356 Dieses Kapitel ist vorwiegend der Problematik aus Sicht der Frauen gewidmet. Selbstverständlich wird in einer Partnerschaft die Entscheidung zu einem Kind gemeinsam getroffen. Die Rolle der Männer verdiente dabei eine eigene Untersuchung, es kann aber für den Normalfall unterstellt werden, dass die Interessen von „Frauen“ und „Paaren“ identisch sind.

357 Einen Gesamtüberblick über die Verfahren der PND geben beispielsweise Kollek 2000, 16-22, Stengel-Rutkowski 1997, 49-80 oder Arz de Falco 1996, 31-35.

358 In einer bestimmten Phase der Zellteilung, der sogenannten Metaphase, werden die Chromosomen einzeln in der Zelle sichtbar und können dargestellt und ausgezählt werden.

Trotzdem können auch hier Fehler nicht ausgeschlossen werden, und bei Unsicherheiten im Ergebnis zieht sich die Diagnostik erheblich in die Länge.

Die Amniozentese wird in der Regel zwischen der 14. und 16. Schwangerschaftswoche durchgeführt. Nach Beendigung der Diagnostik ist die Frau bereits im vierten oder fünften Monat schwanger und spürt eventuell schon die Kindesbewegungen. Ein Schwangerschaftsabbruch zu diesem späten Zeitpunkt stellt für die Frau ein erhebliches medizinisches Risiko und eine große psychische Belastung dar.

Eine weitere Methode der Pränataldiagnostik, die zu einem früheren Zeitpunkt durchgeführt werden kann, ist die Chorionzottenbiopsie. Mit ihrer Hilfe werden Plazentazellen gewonnen, die ebenfalls embryonalen Ursprungs sind und sich deshalb für eine genetische Diagnostik eignen. Diese Untersuchung kann bereits ab der achten bis zehnten Schwangerschaftswoche erfolgen, das heißt, dass das Ergebnis der genetischen Diagnostik bis zu zwei Monate früher bekannt sein kann als bei der Amniozentese. Nachteilig ist allerdings, dass die Diagnosesicherheit nicht so hoch ist. Das liegt an der Art der gewonnenen Zellen. Die Plazenta wird zwar vom Embryo gebildet, aber ihre Zellen entsprechen in ihrer chromosomalen Ausstattung nicht immer denen des sich entwickelnden Embryos. Diese chromosomalen Mosaiken stellen auch für die PGD ein großes Problem dar. Ist das Ergebnis der Diagnose unklar oder widersprüchlich, muss die Frau noch zusätzlich eine Amniozentese durchführen lassen.[359] Beide Techniken gehen außerdem mit einem Abortrisiko einher. Bei der Amniozentese beträgt es ca. ein halbes Prozent, bei der Chorionzottenbiopsie liegt es mit ein bis zwei Prozent höher.[360]

6.1.2 Vergleichender Überblick über PND und PGD

Ausgangspunkt dieses Vergleichs von Pränataldiagnostik und Präimplantationsdiagnostik ist die folgende Situation, in der sich eine Frau befindet: Sie weiß um ihr Risiko, eine bestimmte genetische Krankheit auf ihre Nachkommen zu übertragen und möchte möglichst sicher sein, ein Kind ohne diese Krankheit zu bekommen. Die Verwirklichung dieses Wunsches ist bei beiden Techniken grundverschieden.

359 Schuring-Blom et al. 2002.

360 Bettelheim et al. 2002.

Bei der PND wird die Frau auf natürlichem Wege schwanger und muss auf das Ergebnis der Diagnostik unter Umständen bis zu fünf Monate warten. Bei einem positiven Befund steht am Ende dieser Wartezeit die Entscheidung über einen Schwangerschaftsabbruch.

Bei der PGD verzichtet die Frau auf die natürliche Empfängnis und unterzieht sich stattdessen der IVF, also der künstlichen Befruchtung. Die Diagnostik wird im Labor durchgeführt, und die Auswahl über den/die zu implantierenden Embryonen treffen die Klinikärzte nach morphologischen Gesichtspunkten und nach dem Ergebnis der genetischen Diagnostik. Wenn eine Schwangerschaft durch diese Prozedur erreicht wird – das ist in etwa 15 bis 20% der Zyklen der Fall – kann die Frau mit sehr hoher Wahrscheinlichkeit damit rechnen, dass das Kind in Bezug auf die untersuchte Krankheit gesund ist. Um alle Unsicherheiten auszuschließen, wird ihr aber in den meisten Kliniken zusätzlich eine Pränataldiagnostik empfohlen. Nicht ganz sicher zu beantworten ist die Frage nach den gesundheitlichen Auswirkungen der Biopsie auf die Kinder. Bisherige Untersuchungen ergaben keinen Grund zur Besorgnis, der Beobachtungszeitraum ist jedoch für eine abschließende Beurteilung noch zu kurz. Der augenfälligste Unterschied zwischen PND und PGD ist damit der Zeitpunkt der genetischen Diagnostik. Bei der PND findet sie bei einer weit fortgeschrittenen Schwangerschaft statt, bei der PGD vor Beginn der Schwangerschaft.

Es gibt jedoch noch weitere qualitative Unterschiede. Im Kontext der PND ist es denkbar, dass sich die Frau trotz eines positiven Befundes zu einer Fortsetzung der Schwangerschaft entschließt. Die Entscheidung fällt für oder gegen ein einzelnes Kind, mit dem die Frau schon eine Zeit lang schwanger ist. PND kann in solchen Fällen auch als Chance verstanden werden, sich auf die Geburt eines behinderten oder kranken Kindes vorbereiten zu können. Der Frau wird dabei ein uneingeschränktes Entscheidungsrecht eingeräumt. Bei der PGD ist eine solche Situation weitaus schwieriger. Die Entscheidung darüber, welche Embryonen übertragen werden, wird nicht von der Frau allein getroffen, sondern von einem Team aus Ärzten, Embryologen und Molekulargenetikern. Schon während des Reifungsprozesses der Embryonen werden an diese verschiedene Qualitätskriterien angelegt, die zur klinischen Praxis gehören und den potenziellen Eltern nicht transparent gemacht werden. Dieses geteilte Entscheidungsrecht ist in den meisten Fällen unproblematisch, weil die Frau und die Klinikärzte das gleiche Ziel haben, nämlich ein gesundes Kind zu erzeugen. Wenn nach Beendigung der Diagnostik aber keine gesunden Embryonen zur Implantation zur Verfügung stehen sollten und die Frau die Übertragung eines positiv getesteten Embryos wünschen sollte, kommt es zu einem schwierigen Konflikt.[361] Die PGD wird durchgeführt, um im Rahmen der Möglichkeiten ein gesundes Kind zu erzeugen, und die Entscheidung des Paares, eine PGD durchführen zu lassen, beinhaltet die Übertragung der Entscheidung über die Qualität der Embryonen und der Verantwortung für die Selektion auf andere.[362] Wie weit diese Übertragung des Entscheidungsrechtes geht, ist aber unklar. Die Frage ist z.B., ob ein Klinikarzt sich weigern kann, auf ausdrücklichen Wunsch der Frau einen Embryo mit einem Gendefekt zu implantieren. Ein weiterer wichtiger Unterschied ist dabei schon angeklungen. Bei der PND ist ein einzelnes Kind betroffen, über dessen Weiterleben entschieden wird. Bei der PGD findet eine Auswahl unter mehreren Embryonen statt. Es werden bestimmte Qualitätskriterien an die Embryonen angelegt und die besten herausgesucht. Die PGD ist daher nicht einfach eine Vorverlegung der PND, sondern sie bringt eine neue Qualität in die pränatale Diagnostik, nämlich die Möglichkeit der Auswahl von Embryonen mit bestimmten erwünschten Eigenschaften bzw. ohne bestimmte genetische Defekte.

6.2 Belastung der Frau durch IVF im Vergleich zum Schwangerschaftsabbruch

6.2.1 Vergleich der Probleme beider Techniken

Ein großer Vorteil der PGD, der immer wieder herausgestellt wird, ist die Vermeidung eines späteren Schwangerschaftsabbruches. Die Frau muss aber stattdessen die IVF in Anspruch nehmen, und zwar obwohl sie auch auf natürlichem Wege Kinder empfangen könnte. Beides, sowohl der Schwangerschaftsabbruch als auch die Durchführung der IVF, bedeuten schwerwiegende Eingriffe in den Körper der Frau mit der Gefahr medizinischer Komplikationen, und beides bedeutet eine große psychische Belastung für die Frau.

Es gibt zahlreiche Erfahrungsberichte von Frauen, die eine Pränataldiagnostik und in deren Folge einen Schwangerschaftsabbruch hinter sich gebracht haben.[363] Ein wichtiges Problem für die Frauen ist zunächst die Zeit des Wartens

361 Ein solches Szenarium erscheint auf den ersten Blick als sehr unwahrscheinlich, es kann jedoch Situationen geben, in denen die Frau tatsächlich auf der Implantation eines Embryos mit einer genetisch bedingten Krankheit besteht. Beispiele dazu in Kapitel 2.2.2.

362 Ruppel und Mieth 1998, 375f Schroeder-Kurth 1997, 157.

363 Z.B.: Katz-Rothman 1986, Schindele 1990, Arz de Falco 1996, Nippert 1997.

auf den Befund der PND. Insbesondere die Zeit zwischen Probeentnahme und Ergebnismitteilung wird als besonders belastend empfunden. Trotz der fortschreitenden Schwangerschaft ist eine emotionale Bindung an das Kind kaum möglich. Die Frau befindet sich in einer „Schwangerschaft auf Probe“,[364] da sie, solange der Befund nicht bekannt ist, damit rechnen muss, vor die Entscheidung eines Schwangerschaftsabbruches gestellt zu werden. Trotz dieser belastenden Wartezeit sehen einige Frauen laut Nippert jedoch auch den Vorteil der Entscheidungsfreiheit durch die Pränataldiagnostik. Sie sind nicht mehr dem Schicksal oder den eigenen Genen hilflos ausgeliefert und übernehmen die Verantwortung für eine selbstbestimmte Entscheidung. Das gilt insbesondere für Frauen, die um ihr erhöhtes Risiko auf ein behindertes Kind wissen und sich deshalb für die PND entscheiden.[365]

Das Hauptproblem kommt jedoch mit dem positiven Befund. Die Schwangerschaft wird immer in der Hoffnung begonnen, dass das Kind nicht von der genetischen Erkrankung betroffen ist. Ein positiver Befund ist deshalb immer ein Schock. Fällt schließlich die Entscheidung zum Schwangerschaftsabbruch, muss die Frau sich mit dem von ihr bewusst herbeigeführten Tod des Kindes auseinandersetzen. Je nach Zeitpunkt des Schwangerschaftsabbruchs muss sie sogar das Kind auf normalem Wege gebären.[366] Schindele schreibt dazu:

> „Bei einem späten Schwangerschaftsabbruch muß eine Geburt geleistet werden, die Geburt eines Wunschkindes, das mit genetischem Befund plötzlich zur Belastung wurde und dessen Tod die Mutter mit ihrem Leib mitzuvollstrecken hat.“[367]

Die psychische Verarbeitung eines solchen Eingriffes ist schwierig und möglicherweise geprägt von Schuldgefühlen der Eltern. Eine kompetente psychologische Betreuung oder Hilfestellung gibt es in den seltensten Fällen.

Mit anderen Problemen hingegen werden Frauen konfrontiert, die IVF mit PGD in Anspruch nehmen. Sie müssen zunächst akzeptieren, dass sie methodenbedingt nur mit einer maximal 20%igen Wahrscheinlichkeit schwanger werden. Zudem ist die PGD immer noch im experimentellen Stadium, weshalb den Frauen empfohlen wird, zusätzlich die PND in Anspruch zu nehmen, um bei der

---

364 Der Begriff wurde eingeführt von Barbara Katz-Rothman 1986.

365 Nippert 1997, 113f.

366 Die Absaugmethode oder der medikamentös eingeleitete Schwangerschaftsabbruch sind nur in der Frühschwangerschaft bis ca. zum Ende des 3. Monats anwendbar. Ab ca. der 22. SSW sind Kinder außerhalb des Mutterleibes theoretisch überlebensfähig. Es ist nicht selten, dass Abbrüche nach PND zu einem solch späten Zeitpunkt erfolgen.

367 Schindele 1990, 203.

Diagnose ganz sicher zu gehen. Im Verlauf der IVF-Behandlung sind laut Hölzle und Wiesing die „mangelnde Vorhersagbarkeit und die Unkontrollierbarkeit der Situation" die größten Probleme.[368] Beide sind bedingt durch die Technik selbst. Hat sich die Frau für die Durchführung der IVF entschieden, gibt sie die Kontrolle über das, was mit und in ihrem Körper geschieht, an das Ärzteteam ab. Ob es zu einer Schwangerschaft kommt, kann sie nicht mehr durch eigenes Tun, sondern nur durch Kooperation mit der Medizin beeinflussen. Zudem kommt es während der Behandlung immer wieder zu Wartezeiten, in denen sich entscheidet, ob die vorherigen Schritte erfolgreich waren und ob die Behandlung fortgesetzt werden kann. Nach der Stimulationsbehandlung entscheidet sich, ob sich genug Eizellen entwickelt haben; nach der Eizellentnahme muss die Befruchtung abgewartet werden; und erst nach Entwicklung und Diagnostik an den Embryonen stellt sich heraus, ob Embryonen für einen Transfer zur Verfügung stehen. Die schwierigste Wartezeit liegt allerdings zwischen Embryonentransfer und Schwangerschaftstest. Zu jedem dieser Zeitpunkte kann die Hoffnung auf ein Kind enttäuscht werden. Häufig werden den Frauen bei oder vor der Übertragung mikroskopische Bilder ihrer Embryonen gezeigt. Obwohl diese Embryonen oft nur als „Zellhaufen" bezeichnet werden, betrachten die Frauen sie durchaus als ihre zukünftigen Kinder, eine nicht erfolgte Implantation kann daher zu einer starken Trauer- und Verlustreaktion führen.[369] Aber selbst bei einer erfolgreich erreichten Schwangerschaft kann sich die Frau noch nicht sicher fühlen. Die Spontanabortrate von Frühschwangerschaften ist hoch,[370] und auch die Bestätigung der Embryodiagnostik durch die PND steht noch aus. All das führt neben der körperlichen Belastung durch die Behandlung zu erheblichem psychischen Stress, dem im klinischen Alltag nicht immer Rechnung getragen wird.

6.2.2 Ansichten betroffener Frauen

Beide Verfahren führen also zu spezifischen psychischen Belastungen und beinhalten unterschiedliche medizinische Risiken. Wie groß aber die Belastungen

---

368 Hölzle und Wiesing 1991, 38.

369 Diese Situation ist möglicherweise nicht so schwerwiegend wie die Situation einer Frau, die einen späten Schwangerschaftsabbruch hinter sich bringen muss. Trotzdem muss hier das Argument zumindest eingeschränkt werden, dass die Selektion umso einfacher ist, je früher sie stattfindet. Das ist abhängig vom moralischen Standpunkt und den Emotionen der Betroffenen.

370 Fehlgeburten gibt es bei ca. 50% aller Konzeptionen und ca. 15% aller klinisch bemerkten Schwangerschaften (Wolff 2002, 365).

durch die jeweiligen medizinischen Maßnahmen im Einzelnen sind und was eine Frau als noch ertragbar für sich selbst empfindet, ist individuell sehr unterschiedlich. Zudem sind diese beiden Möglichkeiten so grundverschieden, dass ein Vergleich und ein Aufrechnen der Probleme gegeneinander als nicht möglich erscheint. Der Frau mit Kinderwunsch bei genetischer Vorbelastung bleibt die Wahl zwischen zwei Übeln, und welches davon sie als das kleinere empfindet, kann nur sie selbst entscheiden. Eine Verallgemeinerung darüber, was für die Frauen besser ist, ist daher unzulässig.

Welche Wahl die Frauen treffen, wenn sie in dieser Extremsituation sind und die PGD ihnen offen steht, darüber gibt es nur wenige Untersuchungen, die in Kapitel 2.4.1 schon vorgestellt wurden. Von den meisten Frauen wurde die IVF als große Belastung angesehen. Die befragten Frauen oder Paare mit einem bekannten genetisch bedingten Risiko, ein krankes Kind zu bekommen, entschieden sich daher mehrheitlich für die PND mit ihrer 75%igen Chance als erste Wahl. Am Hammersmith Hospital in London interessieren sich hauptsächlich Frauen mit einer längeren Leidensgeschichte für die Durchführung der PGD. Das heißt, dass die PGD erst dann als akzeptable Alternative angesehen wird, wenn die Durchführung der PND erfolglos blieb und die Frauen schon Erfahrungen mit einem oder mehreren Schwangerschaftsabbrüchen hatten. So gesehen ist die Vermeidung eines Schwangerschaftsabbruches tatsächlich berechtigterweise ein Hauptargument für die Durchführung der PGD, und es darf auch nicht verwundern, dass Kliniker, die mit diesen Fallgeschichten in erster Linie konfrontiert werden, dies als ihr Hauptargument für die Einführung der PGD anführen. Es darf jedoch nicht übersehen werden, dass dieses Argument erst dann wirksam wird, wenn PND versucht wurde und fehlschlug. Diese Situation betrifft zur Zeit weltweit nur einen kleinen Anteil aller Frauen, die PND durchführen ließen.

Ganz anders stellt sich die Situation dar, wenn Frauen auf natürlichem Weg keine Kinder bekommen können und daher sowieso IVF in Anspruch nehmen wollen. In diesem Fall ist die PGD keine zusätzliche Belastung und die Entscheidung dazu einfacher. Eine solche Konstellation von Unfruchtbarkeit und genetischer Belastung der Frau bzw. des Paares kommt aber selten vor.

Es gibt aber noch eine weitere Situation bei der die PGD als Alternative zur PND in Frage kommt. Frauen, die auf Grund von Unfruchtbarkeit die IVF in Anspruch nehmen, sind häufig über 35 Jahre alt, also in einem Alter, in dem PND als Screening zum Ausschluss von Chromosomenanomalien angeboten wird. Auch diesen Frauen könnte eine PGD, die als Screening mit der IVF durchgeführt wird, einen eventuellen späteren Schwangerschaftsabbruch ersparen. Diese

Anwendungsmöglichkeit der PGD als Routine-Screening bei der IVF wird inzwischen weltweit am häufigsten durchgeführt.[371]

6.3 Alternativen zur pränatalen Selektion

Frauen oder Paare haben natürlich nicht nur die Wahl zwischen der PGD und der PND. Sie können sich auch gegen eine pränatale Selektion entscheiden und trotzdem Kinder ohne den von ihnen vererbten Gendefekt bekommen. Das heißt dann aber, dass mindestens ein Partner auf eine genetische Verwandtschaft mit dem Kind verzichten muss. Im Fall der heterologen Insemination, also der Befruchtung mit Spendersamen, ist das der Vater. Bei einer Eispende wäre es die Mutter, eine solche Spende ist aber in Deutschland ebenso wie die Embryonenspende nicht erlaubt. Bei der Adoption oder der Embryonenspende haben beide Eltern keine genetische Verwandtschaft mit dem Kind.

6.3.1 Heterologe Insemination

Die heterologe Insemination, d.h. die Befruchtung der Frau mit dem Samen eines Mannes, der nicht ihr Partner ist, ist eine sehr alte und einfach durchzuführende Methode. Trotzdem hat sie unter den Techniken der assistierten Reproduktion einen geringeren Stellenwert. Der Jahresbericht der HFEAuthority von 1998 berichtet über 25.565 Patientinnen, die sich im Berichtszeitraum der IVF unterzogen, gegenüber 5.439 Patientinnen, die mit gespendeten Keimzellen behandelt wurden. Die IVF-Therapie führte zu 5.601 Geburten, die der Keimzellspende zu 1.379 Geburten.[372] Daraus lässt sich eine Geburtenrate pro Patientin (unabhängig von der Anzahl der durchgeführten Zyklen) errechnen. Bei der IVF liegt diese bei 21,9%, bei der heterologen Insemination bei 25,4%. Um diese etwas bessere Rate zu erreichen, müssen bei der heterologen Insemination allerdings wesentlich mehr Zyklen durchgeführt werden als bei der IVF. Die heterologe Insemination besitzt aber den entscheidenden Vorteil, eine wesentlich weniger belas-

371 Siehe dazu Kap. 2.2.3.

372 Human Fertilisation and Embryology Authority 1998; Abschnitt 3: IVF Data, Donor Insemination Data. In Deutschland gibt es keine Dokumentationspflicht oder zentrale Meldestelle für die Behandlungen mit Spendersamen. Vergleichszahlen sind daher nicht erhältlich.

tende Therapie zu sein. Trotzdem sinkt laut Bericht der HFEAuthority die Anzahl der Inseminations-Zyklen stetig, während die Anzahl der IVF-Zyklen steigt. Seit 1992 sank die Zahl der Behandlungen mit Spendersamen um 44% und dieser Trend setzt sich fort. Im Jahresbericht von 1999 wuchs die Zahl der IVF-Patientinnen auf 26.685, und die Zahl der mit Insemination behandelten Frauen sank auf 4.905.[373]

Als ein Grund der auch in Deutschland sinkenden Inanspruchnahme der heterologen Insemination wird die Etablierung von ICSI[374] angesehen.[375] Da die Hauptindikation für die Insemination oder ICSI die männliche Sterilität ist, und die Zahl der ICSI-Behandlungen seit deren Einführung stark gestiegen ist, kam es in der Folge zu einer deutlichen Verminderung der Spendersamen-Behandlungen. Dieser Trend ist als nicht selbstverständlich anzusehen, da die ICSI mit einem wesentlich höheren Aufwand (physisch und psychisch) verbunden ist. Das eigentlich problematische an ICSI ist außerdem, dass hier Frauen mit der Hormonbehandlung und Eizellentnahme wie bei der IVF behandelt werden müssen, obwohl die Ursache der Infertilität bei den Männern liegt. Trotzdem wird ICSI offensichtlich in vielen Fällen der heterologen Insemination vorgezogen. Mögliche Gründe dafür sind, dass es für die Eltern von großer Bedeutung ist, ein genetisch eigenes Kind zu bekommen, oder dass sie Schwierigkeiten befürchten, die durch die ungewöhnliche familiäre Beziehung zum Keimzellspender entstehen.

Paare, die eine Erbkrankheit bei ihrem Kind verhindern wollen, sind allerdings in einer anderen Situation. Nicht die männliche Sterilität ist hier das Problem, sondern die genetische Belastung eines oder beider Partner. ICSI ist hier also keine Alternative. Mit Hilfe des Samens eines Spenders, der diesen Gendefekt nicht aufweist, kann die Übertragung des defekten Genes vom Vater verhindert werden. Das Kind wird in Bezug auf diesen Defekt gesund sein, kann aber Anlagenträger sein durch den eventuell von der Mutter übertragenen Gendefekt.[376] Das Ziel, ein von der Krankheit nicht betroffenes Kind zu bekommen,

---

373 Human Fertilisation and Embryology Authority 1999; Abschnitt 4: IVF Data, Donor Insemination Data.

374 ICSI ist das englische Kürzel für die Intrazytoplasmatische Spermieninjektion. Bei diesem Verfahren wird einer Eizelle ein einzelnes Spermium injiziert. Voraussetzung für die Durchführung ist wiederum die IVF (Vgl Fn 9).

375 Krause 1999, 165.

376 Aus diesem Grund ist auch die Anwendung der heterologen Insemination bei der Vermeidung von X-chromosomal übertragenen Krankheiten sinnlos. Wenn das Kind ein Junge wird und von

wäre damit also auf eine technisch recht einfache Weise zu erreichen, doch auch bei diesen Paaren gibt es keine hohe Bereitschaft, die heterologe Insemination in Anspruch zu nehmen. In einer in England durchgeführten Studie, in der 245 Menschen in dieser Situation danach befragt wurden, welche Möglichkeit sie am ehesten in Anspruch nehmen würden, um einen Gendefekt bei ihrem Nachwuchs zu verhindern, wählten nur vier Personen die heterologe Insemination als ihre Methode der ersten Wahl.[377] In dieser Studie wurde als Grund für die schlechte Akzeptanz der heterologen Insemination die fehlende genetische Verwandtschaft mit dem Vater angesehen.

Allerdings ist es durchaus wahrscheinlich, dass diese Technik kulturell unterschiedlich akzeptiert wird. Einen Hinweis darauf gibt eine von tschechischen Autoren durchgeführte Studie.[378] Hier wurden Patientinnen in Infertilitätskliniken verschiedener Länder über ihre Einstellungen zu Techniken der Reproduktionsmedizin befragt. In dieser Studie sprach sich nur eine Minderheit der Befragten gegen eine Verwendung von entweder Spendersamen, gespendeten Eizellen oder Embryonen bei der Infertilitätsbehandlung aus, wenn sich ein solches Vorgehen als nötig erweisen sollte. Die geringste Zustimmung mit 66% kam wiederum aus England, die höchste Zustimmung von Personen aus osteuropäischen Ländern, in Russland und Ungarn sprachen sich sogar alle Befragten für eine Verwendung von gespendeten Keimzellen oder Embryonen aus. Personen aus Deutschland wurden nicht befragt.[379]

Zahlreiche psychosoziale Untersuchungen bei Familien, die ein Kind mit Hilfe der heterologen Insemination bekommen haben, zeigen, dass die fehlende genetische Verwandtschaft keinen negativen Einfluss auf die Partnerschaft, die Eltern-Kind-Beziehungen und die Entwicklung der Kinder hat.[380] Im Gegenteil berichten viele Paare nach der Spenderinsemination über eine Verbesserung ihrer

---

der Mutter das mutierte X-Chromosom erbt, wird er die Krankheit bekommen, unabhängig davon, welcher Mann das Y-Chromosom beisteuert.

377 Snowdon und Green 1997, 347. Weitere Auswahlmöglichkeiten im Fragebogen waren PND, PGD, Adoption, Eizellspende und Verzicht auf Kinder. Am häufigsten wurde die PND als Methode der ersten Wahl angegeben.

378 Dolanska 1996, 294.

379 Die allgemein sehr hohe Zustimmung zur heterologen Insemination in dieser Studie ist aber möglicherweise auch auf die Art der Formulierung zurückzuführen. Die Paare standen nicht vor einer konkreten Entscheidung, sondern vor der theoretischen Möglichkeit diese Technik anzuwenden, wenn andere Techniken nicht zum Erfolg geführt haben.

380 Eine gute Zusammenfassung dieser Studien findet sich in Krause 1999. Befragt wurden allerdings immer nur die Eltern, nicht die von dieser Situation betroffenen Kinder.

Beziehung, und im Vergleich zu Eltern mit natürlich gezeugten Kindern haben diese Eltern bessere emotionale Bindungen zu ihren Kindern. Das Wissen um die fehlende genetische Verwandtschaft hat demnach bei einer guten Qualität der Eltern-Kind-Beziehung keine Bedeutung für die psychosoziale Entwicklung des Kindes. Diese sehr positiven Ergebnisse sind aber nicht so einfach zu verallgemeinern. Angesichts der hohen Priorität, die offensichtlich viele Eltern der genetischen Verwandtschaft mit ihren Kindern einräumen, muss man davon ausgehen, dass diejenigen Eltern, die sich dazu entschließen, darauf zu verzichten, eine sehr bewusste und reflektierte Entscheidung treffen. Der Vater ist von Anfang an bereit, ein Kind, das biologisch nicht mit ihm verwandt ist, als sein eigenes anzuerkennen. Nur so kann eine normale Eltern-Kind-Beziehung entstehen. Die heterologe Insemination ist deshalb nur für einen kleinen Teil der Kinderwunschpaare die erste Wahl. Häufiger wird sie erst dann in Erwägung gezogen, wenn andere Techniken nicht zum Erfolg geführt haben. Trotzdem wären eine verbesserte Aufklärung und Maßnahmen zur Akzeptanzerhöhung der heterologen Insemination durchaus sinnvoll. Solche Maßnahmen könnten Risikoelternpaaren eine neue gangbare Alternative aufzeigen.

Es muss allerdings noch einmal betont werden, dass mit der heterologen Insemination nur die Übertragung des Gendefektes vom Vater auf die Kinder verhindert werden kann. Soll explizit die Übertragung von der Mutter verhindert werden, ginge das nur mit der in Deutschland zur Zeit verbotenen Eizellspende. Diese weist aber nicht den Vorteil der einfachen Durchführbarkeit auf.

Nicht unerwähnt bleiben sollen hier auch ethische Probleme, die bei der Spendersamenbehandlung auftreten. Konfliktträchtig sind Fragen, ob die Spender anonym bleiben dürfen oder die Kinder ein Recht auf das Wissen um ihre genetische Abstammung haben.[381]

6.3.2 Adoption

Auch die Adoption hat für Kinderwunschpaare laut empirischen Untersuchungen keinen hohen Stellenwert als Alternative zur PGD. In der schon erwähnten englischen Studie war die Akzeptanz der Adoption sogar noch geringer als die der heterologen Insemination.[382] Bei der Adoption müssen beide Elternpaare auf die biologische bzw. genetische Elternschaft verzichten und – im Gegensatz zur

381 Krause 1999, 171.

382 Snowdon und Green 1997, 347.

heterologen Insemination – auch noch auf das Erlebnis von Schwangerschaft und Geburt des Kindes. Für die Adoption gilt daher ähnliches wie für die heterologe Insemination. Sie wird erst dann ernsthaft in Erwägung gezogen, wenn die technischen Möglichkeiten ausgeschöpft sind und nicht zum Erfolg geführt haben.

Die in einer Kinderklinik in der Psychosomatik tätige Ärztin Berger ist außerdem der Meinung, dass Adoption keine Alternative sein kann, wenn sie den Paaren in der Kinderwunschsprechstunde als Ausweg bei Behandlungsmisserfolg angeboten wird, da diese Paare mit ihrem Gesuch auf reproduktionsmedizinische Behandlung ja gerade den Wunsch nach einem eigenen Kind demonstrieren. Bei solchen Paaren muss ihrer Ansicht nach erst eine Wandlung des Kinderwunsches zum Wunsch nach Elternschaft stattfinden. Das heißt, dass für Paare die Adoption erst dann zur wirklichen Alternative wird, wenn sie erkennen, dass auch leibliche Kinder Persönlichkeiten sind, die nicht unbedingt den antizipierten Vorstellungen entsprechen. Nur dann kann ein adoptiertes Kind mit allen seinen (unvorhersehbaren) Eigenschaften als ein eigenes Kind angenommen werden.[383]

Ein weiteres Problem der Adoption ist, dass in Deutschland viel mehr Paare eine Adoption beantragen, als Kinder dafür freigegeben werden. Durchschnittlich kommen dreizehn Paare auf ein Kind,[384] und die Anforderungen, die an die potenziellen Eltern gestellt werden, sind sehr hoch. Wer zu alt ist oder nicht die entsprechenden finanziellen, räumlichen und auch familiären Voraussetzungen bieten kann, hat kaum eine Chance, in Deutschland ein Kind zu adoptieren. Dies gilt gerade für Familien, die schon ein behindertes Kind haben. Für diese Paare bleibt dann nur noch der (ethisch oft fragwürdige) Weg der Auslandsadoption.

Trotz all dieser Hindernisse kann auch die Adoption eine Alternative zur Erfüllung des Kinderwunsches sein und sollte in der Aufklärung nicht fehlen.

6.3.3 Verzicht auf Kinder

Der Vollständigkeit halber muss auch die Option eines Verzichts auf Kinder hier aufgeführt werden. Der Verzicht auf (weitere) Kinder ist die einfachste Möglichkeit, die Übertragung eines Gendefektes zu verhindern. Manche Autoren bezeichnen dies als zumutbare und vor allem moralisch richtige Alternative.[385] Das

383 Berger 1998, 202.

384 Ulrich 1999, 16.

385 Z.B.: Graumann 1998, 410 oder Schockenhoff 2000, 104f.

hieße für die Paare allerdings, Abschied von einem erwünschten und bisher als selbstverständlich erachteten Lebensziel nehmen zu müssen. Das fällt umso schwerer, je mehr Optionen mit der Reproduktionsmedizin zur Verfügung stehen. Es geht daher an unserer lebensweltlichen Realität vorbei, diesen Paaren einfach den Verzicht auf Kinder nahe zu legen.[386]

6.4 Interessen und Erwartungshaltung der Paare (Eltern)

Aus den vorangegangenen Kapiteln bleibt festzuhalten, dass die PGD vor allem für Paare mit genetischer Belastung eine Alternative ist, die sich ihren Wunsch nach einem Kind ohne die von ihnen vererbte Krankheit nicht mit Hilfe der Pränataldiagnostik erfüllen konnten und für die ein genetisch und biologisch eigenes Kind von großer Bedeutung ist. Solche Paare haben meist schon eine längere Leidensgeschichte hinter sich und sind bereit, mit einer Präimplantationsdiagnostik weitere physische Risiken und psychische Belastungen auf sich zu nehmen, um sich ihren Kinderwunsch zu erfüllen. Aber auch Paare, die die PGD als erste Option für sich auswählen, um ein gesundes Kind zu bekommen, wählen keinen einfachen Weg, und man darf davon ausgehen, dass sie sich dessen bewusst sind. Welche Motive haben solche Paare?

6.4.1 Kinderwunsch

Was bewegt Frauen dazu, ein unangenehmes und risikoreiches Verfahren wie die PGD auf sich zu nehmen? Kliniker, wie beispielsweise Robert Winston aus England, schildern oft eindrucksvolle Fallbeispiele, um die Notwendigkeit der PGD zu demonstrieren. Der Fall einer Frau namens Julie wurde in Kap. 2.6.2. schon einmal erwähnt. Ich möchte hier noch etwas genauer auf diese Fallgeschichte eingehen: Julie hatte schon einen zehnjährigen Sohn mit Lesh-Nyhan-Syndrom, als sie in das PGD-Programm des Hammersmith-Hospitals aufgenommen wurde. Weitere sieben Schwangerschaften hatten entweder mit Spontanabort oder Schwangerschaftsabbruch geendet, weil die Pränataldiagnostik immer einen positiven Befund erbrachte. Die PGD-Behandlung wurde begonnen, weil Julie auf keinen Fall einen weiteren Schwangerschaftsabbruch erleben wollte, aber

386 Siehe dazu auch Kap 6.4.2.

ihren Kinderwunsch nicht aufgeben mochte. Die Behandlung endete mit der Geburt eines gesunden Mädchens, allerdings erst nach drei Jahren. Wie viele Versuche, d.h. wie viele IVF-Zyklen dafür notwendig waren, wird leider nicht erwähnt.[387] Julie hatte also insgesamt dreizehn Jahre lang immer wieder versucht, ein Kind zu bekommen.

Der Wunsch nach Kindern wird in unserer Gesellschaft als etwas ganz normales und selbstverständliches angesehen. Freiwillige Kinderlosigkeit gilt dagegen manchen als egoistisch und unsozial, und muss oft genug gegenüber Eltern, Freunden etc. gerechtfertigt werden. Es herrscht also ein gewisser gesellschaftlicher Druck den Frauen gegenüber, Kinder zu bekommen. Häufig wird zusätzlich behauptet, der Kinderwunsch läge in der Natur der Frau oder sei ihre natürliche Bestimmung und nur durch Kinder könne eine Frau sich selbst verwirklichen. Demnach wäre der Kinderwunsch ein Produkt aus weiblicher genetischer Determination und Erziehung bzw. gesellschaftlichem Druck, und das ergäbe auch eine plausible Erklärung dafür, warum etwa Julie soviel auf sich genommen hat, um ein zweites Kind ohne Lesh-Nyhan-Syndrom zu bekommen.[388]

Solche Erklärungsversuche der eher traditionellen Art werden dem komplexen Thema Kinderwunsch aber nicht gerecht. Die traditionelle Zuständigkeit der Frau für Hausarbeit und Kinder hat ihre universelle Gültigkeit verloren. Frauen in den Industrieländern bestimmen selbst über ihre Lebensplanung. Obwohl die Vereinbarkeit von Familie und Beruf sicher noch verbesserungswürdig ist, gilt heute in den westlichen Industrieländern, dass Zeitpunkt und Anzahl der Kinder relativ frei gewählt werden können. Nicht verändert hat sich aber, dass sich weiterhin die überwiegende Mehrheit der Frauen eigene Kinder wünscht.

Die wichtigsten und häufigsten Gründe, die für den Wunsch nach eigenen Kindern genannt werden, hat Alpern zusammengestellt:[389] Kinder zu haben wird demnach als etwas Natürliches angesehen, das auch von den Eltern, Freunden etc. erwartet wird. Kinder geben der Ehe eine Bedeutung und symbolisieren die Einheit der Ehepartner. Mit Kindern kann eine ganz spezielle und tiefe Beziehung erlebt werden, sie schenken den Menschen die Möglichkeit zu bedingungsloser Liebe. Kinder geben dem Leben einen neuen Sinn und können der Wertschätzung des eigenen Lebens Ausdruck verleihen. Kinder sind eine Quelle der eigenen Erneuerung und ermöglichen die eigene Unschuld, Jugend, das Staunen und Erforschen wieder zu erleben. Kinder zu bekommen ist ein Akt der

387 Winston 1999, 87f.

388 Vgl. dazu Nave-Herz et al. 1996, 75-78.

389 Alpern 1992 b, 151.

Schöpfung, er geht einher mit dem Gefühl der Macht, der Kompetenz, des Erwachsenwerdens und der Akzeptanz des eigenen Geschlechts. Es beweist die eigene Unabhängigkeit und Reife. Kinder tragen zur Erhaltung und Weiterführung der eigenen Kultur und Gesellschaft bei. Die Liste kann in diesem Sinne noch weiter fortgesetzt werden. Kinder zu bekommen wird demnach als etwas allgemein Wünschenswertes angesehen, bereichernd für die eigene Person, zur Sicherung der eigenen Stellung in der Welt und auch als (altruistischer) Beitrag zum Erhalt der Gesellschaft.[390]

Alpern zitiert aber auch Kritik an dieser sehr positiven Sicht des Kinderwunsches.[391] Kinder können auch als eine Form der Vermehrung des eigenen ökonomischen und sozialen Kapitals angesehen werden, sie werden demnach nicht immer um ihrer selbst willen geschätzt, sondern nur als persönlicher Besitz. Sie verleihen einen bestimmten Status, ihre Vorzüge und herausragenden Eigenschaften werden den Eltern zugeschrieben. Kinder werden benutzt, um den fehlenden Sinn des eigenen Lebens zu kompensieren oder um der Ehe eine Bedeutung zu geben, die sie sonst nicht hätte. Kinder werden gezeugt, damit die Eltern nicht zu Außenseitern werden. Kinder geben eine Entschuldigung für die Anhäufung von Besitz und Macht und ermöglichen die Illusion von Kontinuität der eigenen Existenz und des Vermögens.

Welche Gründe Julie hatte, so lange und mit einem derart großen persönlichen Einsatz ihren Kinderwunsch zu verfolgen, darüber kann und soll hier nicht spekuliert werden. Es sollte nur deutlich werden, wie viele unterschiedliche Motivationen es für den Wunsch nach Kindern geben kann und dass sich eine Reflexion und kritische Hinterfragung der eigenen Gründe durchaus lohnen kann.

6.4.2 Kinderwunsch und Reproduktionsmedizin

Ein Kinderwunsch ist solange eine ganz private Sache, wie sich der Nachwuchs plangemäß einstellt. Erst wenn sich herausstellt, dass einer der Partner oder sogar beide unfruchtbar sind oder wenn die Familie von einem vererbbaren Gendefekt betroffen ist, wird der Kinderwunsch zum Problem, und das Paar ist auf Hilfe von außen angewiesen. Ungewollte Kinderlosigkeit bedeutet einen schwerwie-

---

390 Ähnlich, Nave-Herz et al. 1996, 84.

391 Alpern 1992 b, 157.

genden Eingriff in die Lebensplanung und -ziele der Betroffenen und erzeugt nicht selten einen großen Leidensdruck.

Medizinische Hilfsangebote für Kinderwunschpaare gibt es reichlich, und welche Bedeutung dieser Wunsch in unserer Gesellschaft hat, sieht man auch daran, dass die Kosten für die notwendigen Behandlungen von den Krankenkassen übernommen werden. Diese Angebote bedeuten Hoffnung für kinderlose Paare, ihren Wunsch doch noch erfüllen zu können. Sie wirken aber auch wie eine Art Nötigung. Viele Frauen berichten, dass sie die Reproduktionsmedizin in Anspruch genommen haben, um nichts zu versäumen und um sich später nichts vorwerfen zu müssen.[392] Wird die medizinische Behandlung abgelehnt, verwandelt sich die Kinderlosigkeit des Paares von einem schicksalhaften Ereignis in einen bewusst gewählten Zustand. Lauritzen schreibt dazu:

> „For once an individual is presented with a treatment option, not to pursue it is, in effect, to choose childlessness and to accept responsibility for it."[393]

Als schicksalhaft kinderlos können sich Paare heutzutage also erst betrachten, wenn sie die ganze Palette der zur Verfügung stehenden reproduktionsmedizinischen Methoden hinter sich gebracht haben und diese erfolglos geblieben sind. Reproduktionsmedizin nur eingeschränkt oder gar nicht in Anspruch zu nehmen würde bedeuten, sich mit der Kinderlosigkeit auseinandersetzen zu müssen und diese bewusst anzunehmen. Angesichts der Hoffnung, die die Reproduktionsmedizin ausstrahlt, und angesichts des hohen Stellenwerts, den eigene Kinder in der Lebensplanung haben, und des Leidensdrucks, den Kinderlosigkeit auslöst, kommt das für viele Paare zunächst nicht in Frage.

Reproduktionsmedizin wirkt also als Hoffnungsträger und als Mittel, die Ziele und Wünsche in der Lebensplanung in Bezug auf Kinder nicht ändern zu müssen. Das ist durchaus legitim und akzeptabel. Schwierig wird es erst dann, wenn kein Maß bei der Behandlung gefunden werden kann und aus einem Wunsch und Lebensziel eine Obsession wird.[394] Sind schon drei IVF-Zyklen genug oder soll die Hoffnung erst nach sechs oder noch mehr Versuchen aufgegeben werden? In vielen Kliniken wird den Paaren geraten, sich vor Beginn der Behandlung zu überlegen, wie viele Zyklen sie durchführen lassen wollen. Manchmal begrenzen finanzielle Gründe den Behandlungszeitraum, da die Krankenkassen nur eine bestimmte Zahl von Behandlungen bezahlen. Theore-

392 Z.B.: Franklin 1998, 107f oder Nave-Herz et al. 1996, 112f.

393 Lauritzen 1990, 41.

394 Paulson und Sauer 1991.

tisch kann ein Paar jedoch eine unbegrenzte Anzahl an Zyklen durchführen lassen. Noch mehr gilt das für die Pränataldiagnostik, denn für wie viele Kinder ein Paar die PND durchführen lässt, ist völlig ihm selbst überlassen. Das führt gelegentlich zu Fallgeschichten, wie der oben beschriebenen.

Einerseits steht die Reproduktionsmedizin für Hoffnung und Machbarkeit, andererseits wird den Frauen eine neue Verantwortung für ihre Infertilität und Kinderlosigkeit zugewiesen. Stellt sich kein Erfolg ein, werden die Frauen immer wieder mit der Entscheidung konfrontiert, die Hoffnung aufzugeben oder es noch einmal zu versuchen. Sie werden sich nie sicher sein können, ob der nächste Versuch nicht doch erfolgreich sein wird bzw. gewesen wäre, hätten sie es probiert. Auch im ärztlichen Aufklärungsgespräch werden sie dazu keine definitive Antwort erhalten. Eine Auskunft über den möglichen Erfolg oder Nicht-Erfolg kann nur über statistische Wahrscheinlichkeiten gegeben werden, die immer eine Ungewissheit und einen Unsicherheitsfaktor zurücklassen. Frauen, die die IVF in Anspruch nehmen, um nichts unversucht zu lassen, müssen mit dieser Situation erst einmal zurecht kommen. In der Reproduktionsmedizin gibt es immer noch eine weitere Option, die in Anspruch genommen werden kann. Das Problem ist also nicht das Angebot, sondern die Wahl des richtigen Zeitpunktes zum Beenden der Behandlung.

Franklin gibt noch einen weiteren Punkt zu bedenken. Sie fand heraus, dass gerade die Anwendung und Inanspruchnahme der IVF den Kinderwunsch der Frauen zur fixen Idee werden lassen kann. In ihrer Studie berichten einige Frauen, dass sie sich erst für die IVF entscheiden konnten, als sie sich schon mit einem Leben ohne Kinder abgefunden hatten. Sie wollten zwar nichts unversucht lassen, sich aber auch von der IVF nicht zu sehr emotional vereinnahmen lassen. Das lässt dieses Verfahren aber nicht zu. Die enorme seelische und physische Belastung durch die IVF, kombiniert mit der intensiven Auseinandersetzung mit der Möglichkeit der Schwangerschaft, kann Verzweiflung über die Kinderlosigkeit erst auslösen oder verstärken.[395]

Neue Möglichkeiten bedeuten mehr Freiheit, aber auch mehr Verantwortung für den Einzelnen. Gerade in der Reproduktionsmedizin werden viele Frauen mit diesen neuen Entscheidungsmöglichkeiten allein gelassen. Gehören sie zu den Glücklichen, denen die Technik erfolgreich zu eigenem Nachwuchs verholfen hat, treten die angesprochenen Probleme meist nicht auf. Versagt aber die Tech-

395 Franklin 1998, 112. Maier, eine gynäkologische Oberärztin in Salzburg, vertritt eine ähnliche Ansicht: *„Frequently the problems after treatment seem to be even worse than before."* (Maier 1998, 4).

nik, was in der Mehrzahl der Fall ist, brauchen die Frauen eine intensive psychologische Begleitung und Beratung. Es gibt keine objektiven Kriterien für die Entscheidung, wie viele Versuche eine Frau durchführen lassen soll oder wie viele Versuche gut für sie sind. Es ist aber notwendig, die Frauen zu befähigen, mit der „Restunsicherheit", dass es vielleicht doch beim nächsten Mal funktioniert hätte, leben zu können. Die Beratung und Begleitung muss den Frauen nicht nur ermöglichen, mit den Belastungen durch die Technik fertig zu werden, sondern sie auch dazu befähigen, irgendwann auf weitere Maßnahmen zu verzichten und Lebensziele für „die Zeit danach" zu entwickeln, damit aus der erhofften Lebenshilfe durch die Inanspruchnahme der Reproduktionsmedizin kein Verzicht auf ein eigenes Leben wird.

6.4.3 Recht auf ein (gesundes) Kind?

Kinderwunsch hat einen hohen Stellenwert in unserer Gesellschaft, und Paare haben ein hohes Interesse daran, von der Gesellschaft und vom Staat bei diesem Wunsch unterstützt zu werden. Haben sie aber nicht nur ein Interesse, sondern auch ein Recht auf diese Unterstützung? Oder anders gefragt: gibt es ein Recht der Menschen auf ein Kind oder gar ein Recht auf ein gesundes Kind?

Einigkeit herrscht darüber, dass es ein so genanntes negatives Recht auf Fortpflanzung gibt, d.h. ein allgemeines Recht darauf, die eigenen Möglichkeiten zu nutzen und nicht an der Fortpflanzung gehindert zu werden. Positiv ausgedrückt schützt dieses Recht nur die potenzielle Fähigkeit, sich fortzupflanzen. Es hat niemand das Recht, sich in die Fortpflanzungsentscheidungen Anderer einzumischen, und Maßnahmen wie z.B. die Zwangssterilisation sind damit ausgeschlossen.

Ein positives Recht auf Fortpflanzung hingegen wäre nicht zu realisieren. Es würde bedeuten, dass die Gesellschaft, bzw. der Staat, die Pflicht hätte, bei Frauen oder Paaren, auch wenn diese steril sind, für Nachwuchs zu sorgen. Ein solches Recht durchzusetzen ist unmöglich. Wenn es kein positives Recht auf Fortpflanzung gibt, besteht aber auch keine Pflicht des Staates oder der Gesellschaft, sterilen Paaren eine Kinderwunschbehandlung zu ermöglichen, und diese Paare haben demnach auch kein gesetzliches Anrecht darauf, sich fortzupflanzen.

Kinderwunsch hat aber eine so hohe Priorität, dass den Paaren die Inanspruchnahme von Sterilitätsbehandlungen zumindest in Deutschland[396] als Krankenkassenleistung ermöglicht wird. Dies konstituiert in der Folge ein anderes, moralisches Recht für Frauen oder Paare, basierend auf dem Recht darauf, nicht diskriminiert zu werden. Der Zugang zu den Reproduktionstechnologien darf nicht von äußeren Faktoren abhängig gemacht werden. Familienstand, Alter einer Frau, ihre sexuelle Orientierung (z.B. Homosexualität) oder auch eine bekannte genetische Erkrankung sollten beispielsweise bei der Indikation zur Durchführung einer reproduktionsmedizinischen Behandlung keine Rolle spielen.[397] Ein Recht auf allgemeine Zugänglichkeit zu reproduktionsmedizinischen Maßnahmen wird aber häufig bestritten und in der Realität auch nicht durchgesetzt. Auch in Deutschland können beispielsweise nur Ehepaare oder „Paare in stabiler Partnerschaft" die IVF in Anspruch nehmen. Argumentiert wird hier mit dem antizipierten Kindeswohl.[398] Ein weiteres häufiges Ausschlusskriterium ist zu hohes Alter der Frau, wobei die Ansichten über die Altersgrenze differieren.

Die Ermöglichung der Reproduktionsmedizin und die Bereitstellung von Ressourcen dafür innerhalb eines staatlichen Gesundheitssystems sind keine einklagbaren Rechte, und es kann durchaus sein, dass aus finanziellen Gründen nur ein Teil der möglichen Maßnahmen zur Verfügung gestellt wird. Wird aber Reproduktionsmedizin ermöglicht, muss sie auch für alle gleich zugänglich sein. Jedes Auswahlkriterium besitzt ein gewisses Maß an Willkürlichkeit und kann gegen den Gleichheitsgrundsatz verstoßen. Hier gibt es noch erheblichen Diskussionsbedarf, da eine allgemeine Verfügbarkeit und Zugänglichkeit zu reproduktionsmedizinischen Maßnahmen nicht gewährleistet ist. Das kann jedoch an dieser Stelle nicht weiter erörtert werden.

Ähnliches gilt auch für die Präimplantationsdiagnostik. Paare können kein gesetzliches Recht auf die Einführung der PGD haben. Ein solches Recht würde eine Pflicht des Staates voraussetzen, die Geburt von kranken oder behinderten

---

396 In England ist es beispielsweise abhängig vom Wohnbezirk, ob öffentliche Mittel für die IVF zur Verfügung gestellt werden oder nicht. Das englische Gesundheitssystem ist in regionale Einheiten gegliedert, sogenannte Health Authorities, die über die Verwendung ihrer Mittel selbständig entscheiden dürfen. Nicht alle dieser Health Authorities stellen Mittel für die IVF zur Verfügung. Die Wartelisten bei der öffentlich finanzierten IVF sind extrem lang, so dass die meisten Behandlungen auf dem privaten Sektor stattfinden. Aber auch in Deutschland gibt es z.B. Altersbeschränkungen bei der Übernahme der Behandlungskosten und auch immer wieder Überlegungen die IVF aus der Kassenleistung ganz herauszunehmen.

397 McLean 2000, 15-17.

398 Bundesärztekammer 1998.

Kindern zu verhindern. Mit den gesetzlichen Regelungen zum Schwangerschaftsabbruch wurde Paaren die Möglichkeit eingeräumt, die Geburt von kranken oder behinderten Kindern zu verhindern. Das heißt nicht, dass jedes mögliche Mittel zur Erreichung dieses Zieles zur Verfügung stehen muss.

Wenn aber in Deutschland eine Mehrheit für die Einführung der PGD votiert und die PGD für einige Paare und für eine oder mehrere Krankheiten ermöglicht wird, können andere, die ebenfalls von diesen Krankheiten betroffen sind, auf der Durchführung bestehen. Das bedeutet nicht, dass diesen Paaren ein Recht auf ein gesundes Kind eingeräumt wird, denn das kann niemand garantieren. Es bedeutet nur, dass dann allen das Recht auf gleichen Zugang zu den nutzbaren technischen Möglichkeiten eingeräumt werden muss. Paare können sich also auf ein Recht auf PGD berufen, wenn diese eingeführt und angewendet wird, allein aus Gründen der Gerechtigkeit.

Die Konsequenz daraus ist, dass die Einzelfallentscheidung durch Ethikkommissionen, wie sie von vielen Befürwortern der PGD in Deutschland gefordert wird, in der Praxis schwierig durchzusetzen sein wird. Wird in Deutschland einmal die PGD beispielsweise für Mukoviszidose durchgeführt, kann sie nicht mehr in anderen ähnlichen Fällen von einem Gremium abgelehnt werden. Ähnliche Fälle sind aber nicht nur solche, in denen es um die Mukoviszidose geht, sondern auch vergleichbare Problemsituationen bei anderen Krankheiten. Durch Berufung auf das Recht der Gleichbehandlung kann die Anwendung der PGD sich auf Krankheiten ausweiten, die bei der Einführung zunächst nicht vorgesehen waren.

Eine wichtige Frage, die sich daran anschließt und die jegliche prädiktive genetische Diagnostik betrifft, ist, ob Eltern die Pflicht haben, die Geburt von kranken oder behinderten Kindern zu verhindern, wenn es in ihrer Macht steht. Steinbock und McClamrock argumentieren beispielsweise mit ihrem Artikel: „When is birth unfair to the child?" in diese Richtung. Sie fordern von allen Paaren, die in der Lage sind, Geburtenkontrolle anzuwenden und die sich bewusst für Kinder entscheiden, eine verantwortungsvolle Elternschaft:

> „Before embarking on so serious an enterprise as parenthood, people should think about the consequences for their offspring."[399]

Die Eltern sollten demnach nicht nur die Versorgung ihrer Kinder sicherstellen, sondern auch beurteilen, ob ihr Kind ein lebenswertes Leben haben wird oder nicht und danach ihre Familienplanung richten. Dieser Argumentation zur Folge

399 Steinbock und McClamrock 1994, 19.

wird die Verantwortung für die Behinderung oder Krankheit der Kinder den Eltern angelastet, gesetzt den Fall, sie haben Zugang zu genetischem Wissen und die Möglichkeit, sich entsprechend zu entscheiden. Steigleder hingegen nimmt eine entgegengesetzte Position ein. Er ist der Ansicht, dass es keine Pflicht gibt, genetische Krankheiten zu vermeiden. Vermehrtes Wissen und neue Handlungsoptionen führen seiner Meinung nach nicht zu solchen neuen Pflichten.[400] Das Für und Wider dieses Problems kann hier nicht eingehender diskutiert werden. Das Beispiel soll aber verdeutlichen, dass das Angebot von PND und PGD weitere, moralisch bedeutsame Entscheidungsprobleme mit sich bringt.

Ein weiteres, ganz anders gelagertes Problem stellen die so genannten *„wrongful life"* – bzw *„wrongful birth"* – Klagen dar. Ärzte wurden dabei von Eltern verklagt, weil eine PND und ein Schwangerschaftsabbruch versäumt wurden. Ärztlicherseits besteht die Notwendigkeit, sich gegen solche Unterlassungsklagen abzusichern. Das ist am einfachsten, indem allen in Frage kommenden Frauen die Durchführung der PND nahe gelegt wird.[401]

Die Handlungsoptionen, die die moderne Reproduktionsmedizin zur Verfügung stellt, stärken einerseits die Entscheidungsfreiheit von Frauen und Paaren, sie führen aber auch häufig genug in Entscheidungsdilemmata, die die Menschen vor weitere Probleme stellen. Dennoch kann es nicht im Interesse von Eltern sein, wenn eine Gesellschaft ihnen neue technische Möglichkeiten gar nicht erst anbietet. Eine allgemeinverbindliche und alle zufrieden stellende Lösung dieser Probleme gibt es nicht. Deshalb müssen die Angebote der Reproduktionsmedizin begleitet werden von entsprechender Beratung und Betreuung der Eltern. Damit alle Handlungsoptionen offen bleiben, muss die Gesellschaft außerdem deutlich machen, dass auch behinderte Kinder erwünscht sind und unterstützt und gefördert werden.

6.5 Ausübung von Autonomie

6.5.1 Wer darf entscheiden?

In Deutschland gibt es die Möglichkeit der pränatalen Selektion. Der Schwangerschaftsabbruch ist zwar gesetzeswidrig, bleibt aber unter bestimmten Umständen

400 Steigleder 1998, 115.
401 Clayton 1995.

straffrei. Diese Regelung soll der speziellen Beziehung Rechnung tragen, in der sich eine schwangere Frau und ihr zukünftiges Kind befinden, und den Schwangerschaftsabbruch in einer Notsituation ermöglichen. Im Zusammenhang mit der Pränataldiagnostik ist der Schwangerschaftsabbruch in manchen Praxen zur täglichen Routine geworden. Dementsprechend ist es für eine Frau, die um ihr Risiko weiß, ein Kind mit einer Erbkrankheit zu bekommen, möglich, eine „Schwangerschaft auf Probe" einzugehen und deren Fortsetzung vom Befund der Pränataldiagnostik abhängig zu machen. Die Frau hat sich in diesen Fällen schon vorher dafür entschieden, ein Kind mit einer bestimmten Krankheit nicht auszutragen, und nimmt deshalb medizinische Hilfe in Anspruch, um ihr Ziel zu erreichen. Die Entscheidung über den Schwangerschaftsabbruch wird de facto bei einer Reihe von möglichen Erkrankungen letztendlich der Frau überlassen.

Vor der Inanspruchnahme der Präimplantationsdiagnostik muss die Frau ebenfalls um ihr genetisches Risiko wissen. Sie trifft dann die gleiche Entscheidung wie vor der Pränataldiagnostik, nämlich nur ein Kind ohne die befürchtete Krankheit zu bekommen. Das heißt, die Situation, in der die Frau entscheidet, und auch das gewünschte Ergebnis, also ein gesundes Kind,[402] sind bei beiden Techniken gleich, es unterscheiden sich nur die Mittel. Damit wird klar, warum so häufig behauptet wird, es liege ein Wertungswiderspruch darin, die PND zuzulassen, die PGD aber nicht. Der Widerspruch liegt nicht in der rechtlichen Regelung, da auch der Schwangerschaftsabbruch als gesetzeswidrig angesehen wird, sondern in der täglichen Praxis. Frauen wird ermöglicht, die Geburt eines behinderten Kindes zu verhindern, es wird ihnen zumindest in Deutschland aber nicht erlaubt zu entscheiden, welche Methode sie anwenden möchten, um dieses Ziel zu erreichen. Das heißt nicht, dass alle Methoden oder Mittel gutgeheißen werden sollen. Es geht nur darum, wer das Recht zugesprochen bekommt, in diesen Extremsituationen eine Entscheidung zu treffen.

Der Frau die Entscheidungsfreiheit zuzugestehen, das Verfahren zu wählen, das ihr am wenigsten belastend erscheint, liegt aus mehreren Gründen nahe. Auf Grund der Uneinigkeit über den moralischen Status des Embryos kann keine der denkbaren Positionen ein allgemeingültiges Entscheidungskriterium werden. Es gibt des Weiteren einen Mangel an konsensfähigen ethischen Entscheidungskri-

---

402 Eine hundertprozentige Sicherheit, dass das Kind gesund ist, kann auch die Pränataldiagnostik nicht geben. Der Ausdruck „gesundes Kind" bezieht sich hier auf die Krankheit, von der die Eltern wissen, dass sie sie vererben können. Das Kind kann deswegen trotzdem einen Gendefekt aufweisen, auf den hin nicht untersucht wurde, oder es kann z.B. durch ein Geburtstrauma geschädigt werden.

terien, für welche Krankheiten und in welchen Situationen pränatale Selektion gerechtfertigt ist.[403] Außerdem kann niemand außer der Frau oder dem Paar selbst über die Zumutbarkeit von medizinischen und psychischen Risiken, gleich welchen Verfahrens, entscheiden, und auch die Entscheidung auf andere Alternativen auszuweichen, die den Verzicht auf ein genetisch eigenes Kind bedeuteten, kann nur von der Frau selbst getroffen werden.

Allerdings wird der Rückgriff auf eine solche elterliche Entscheidungsfreiheit auch häufig kritisiert. Ob und unter welchen Bedingungen sie realisiert werden kann, wird im Folgenden erläutert.

6.5.2 Autonomie als Prinzip in der Medizinethik

Das Recht auf Selbstbestimmung zählt in den westlichen Demokratien zu den Grundrechten.[404] Es gilt aber nur, solange es nicht mit Rechten anderer konfligiert.

Auch in der neueren Medizinethik ist die Patientenselbstbestimmung oder -autonomie zu einem wichtigen Prinzip geworden. Das traditionelle ärztliche Verständnis hippokratischer Prägung verpflichtete die handelnden Ärzte dem Patientenwohl und stellte einen hohen Anspruch an die ärztliche moralische Integrität. Es hat sich aber gezeigt, dass unter den Bedingungen der modernen Medizin eine paternalistische Arzt-Patienten-Beziehung zu Missbrauch von Patienten und zur Missachtung der Menschenwürde des Einzelnen führen kann.[405] Die moralische Verpflichtung der Ärzte auf das Wohl ihrer Patienten muss daher durch Rechte der Patienten ergänzt werden. Der bekannteste Ansatz einer solchen Synthese von ärztlichen (Fürsorge-) Pflichten und Patientenrechten kommt aus den USA. Beauchamp und Childress nannten vier Prinzipien, die als

---

403 Es gibt einige Situationen, in denen die PGD auf keinen Fall als gerechtfertigt angesehen wird. Das gilt z.B. für die Geschlechtsselektion in Deutschland. In vielen anderen Fällen hängt die Beurteilung nicht nur von der Schwere der zu erwartenden Krankheit des Kindes ab, sondern auch von der (familiären und finanziellen etc.) Situation, in der sich die Frau befindet. Daher ist eine allgemein verbindliche Beurteilung nicht möglich.

404 Der Artikel 2 Abs.1 GG lautet folgendermaßen: „Jeder hat das Recht auf die freie Entfaltung seiner Persönlichkeit, soweit er nicht die Rechte anderer verletzt und nicht gegen die verfassungsmäßige Ordnung oder das Sittengesetz verstößt.“ (Grundgesetz für die Bundesrepublik Deutschland 1949/2001).

405 Die menschenverachtenden Versuche, die von Ärzten in nationalsozialistischen Konzentrationslagern durchgeführt wurden, sind dafür nur ein Beispiel.

Beurteilungs- und Handlungsgrundlage in der Bioethik dienen können. Die Prinzipien der Selbstbestimmung der Patienten (autonomy), des Nicht-Schadens (nonmaleficence), des Handelns zum Wohle des Patienten (beneficence) und der Gerechtigkeit (justice) gelten danach als gleichwertige, gelegentlich miteinander konkurrierende Normen verantwortlichen Handelns.[406]

Diese Prinzipien bilden nur einen Rahmen, der Spielraum lässt für unterschiedliche Interpretationen und eine Anpassung an Ausnahmesituationen möglich macht. Eine wichtige Konsequenz, die aus der Anwendung dieser Prinzipien folgt, ist aber unabhängig von jeder Interpretation. Sie lautet, dass Entscheidungen in der Medizin, z.B. über die Anwendung oder Unterlassung einer Therapie, in der Regel nicht von den Ärzten allein getroffen werden sollten, sondern Wünsche und Interessen der Patienten mitberücksichtigt werden müssen. Durch die Einbeziehung der Gerechtigkeit in die vier Prinzipien bleibt der Entscheidungsrahmen außerdem nicht nur auf das Verhältnis von Ärzten und Patienten beschränkt, sondern es wird eine weitere Dimension, die der Gesellschaft, mit einbezogen. Auf die PGD angewandt heißt das, dass die Autonomie von Frauen und Paaren nur als ein moralisches Kriterium gelten kann, ob PGD gerechtfertigt ist oder nicht. Die anderen Prinzipien müssen ebenfalls berücksichtigt werden. Da die Prinzipien aber nicht gewichtet sind, sondern gleichberechtigt nebeneinander stehen, kann aus einem solchen Abwägungsprozess zunächst keine direkte Handlungsanweisung folgen. Es müssen alle zugehörigen Aspekte bedacht und alle Interessen berücksichtigt werden. Dabei ergibt sich häufig und auch im Falle der PGD ein Entscheidungskonflikt, der nur aufgelöst werden kann, indem einem der vier Prinzipien der Vorrang gegeben wird. Aus Sicht der betroffenen Frauen und Paare kann das nur die Autonomie sein.

6.5.3 Voraussetzungen für die Ausübung von Autonomie

Bevor die (elterliche) Autonomie als oberstes Entscheidungskriterium im Falle der PGD anerkannt werden kann, muss zunächst genauer betrachtet werden, welchen Inhalt der Begriff hat und welche Bedingungen an die Ausübung von Autonomie geknüpft werden sollten. Außerdem muss beurteilt werden, ob autonome Entscheidungen im Zusammenhang mit der Reproduktionsmedizin möglich sind. Diese „Bedingung der Möglichkeit" ist eine der wichtigsten Voraussetzungen dafür, den Frauen die Entscheidung für oder gegen PGD zu überlassen.

---

406 Beauchamp und Childress 2001.

Für Kollek und Schöne-Seifert ist dies die zentrale Frage in der Auseinandersetzung um die Einführung der neuen Technik.[407]

Nach Beauchamp und Childress sind drei Grundvoraussetzungen für die Autonomie unabdingbar: die Freiheit, eine Entscheidung unabhängig von äußeren Zwängen zu treffen, die Fähigkeit, intentional zu handeln, und die Fähigkeit, die Tragweite eigener Handlungen auch zu verstehen (Kompetenz).[408] Alle Kriterien können weiter differenziert werden, beispielsweise kann Kompetenz in eine allgemeine Urteilsfähigkeit und in die auf den konkreten Fall bezogene Entscheidungskompetenz unterschieden werden.[409]

Schwieriger als Voraussetzungen oder Bedingungen für die Autonomie aufzustellen ist jedoch der Nachweis, dass diese geforderten Kriterien auch erfüllt sind. Wer kann und soll beurteilen, ob jemand frei von äußeren Zwängen ist und Entscheidungen unabhängig treffen kann? Wie soll festgestellt werden, ob und wie weit eine Person fähig ist, intentional zu handeln? In der Praxis muss man sich also wieder auf den „gesunden Menschenverstand" verlassen und die Entscheidungsfähigkeit der betroffenen Personen mit Hilfe einer umfassenden Beratung möglichst stärken.

Im Falle der PGD wird die elterliche Autonomiefähigkeit meist nur in einem Punkt in Frage gestellt. Niemand bestreitet, dass Frauen oder Paare intentional handeln, wenn es um reproduktionsmedizinische Maßnahmen geht, und auch ihre Entscheidungskompetenz wird in der Regel nicht bezweifelt. Es wird aber angezweifelt, ob die Frauen wirklich unabhängig und ohne Zwang entscheiden können. Als äußere Einflussfaktoren werden gesellschaftliche Rahmenbedingungen angeführt, die die Frau internalisiert habe und die sie dazu veranlassen, genetische Diagnostik in Anspruch zu nehmen und behinderte Kinder abzulehnen.

Die Frage, ob es einen wachsenden gesellschaftlichen Druck auf Frauen gibt, keine behinderten Kinder zu bekommen, ist sehr schwierig zu beantworten. Eine gesellschaftliche Entwicklung über einen so kurzen Zeitraum sicher zu beurteilen – die PND ist erst ca. 30 Jahre alt – ist kaum möglich. Hinweise und Erfahrungen aus der pränatalen Diagnostik sprechen für eine solche Entwicklung. Für Frauen über 35 ist die PND schon fast zu einer von der Krankenkasse bezahlten Routinediagnostik geworden. Angebote der prädiktiven Diagnostik werden ganz allgemein immer häufiger in Anspruch genommen, ohne dass der großen Zahl der

---

407 Kollek 2000, 127; Schöne-Seifert 1999, 87.

408 Beauchamp und Childress 1994, 121f.

409 Für eine genauere Betrachtung s. Beauchamp und Childress 1994, 120-188; Faden und Beauchamp 1994; Schöne-Seifert 1999.

möglichen Tests ein ebenso großes Angebot für ausführliche Beratung und Betreuung gegenübersteht. Außerdem ist zu beachten, dass die Ansprüche an Eltern mit behinderten Kindern deutlich gestiegen sind. Zum einen werden die Kinder durch die verbesserten Therapiemöglichkeiten deutlich älter und müssen deshalb auch länger betreut werden, zum anderen werden auch die Ansprüche der Behinderten auf Therapie und Förderung mehr respektiert. Bessere Förderung bedeutet aber auch intensivere Betreuung und damit eine stärkere seelische und körperliche Belastung für die Eltern. Für Kuhlmann ist dies das entscheidende Argument, die elterliche Autonomie anzuerkennen. Es ist seiner Meinung nach durchaus möglich, dass es für Einzelne immer schwieriger wird, sich prädiktiver Diagnostik zu verweigern. Deswegen dürfe aber nicht vergessen werden, dass es oft allein die Frauen und Mütter seien, die ihr Leben darauf ausrichten müssten, für die schwerkranken oder behinderten Kinder zu sorgen. Es sollte daher eingeräumt werden, dass Frauen ein wichtiges eigenes Interesse an der Nutzung dieser Tests haben können.[410]

Kollek vertritt eine entgegengesetzte Auffassung. Sie ist der Ansicht, dass die Reproduktionsmedizin allein durch ihre Existenz eine neue Gesellschaftsentwicklung schafft und dass die Einführung der PGD diese Entwicklung fortsetzen und weiter fördern würde. Sie spricht von einer „Normalisierungsgesellschaft“[411] oder dem „Normalisierungsbegehren“ der Gesellschaft. Ihrer Ansicht nach können sich einzelne Menschen oder Paare dem gesellschaftlichen Druck nach Normalität, d.h. in diesem Falle nach Gesundheit, kaum noch entziehen. Jede individuelle Entscheidung eines einzelnen Paares zur Inanspruchnahme der PGD würde demnach den Druck auf andere einzelne Paare verstärken, diese Technik ebenfalls in Anspruch zu nehmen und damit wiederum die individuelle Entscheidungsautonomie einschränken.[412] Individuelle Entscheidungen können also nicht nur isoliert gesehen werden, jede Entscheidung hat auch eine gesellschaftliche Dimension. Es gibt unbestreitbar den Wunsch jedes Individuums nach Gesundheit, und jedes Elternpaar wünscht sich ein gesundes Kind. Es gibt aber auch ein gesamtgesellschaftliches Interesse an der Gesundheit der einzelnen Mitglieder, allein aus finanziellen Erwägungen. Diese Interessenallianz findet ihren Ausdruck in Techniken wie der PGD, die sowohl eine Antwort auf individuelle Bedürfnisse ist, als auch einem gesamtgesellschaftlichen Zweck dient.

---

410 Kuhlmann 2001, 122-125.
411 Kollek 2000, 161.
412 Kollek 2000, 169.

Kollek zieht daraus die Konsequenz, dass elterliche Entscheidungsautonomie bei der Einführung der PGD nicht das entscheidende Prinzip sein kann:

„Der untrennbare Zusammenhang zwischen individuellen und gesellschaftlichen Dimensionen der Präimplantationsdiagnostik ist charakteristisch für eine Entwicklung, in der sich die Selbst-Disziplinierung des Individuums mit gesundheitspolitischen Zielsetzungen verbindet. Ob die Autonomie der Individuen in diesem Zusammenhang noch als kritische Instanz gegenüber dem Normalisierungsbegehren der Gesellschaft gewertet werden kann, ist mit guten Gründen zu bezweifeln."[413]

Genauso gut kann jedoch eine andere Konsequenz aus dieser unbestreitbaren Verbindung zwischen individuellen Entscheidungen und einer befürchteten, aber keinesfalls sicher nachgewiesenen gesellschaftlichen Entwicklung gezogen werden. Selbstbestimmung und elterliche Autonomie sind ein hohes rechtliches Gut in unserer Gesellschaft. Wird eine Einschränkung derselben vermutet oder befürchtet, so muss und kann mit geeigneten Maßnahmen gegengesteuert werden. Anstatt also elterliche Autonomie noch weiter abzuwerten, wie es ein Verbot der PGD zweifellos tun würde, sollten alle Kräfte eingesetzt werden, eine echte Fähigkeit zur Selbstbestimmung zu fördern und zu unterstützen. Ein geeigneter Maßnahmenkatalog zur Stärkung der elterlichen Autonomie könnte beispielsweise so aussehen:

— Verbesserung des Beratungsangebotes
— frühe Aufklärung der allgemeinen Öffentlichkeit über die Möglichkeiten der Reproduktionsmedizin und Pränataldiagnostik, d.h. Konfrontation mit diesen Fragen, bevor sie real auftreten
— Verbesserung der Alternativen (z.B. Erleichterung der Adoption)
— bessere Hilfen und Betreuungsangebote für Eltern mit behinderten Kindern
— Erleichterung der Akzeptanz von Behinderung in der Gesellschaft durch Aufklärung und bessere Integrationsmöglichkeiten für Behinderte

Der Zweck dieser Maßnahmen ist, Frauen und Paare in die Lage zu versetzen, die Reproduktionsmedizin zu ihrem eigenen Nutzen in Anspruch zu nehmen, ihnen aber auch ein Nein zu den Angeboten der Medizin zu ermöglichen.
Zwei weitere Forderungen allgemeiner Art schließen sich daran an. Die Sorge, dass sich durch die Möglichkeiten der genetischen Diagnostik und der Reproduktionsmedizin die Akzeptanz von behinderten Kindern verschlechtert, ist von so großer Bedeutung, dass unbedingt geeignete Studien durchgeführt werden sollten, die diese These stützen oder widerlegen können. Wichtig wäre ebenfalls,

413 Kollek 2000, 169f.

dass die Gesellschaft ihre Werte bezüglich der Anwendung der PND und PGD sowie bezüglich der zukünftig denkbaren Fortschritte der Reproduktionsmedizin expliziert und dann auch danach handelt. Wenn es als ein allgemeiner Wert gilt und Konsens ist, dass Behinderte gleiche Rechte und den gleichen Wert wie alle Menschen haben, dann sollten auch entsprechende finanzielle Mittel für deren Betreuung und Förderung von der Gesellschaft zur Verfügung gestellt werden. Und wenn die elterliche Autonomie als hohes rechtliches Gut anerkannt wird, dann müssen die spezifischen Interessen der Frauen, ihre eigene Lebensplanung betreffend, bei der Bewertung von neuen Technologien in der Reproduktionsmedizin besonders berücksichtigt werden.

Die Sorgen um eine Einschränkung der elterlichen Autonomie bei Entscheidungen, die die Reproduktionsmedizin betreffen, speziell im Falle der PGD, sind möglicherweise berechtigt. Die Bedenken sind schwerwiegend und führen gelegentlich sogar zu der Ansicht, dass die elterliche Autonomie deshalb nicht mehr als Entscheidungskriterium herangezogen werden sollte. Es ist aber nicht sicher beweisbar, ob die Ausübung von Entscheidungsautonomie tatsächlich so stark eingeschränkt ist. Frauen und Paare können ein individuelles Interesse an Reproduktionsmedizin und prädiktiver Diagnostik haben. Entscheidungsautonomie ist ein hohes rechtliches Gut und autonomiefördernde Maßnahmen sind möglich. Es ist daher nicht gerechtfertigt, den Eltern aus diesen Gründen und zum jetzigen Zeitpunkt ihre Entscheidungsfähigkeit abzusprechen.

6.6 PGD und elterliche Autonomie

6.6.1 Grenzen der Entscheidungsautonomie

Es ist nur ein erster Schritt anzuerkennen, dass die Ausübung der Autonomie bei Entscheidungen in der Reproduktionsmedizin bzw. für oder gegen die PGD möglich ist. Der zweite Schritt muss sein zu untersuchen, ob es gerechtfertigt ist, die elterliche Autonomie als oberstes Entscheidungskriterium im Falle der PGD anzuerkennen. Aus Sicht der betroffenen Eltern kann es keine andere Möglichkeit geben; problematisch ist aber dabei, dass dieses Setzen auf die elterliche Autonomie einer schrankenlosen Einführung der PGD gleichkommt, sobald sich viele Einzelpersonen für deren Anwendung entscheiden. Auch die Autonomie ist kein absolutes Entscheidungskriterium. Nach Beauchamp und Childress besitzt sie gleichen Stellenwert wie die Prinzipien der Fürsorge, der Schadensvermeidung und der Gerechtigkeit. Es muss daher untersucht werden, ob es gute Gründe dafür gibt, die elterliche Autonomie im Falle der PGD einzuschränken, bzw. welchem Prinzip nach Betrachtung aller Argumente der Vorzug zu geben ist. Die Autonomie stößt dann auf ihre Grenzen, wenn die Rechte Anderer oder hochrangige moralische oder gesellschaftliche Werte betroffen sind. Im Falle der PGD müssen außer den Eltern noch die Rechte der Embryonen, der beteiligten Forscher, der zukünftigen Kinder, der Behinderten und außerdem (konsensfähige) gesellschaftliche Werte beachtet werden.

6.6.2 Elterliche Autonomie versus Lebensrecht der Embryonen

In Bezug auf den Status des Embryos und daraus folgende Rechte gibt es keine Einigkeit.[414] Man könnte zwar argumentieren, dass allein der Verzicht auf die PGD sicherstellt, dass keine embryonalen Rechte verletzt werden, eine solche Argumentation rechtfertigt aber nicht die Einschränkung der elterlichen Autonomie. Einzig die Überzeugung, dass Embryonen ein uneingeschränktes Lebensrecht von der Befruchtung an besitzen, könnte die elterliche Autonomie außer Kraft setzen. Aber auch in Deutschland wird diese Auffassung nicht konsequent vertreten, sonst wären Schwangerschaftsabbrüche sowie bestimmte Methoden der Empfängnisverhütung nicht zulässig.

6.6.3 Forschung und elterliche Autonomie

Das Interesse der Forschenden liegt zweifellos im wissenschaftlichen Fortschritt und in der praktischen Anwendung ihrer Erkenntnisse. Die Einführung der PGD in Deutschland bedeutet für sie neue Forschungsmöglichkeiten. Wissensvermehrung ist zudem ein Wert an sich. Die Forschungsfreiheit ist ein verfassungsmäßig festgelegtes Grundrecht, Mary Warnock drückt das so aus:

> „[...] academic freedom is one of the highest human values and [...] to refuse to allow any increase in understanding of the world is contrary to one of the most important moral imperatives to which humans are subject."[415]

---

414 Siehe dazu auch Kapitel 5.

415 Warnock 1992, 1045.

Forschung ist aber nicht per se positiv. Wissenschaftskontrolle ist notwendig und wird auch nicht zuletzt mit Hilfe von gesellschaftliche Diskussionen durchgeführt. Bei der PGD wird für eine Einschränkung der Forschungsfreiheit mit denselben Argumenten plädiert, mit denen auch die elterliche Autonomie eingeschränkt werden soll.

6.6.4 Elterliche Autonomie und Gesellschaft

Die wichtigsten Argumente, die gegen die elterliche Autonomie in Bezug auf die PGD vorgebracht werden, sind Bedenken gesamtgesellschaftlicher Art bzw. Slippery-slope-Argumente. Als Folge einer Einführung der PGD werden eine unkontrollierte Ausweitung der Embryonenforschung und soziale Fehlentwicklungen befürchtet. Beim Thema Embryonenforschung muss erneut auf den fehlenden Konsens bei der Bewertung der embryonalen Rechte hingewiesen werden. Eine Ausweitung der Embryonenforschung ist bei fehlender Kontrolle sicherlich zu erwarten. Eine Kontrolle mit Hilfe von gesetzlichen Regelungen ist aber durchaus möglich und wird z.B. in England erfolgreich praktiziert. Jedes einzelne Forschungsprojekt mit Embryonen ist bei der Human Fertilisation and Embryology Authority genehmigungspflichtig. Schwieriger zu beurteilen sind die möglichen sozialen Auswirkungen der PGD. Befürchtet wird eine schnelle Ausweitung der Methode nach deren Einführung und die Unmöglichkeit ihrer Beschränkung auf wenige Indikationen. Mögliche Folgen einer solchen Ausweitung könnten eine Veränderung der Fortpflanzung sein und ein erhöhter Druck auf die Eltern, möglichst gesunde Kinder zu bekommen, sowie eine verminderte Akzeptanz von behinderten Kindern.

Diese vermuteten Folgen werden abgeleitet aus Erfahrungen mit der PND, die seit ihrer Einführung eine sehr starke Ausweitung erfahren hat. Ob dies aber wirklich einen Einfluss auf die allgemeine Akzeptanz oder Ablehnung von Behinderten zur Folge gehabt hat, ist letztendlich nicht sicher nachweisbar. Einer schnellen Ausweitung der PGD auf nicht erwünschte Indikationen kann mit entsprechenden Regelungen entgegengewirkt werden, wenn das von einer Mehrheit so gewünscht wird. Auch hier kann England wieder als Beispiel gelten. Dort wurden bis Ende 1999, also in zehn Jahren seit Einführung der Technik, ca. 20 Kinder nach PGD geboren.[416] Dennoch sind diese Bedenken schwerwiegend und wären, wenn sie gerechtfertigt sind, ein Grund, die elterliche Autonomie

---

416 Human Fertilisation and Embryology Authority 1999 b.

einzuschränken. Notwendig ist deshalb eine effektive Kontrolle der PGD und Maßnahmen, die solchen gesellschaftlichen Fehlentwicklungen entgegensteuern können. Diese Maßnahmen sind dieselben, wie sie auch für die Stärkung der elterlichen Autonomie gelten: Gute Betreuungsmöglichkeiten für Eltern und deren behinderte Kinder, eine Verbesserung von alternativen Möglichkeiten und des Beratungsangebotes. Notwendig ist allerdings auch, die gesellschaftliche Entwicklung genau zu beobachten, um beurteilen zu können, ob diese Maßnahmen erfolgreich sind oder ob es tatsächlich zu unerwünschten sozialen Folgen kommt.

Die wichtigste Wertentscheidung vor Einführung der PGD muss demnach die Abwägung zwischen elterlichen Rechten und möglichen sozialen Folgen einer Ausübung dieser Rechte sein.

6.7 Zusammenfassung

Die Präimplantationsdiagnostik ist gedacht für Frauen und Paare, die um ihr erhöhtes Risiko wissen, ein Kind mit einer genetisch bedingten Erkrankung zu bekommen. Diese Paare können sich zur Zeit den Wunsch nach einem gesunden Kind nur mit Hilfe der Pränataldiagnostik erfüllen. Das größte Problem bei dieser Art der prädiktiven Diagnostik ist der späte Schwangerschaftsabbruch, der auf die Frauen zukommen kann. Bei der Durchführung der PGD müssen sich die Frauen auf andere Probleme und Risiken einstellen. Eine IVF-Behandlung ist notwendig. Es gibt noch erhebliche Unsicherheiten bei der Durchführung der PGD, die eine Bestätigung der Diagnose durch die PND nötig machen. Außerdem sind gesundheitliche Folgen für die biopsierten Kinder noch nicht mit Sicherheit auszuschließen. Über die Zumutbarkeit gleich welcher Behandlung kann allerdings nur die Frau selbst entscheiden, und das Recht dazu sollte ihr auch zugestanden werden.

Ebenso sollte die Entscheidung bei den Frauen und Paaren selbst liegen, ob sie eine der weiteren möglichen Alternativen, ein gesundes Kind zu bekommen, in Anspruch nehmen oder ob sie auf (weitere) Kinder verzichten wollen. Heterologe Insemination oder Adoption bedeuten, dass mindestens ein Elternteil auf eine genetische Verwandtschaft mit dem Kind verzichten muss.

Aus Sicht der Frauen und Paare bietet die PGD eine Erweiterung ihrer möglichen Handlungsalternativen und sollte deshalb eingeführt werden. Es gibt aber Zweifel daran, dass in den Fragen der Reproduktionsmedizin autonome Entscheidungen möglich sind. Begründet werden diese Zweifel mit einem angeblich wachsenden gesellschaftlichen Druck auf Frauen und Paare, möglichst „normale“ Kinder zu bekommen und kranke oder behinderte Kinder abzulehnen. Eine solche Behauptung kann jedoch weder widerlegt noch bewiesen werden. Sie lenkt zudem davon ab, dass Frauen und Paare ein eigenes Interesse daran haben können, keine behinderten Kinder zu bekommen, weil dies eine einschneidende Veränderung in ihrem Leben bedeuten würde und weil sie ihren Kindern die Belastung einer schweren Behinderung nicht zumuten möchten. Trotzdem müssen die Bedenken, die prokreative Autonomie sei heute durch gesellschaftlichen Druck eingeschränkt, ernst genommen werden. Eine kompetente und umfassende Beratung der Frauen und Paare muss sichergestellt werden. Die Gesellschaft muss Eltern mit kranken Kindern unterstützen. Notwendig wäre ebenfalls eine Steigerung der Attraktivität möglicher Alternativen zur prädiktiven Diagnostik. Unter solchen verbesserten Bedingungen kann eine Einschränkung der Autonomie nicht mehr gerechtfertigt werden.

Autonomie hat allerdings Grenzen. Bevor den Betroffenen ein Entscheidungsrecht in der Frage der PGD zugestanden wird, muss erst untersucht werden, ob dadurch die Rechte Anderer betroffen und eingeschränkt werden. Die wichtigsten Bedenken gegen die elterliche Autonomie sind mögliche gesellschaftliche Fehlentwicklungen, die durch die Einführung der PGD ausgelöst werden. Solche Fehlentwicklungen würden eine Einschränkung der Autonomie rechtfertigen. Um diese Entwicklungen zu verhindern, sind eine effektive Kontrolle der PGD und Maßnahmen, die diesen Entwicklungen entgegensteuern können, notwendig.

7. Zusammenfassung und Schlussfolgerungen

Die Diskussion um die Präimplantationsdiagnostik ist geprägt von plakativen und emotionalen Argumenten. Ihre Gegner fürchten sie als ersten Schritt zur Ermöglichung des „Designerbabies“ bzw. „Wunschkindes auf Bestellung“, ihre Befürworter versprechen die Verminderung von Leiden, weitere zukünftig mögliche Erfolge in der Krankheitsbekämpfung und verweisen auf glückliche Mütter mit gesunden Kindern. Den einen zufolge bringt sie eine neue Qualität in die Vernichtung menschlichen (embryonalen) Lebens, für Andere ist der wenige Tage alte Embryo im Labor lediglich ein Zellhaufen, dessen Beforschung der Menschheit Nutzen bringen kann. Betrachtet man die derzeit mögliche Anwendung der PGD, erscheint diese Auseinandersetzung verwunderlich. Denn auf Grund ihres immensen Aufwandes, ihrer gesundheitlichen Risiken und verfahrenstechnischen Probleme bietet die PGD nur für wenige Paare eine attraktive Alternative, ein Kind ohne eine bestimmte Erbkrankheit zu kommen. Mit ihrer Hilfe kann nur eine Auswahl unter schon vorhandenen Eigenschaften getroffen werden und auch das nur in begrenztem Ausmaß. PGD ist demnach weit davon entfernt, Wunschkinder nach Maß produzieren zu können, ebenso wenig kann dieses Verfahren gesunde Kinder garantieren. Nur für wenige Menschen in einer ganz bestimmten Notlage bietet sie eine Lösung ihrer Probleme.

Die Diskussion geht aber nicht allein um die Realisation der Technik, sondern auch um die Möglichkeiten, die sie in Zukunft bietet. Die PGD hat eine besondere Bedeutung, da sie erstmals Reproduktionsmedizin und Gentechnik verbindet. Mit ihrer Hilfe ist es möglich, gezielt die Entstehung von Kindern zu verhindern, deren genetische Ausstattung im Embryonalstadium als fehlerhaft erkannt wurde. Damit ist sie keine beliebige neue Technik, sondern bietet einen Einstieg in viele weitere Anwendungen. Und deshalb wird auch deutlich, dass eine Diskussion um die heutigen Möglichkeiten der PGD allein nicht ausreicht. Eine Einführung der PGD bedeutet zwar nicht, alle weiteren zukünftigen Anwendungsmöglichkeiten mit zu legalisieren. Trotzdem muss die Diskussion um die PGD auch das einbeziehen, was in Zukunft möglich sein könnte. Die Gesellschaft muss sich darüber klar werden, ob und wie viel Embryonenforschung sie in Zukunft tolerieren will, und sie muss einen Konsens darüber finden, wie viel Gentechnologie in der Reproduktionsmedizin Anwendung finden soll. Sie muss sich also erneut mit der Frage auseinandersetzen: Was kann und darf der Mensch? Selbstverständlich kann die Diskussion um die PGD keine umfassende Antwort auf diese Frage geben. Aber sie kann bewirken, dass bei einer Einführung der PGD diesen Fragen Rechnung getragen wird.

Beides, die Hoffnung auf Linderung von Leiden und die Angst vor unkontrollierbaren Folgen bei der Einführung von neuen Techniken, ist berechtigt und verständlich. Einer Einführung der PGD in der Hoffnung auf Verminderung von Leiden sollte daher nur zugestimmt werden, wenn sichergestellt ist, dass ihre Kontrolle möglich ist und wenn diese Kontrollmöglichkeit auch so plausibel gemacht werden kann, dass einer gesellschaftlichen Mehrheit die Angst vor eventuellen ungewollten Folgen unberechtigt erscheint. Die Realisation einer solchen Kompromissposition erfordert eine ausgedehnte vorherige Diskussion unter Einbeziehung möglichst vieler Mitglieder der Gesellschaft. Hilfreich kann dabei auch der Blick in andere Länder sein. England kann inzwischen mehr als zehn Jahre Erfahrung mit der PGD vorweisen und bisher ist dort keine der in Deutschland befürchteten Folgen eingetreten. Das zeigt, dass die Technik kontrollierbar ist, wenn entsprechende Regelungen gefunden werden. Ein Vorschlag, wie dies auch in Deutschland realisiert werden könnte und was bei einer Einführung der PGD speziell in Deutschland beachtet werden sollte, wird im Folgenden dargestellt.

7.1 PGD nur mit Änderung des geltenden Embryonenschutzgesetzes

Ein wichtiger Teil des Streites um die Einführung der PGD in Deutschland entzündet sich an der Frage ihrer Zulässigkeit im Rahmen des geltenden Embryonenschutzgesetzes.[417] Wenn sich die Ansicht durchsetzt, dass die PGD im Einklang mit dem ESchG durchführbar ist, kann jede Klinik, die sich dazu technisch in der Lage sieht, mit der Anwendung der Technik beginnen.

Dies wäre jedoch aus mehreren Gründen nicht sinnvoll. Für eine PGD, die erfolgreich durchgeführt werden soll, braucht es zur Auswahl mehr als die drei

417 Siehe dazu auch Kapitel 4.4.

vom ESchG erlaubten Embryonen. Außerdem reicht es nicht aus, einfach die Anwendung der PGD zu ermöglichen. Notwendig ist eine ständige Qualitätskontrolle der eigenen Techniken, dazu gehört z.B. auch eine Überprüfung der gestellten Diagnose an den nicht implantierten Embryonen. Das aber wäre eine vom ESchG nicht erlaubte verbrauchende Forschung an überzähligen Embryonen, ganz abgesehen davon, dass es nicht sehr Erfolg versprechend ist, eine Technik durchzuführen, ohne sie durch eigene Versuche verbessern und weiterentwickeln zu können. Um den Frauen, die diese Technik nutzen wollen, eine realistische Chance auf eine Schwangerschaft zu geben, muss die Technik möglichst optimal und nach den besten klinischen Standards durchgeführt werden. Um dies zu gewährleisten, muss ein begrenzter Embryonenverbrauch für die zu der Technik gehörende Forschung erlaubt werden. Das geht aber nur mit einer Änderung des ESchG.[418]

Die Einführung der PGD ohne eine entsprechende Änderung des ESchG ist unredlich und den betroffenen Paaren gegenüber unfair. In der ganzen Konsequenz heißt das: Wer PGD will, muss auch Embryonenforschung wollen. Das bedeutet aber nicht, dass mit einer Einführung der PGD unkontrollierte Embryonenforschung möglich wird. Es müssen zusätzlich Regelungen gefunden werden, die eine wirksame Kontrolle der Forschung ermöglichen.

7.2 Notwendigkeit einer Kriterienfindung

Klärungsbedarf gibt es bei einer Reihe von Fragen, die im Rahmen der praktischen Anwendung der PGD auftreten. Das schwierigste, aber nicht ganz neue Problem ist das der Kriterienfindung für die Anwendung der PGD. Auch bei der PND gibt es unterschiedliche Ansichten darüber, bei welchen Erkrankungen ein Schwangerschaftsabbruch berechtigt sein kann. Eine Liste mit Indikationen kann auf keinen Fall eine Lösung für dieses Problem bieten. Erstens würde eine solche Liste eine Diskriminierung aller Menschen bedeuten, die mit den betreffenden Krankheiten leben, und zweitens kann eine solche Liste niemals den speziellen Problemen der Menschen gerecht werden, die vor der Frage stehen, ein behindertes oder krankes Kind zu bekommen.

Andere Probleme treten speziell bei der Anwendung der PGD auf. Es gibt noch keine Antwort darauf, wie mit den Embryonen umgegangen werden soll,

418 Ausführlich dazu: Schroeder-Kurth 2000.

die bei der PGD heterozygot getestet wurden. Und eine noch schwierigere Frage ist, wie der Elternwunsch nach Implantation eines kranken Embryos bewertet werden soll. Der Blick nach England zeigt, dass diese Situationen durch die Anwendung der PGD auftreten und dass auch dort noch nach Lösungen gesucht wird. Hierzulande sollte vor der Einführung der PGD der Versuch gemacht werden, Bewertungskriterien zu finden, und es muss festgelegt werden, wer das Recht hat, über Indikationen für die PGD zu entscheiden. Die wenigen bisher durchgeführten empirischen Untersuchungen zur Anwendung der PGD ergaben, dass Frauen und Paare differenziert über die PGD entscheiden. Auch auf Grund des Fehlens von konsensfähigen Bewertungskriterien sollten Frauen und Paare ein vorrangiges Entscheidungsrecht über die Indikation zur PGD eingeräumt bekommen. Dennoch kann ihnen nicht jede Entscheidung überlassen bleiben. Die Gesellschaft muss einen gewissen Rahmen vorgeben (z.B. Verbot der Geschlechtsselektion), innerhalb dem es möglich ist, dem Ausmaß des Leidens der Eltern Rechnung zu tragen.

7.3 Diskriminierung vermeiden, Autonomie stärken

Schon die Diskussion über die PGD empfinden manche als Diskriminierung von Kranken und Behinderten. Wenn es ganz speziell um die Diskussion über Krankheiten geht, für die der Einsatz der PGD gerechtfertigt sein soll, ist dies ganz sicher mit einer Diskriminierung verbunden. Den Ängsten, die Einführung der PGD bedeute eine Verschlechterung der Akzeptanz von Behinderten, muss daher Rechnung getragen werden. Eine Einführung der PGD sollte nur stattfinden, wenn gleichzeitig Maßnahmen ergriffen werden, die den Paaren die Annahme und Betreuung eines behinderten Kindes erleichtern. Gleichzeitig muss eine umfassende Beratung und Betreuung für die Paare sichergestellt werden. Diese Maßnahmen wirken nicht nur der Diskriminierung von Behinderten entgegen, sondern stärken auch die elterliche Autonomie.

7.4 Die PGD erfordert eine neue Art von Regelungen und Kontrollen

Die PGD kann und soll nicht eingeführt werden, ohne ihre Folgen und Auswirkungen zu kontrollieren. Befürchtet werden eine schnelle Ausweitung der Embryonenforschung sowie der Indikationen und Anwendungsbereiche der PGD. Wie weit solche Befürchtungen eintreffen werden ist unklar, eine schleichende Ausweitung, ähnlich wie bei der pränatalen Diagnostik, ist aber zumindest denkbar. Solche Überlegungen müssen daher in die Bewertung einer Technik mit einbezogen werden.

Der Blick nach England zeigt, dass die PGD kontrollierbar ist. Wie viele PGD-Behandlungen durchgeführt werden können, hängt davon ab wie viele Zentren die Erlaubnis haben, diese Technik anzuwenden und wie hoch die Anforderungen an die Ausstattung der Klinik und die Qualität der Durchführung gesteckt werden. Eine ähnliche Durchführungsbeschränkung der PGD auf nur wenige Kliniken wäre auch in Deutschland eine Möglichkeit, unerwünschte Ausweitungen in der Anwendung zu verhindern und die Qualität der Durchführung zu garantieren.

Beispielhaft in England ist auch der Umgang mit Reproduktionsmedizin und Embryonenforschung im Allgemeinen. Die Human Fertilisation and Embryology Authority (HFEA) ist ein Gremium, das eine effektive Kontrolle in diesen beiden Bereichen ausüben kann. Forschung an Embryonen und Durchführung von reproduktionsmedizinischen Techniken dürfen nur mit der Erlaubnis und unter ständiger Kontrolle der HFEA ausgeführt werden. Weitere Vorteile dieses Gremiums sind seine interdisziplinäre Zusammensetzung, die eine Pluralität der Meinungen gewährleisten soll, und seine Flexibilität. Die Richtlinien der HFEA haben den Status eines Gesetzes, können aber in Rücksprache mit dem Parlament ständig neuen Erfordernissen angepasst werden. Die HFEA als Expertengremium, das ein möglichst umfassendes Meinungsspektrum repräsentiert, bietet eine flexible Alternative zur Verabschiedung von auf lange Zeiträume hin gedachten Gesetzen und genießt in England noch dazu den Respekt und die Unterstützung von Politik und Bevölkerung.

Ein ähnliches Gremium in Deutschland, das das Vertrauen der Bevölkerung besitzt, könnte gleichfalls eine effektive Kontrolle ausüben, die Qualität der Anwendung sichern und eine ungewollte Ausweitung der Technik verhindern. Zusätzlich könnte es neue Techniken bewerten, flexibel auf neue Entwicklungen reagieren und zudem eine nicht erwünschte Ausweitung der Embryonenforschung verhindern.

7.5 Schlussfolgerungen

Die PGD ist auf Grund ihrer besonderen Bedeutung und der Ängste und Befürchtungen, die sie auslöst, eine Technik, die nur unter bestimmten Bedingungen und in Verbindung mit weiteren gesellschaftlichen Maßnahmen eingeführt werden sollte.

Erforderlich für eine qualitativ gesicherte Anwendung ist an erster Stelle eine Änderung des ESchG. Weiterhin müssen Strukturen geschaffen werden, die eine wirksame Kontrolle der Technik möglich machen. Kontrolle sollte aber nicht nur über die PGD, sondern über den gesamten Bereich der Reproduktionsmedizin und der Embryonenforschung ausgeübt werden, um den Ängsten vor einer unkontrollierten Ausweitung der beiden Bereiche entgegentreten zu können. Durchgeführt werden könnte diese Kontrolle beispielsweise von einem Gremium ähnlich der HFEA in England. Gleichzeitig muss es Förderungsprogramme für Eltern mit behinderten Kindern geben, und die Beratung und Begleitung von Frauen und Paaren, die prädiktive Diagnostik anstreben, muss sichergestellt werden. Alle Maßnahmen, die zur Förderung der prokreativen Autonomie möglich sind, sollten ergriffen werden. Dies könnte allen Beteiligten einen verantwortungsvollen Umgang mit der PGD ermöglichen.

Literatur

Abdelhadi I., Colls P., Sandalinas M., Escudero T., Munne S. (2003): *Preimplantation genetic diagnosis of numerical abnormalities for 13 chromosomes.* Reprod Biomed Online 6, 226-31.

Akademie für Ethik in der Medizin (1990): *Stellungnahme der Arbeitsgruppe „Schutz des Embryo" der Akademie für Ethik in der Medizin zur Embryonenforschung.* In: Fuchs C. (Hg.) (1990): Möglichkeiten und Grenzen der Forschung an Embryonen. Gustav Fischer Verlag, Stuttgart, 181-191.

Alpern K.D. (Ed.) (1992a): *The ethics of reproductive technology.* Oxford University Press, New York.

Alpern K.D. (1992b): *Genetic puzzles and stork stories: On the meaning and significance of having children.* In: Alpern K.D. (Ed.) (1992a): The ethics of reproductive technology. Oxford University Press, New York, 147-169.

American College of Obstetricians and Gynecologists (1994): *Preembryo research: history, scientific background, and ethical considerations.* Int J Gynecol Obstet 45, 291-301.

Angell R.R. (1994): *Polar body analysis.* Hum Reprod 9,181-2.

Annas G.J., Caplan A., Elias S. (1996): *The politics of human embryo research – avoiding ethical gridlock.* N Engl J Med 334, 1329-32.

Ao A., Handyside A., Winston R. (1996): *Preimplantation genetic diagnosis of cystic fibrosis.* Eur J Obstet Gynecol Reprod Biol 65, 7-10.

Ao A., Wells D., Handyside A.H., Winston R., Delhanty J.D.A. (1998): *Preimplantation genetic diagnosis of inherited cancer: Familial adenomatous polyposis coli.* J Assist Reprod Genet 15, 140-4.

Appleton T. (1995): *Ethical issues in assisted reproductive medicine: a pragmatic approach.* Br J Urol 76 (Suppl 2), 85-92.

Arz de Falco A. (1996): *Töten als Anmaßung – Lebenlassen als Zumutung.* Universitätsverlag, Freiburg, Schweiz.

Bauer O., Ludwig M., Diedrich K. (1998): *Komplikationen in der Sterilitätstherapie und -diagnostik.* In: Diedrich K. (Hg.) (1998): *Weibliche Sterilität.* Springer, Berlin, 652-75.

Beauchamp T.L., Childress J.F.: *Principles of biomedical ethics.* 4. Aufl. (1994) und 5. Aufl. (2001); Oxford University Press, New York.

Beier H.M. (1990): *Beginn des menschlichen Lebens aus biologischer Sicht.* In: Fuchs C. (Hg.): Möglichkeiten und Grenzen der Forschung an Embryonen. Gustav Fischer Verlag, Stuttgart, 67-87.

Beier H.M. (1998a): *Definition und Grenze der Totipotenz*. Reproduktionsmedizin 14,41-53.

Beier H.M. (1998b): *Entwicklung und Differenzierung des Embryos*. Gynäkologe 31, 307-15.

Berger M. (1998): *Bemerkungen zur Adoption*. Reproduktionsmedizin 14, 194-204.

Bettelheim D., Kolinek B., Schaller A., Bernaschek G. (2002): *Zur Komplikationsrate bei invasiven, intrauterinen Eingriffen an einer pränataldiagnostischen Schwerpunktabteilung*. Ultraschall Med 23, 119-22.

Bielanska M., Tan S.L., Ao A. (2002): *Chromosomal mosaicism throughout human preimplantation development in vitro: incidence, type, and relevance to embryo outcome*. Hum Reprod 17, 413-9.

Biller N. (1997): *Der Personenbegriff in der Reproduktionsmedizin*. (Medizinethische Materialien, Heft 114). Zentrum für Medizinische Ethik, Bochum.

Bioethik-Kommission des Landes Rheinland-Pfalz (1999): *Präimplantationsdiagnostik in bestimmten Fällen vertretbar*. Ministerium der Justiz, Rheinland-Pfalz, Pressemitteilung vom 29.6.1999.

Blake D., Proctor M., Johnson N., Olive D. (2002): *Cleavage stage versus blastocyst stage embryo transfer in assisted conception*. Cochrane Database Syst Rev 2, CD002118.

Blech J., Junge B. (1996): *Musterung vor dem Leben*. Die Zeit 1996,44, 17-20.

Böckenförde-Wunderlich B. (2002): *Präimplantationsdiagnostik als Rechtsproblem. Ärztliches Standesrecht, Embryonenschutzgesetz, Verfassung*. Mohr, Tübingen.

Braude P., Pickering S., Flinter F., Mackie Ogilvie C. (2002): *Preimplantation genetic diagnosis*. Nature Reviews/Genetics 3, 941-53.

Brindsen P.R. (1993): *The effect of the Human Fertilisation and Embryology Act 1990 upon the practice of assisted reproduction techniques in the United Kingdom*. J Assist Reprod Genet 10, 493-9.

Bromham D.R., Dalton M.E., Jackson J.C., Millian P.J.R. (Eds.) (1992): *Ethics in reproductive medicine*. Springer, London.

Bundesärztekammer (1998): *Richtlinien zur Durchführung der assistierten Reproduktion*. Dtsch Ärztebl 95, A-3166-71.

Bundesärztekammer (2000): *Diskussionsentwurf zu einer Richtlinie zur Präimplantationsdiagnostik*. Dtsch Ärztebl 97, C-423-426.

Bundesminister für Forschung und Technologie (Hg) (1985): *In-vitro-Fertilisation, Genomanalyse und Gentherapie*. (Bericht der gemeinsamen Arbeitsgruppe des Bundesministers für Forschung und Technologie und des Bundesministers der Justiz, Band 6: Gentechnologie, Chancen und Risiken). J. Schweitzer Verlag, München.

Caesar P. (Hg.) (1999): *Präimplantationsdiagnostik*. Ministerium der Justiz Rheinland-Pfalz, Alzey.

Cameron N.M.de S. (1987): *Embryos and ethics*. Rutherford House Books, Edinburgh.

Carson S.A., Buster J.E. (1995): *Diagnosis and treatment before implantation: the ultimate prenatal medicine*. Contemp Obstet Gynecol 40, 71-88.

Clayton E.W. (1995): *The dispersion of genetic technologies and the law*. Hastings Center Report (Special Supplement) 25(3), S13-S15.

Cooke I.D. (1998): *Human embryos in medical practice*. In: Hildt E., Mieth D. (Hg.) (1998): In vitro fertilisation in the 1990s. Ashgate, Aldershot, 207-12.

Cui K.-H., Matthews C.D. (1994): *Preimplantation diagnosis*. Lancet 343, 972-3.

Cui K.-H., Warnes G.M., Jeffrey R., Matthews C.D. (1994): *Sex determination of preimplantation embryos by human testis-determining-gene amplification.* Lancet 343, 79-82.

Delhanty J.D.A. (2001): *Preimplantation genetics: an explanation for poor human fertility?* Ann Hum Genet 65, 331-8.

Delhanty J.D.A., Harper J.C. (1997): *Genetic diagnosis before implantation.* BMJ 315, 828-9.

Delhanty J.D.A., Handyside A.H., Winston R. (1994): *Preimplantation diagnosis.* Lancet 343, 1569-70.

Deutscher Bundestag Referat Öffentlichkeitsarbeit (Hg.) (2002): *Enquete-Kommission Recht und Ethik der modernen Medizin, Schlussbericht.* Berlin.

Dewar J. (1997): *The new way to choose your child's sex.* Daily Mail 29.7.1997, 39.

De Wert G. (1998): *Dynamik und Ethik der genetischen Präimplantationsdiagnostik – Eine Erkundung.* In: Düwell M., Mieth D. (Hg.) (1998): Ethik in der Humangenetik. Francke, Tübingen, 327-57.

Diedrich K. (Ed.) (1998): *Weibliche Sterilität.* Springer, Berlin.

Diedrich K. (2002): *Stellungnahme im Rahmen der öffentlichen Anhörung der Bundestagsausschüsse für Gesundheit und für Recht vom 23. Januar 2002.* Gesundheitsausschussdrucksache 1274/14, 5-11.

Dillner L. (1994): *Use of fetal eggs for infertility treatment is banned.* BMJ 309, 289-90.

Dokras A., Sargent I.L., Ross C., Gardner R.L., Barlow D.H. (1990): *Trophectoderm biopsy in human blastocysts.* Hum Reprod 5, 821-5.

Dolanska M. (1996): *Patient perceptions of assisted conception services.* In: Evans D., Pickering N. (Eds.) (1996): Creating the Child. Martinus Nijhoff Publishers, The Hague, 291-301.

Draper H., Chadwick R. (1999): *Beware! Preimplantation genetic diagnosis may solve some old problems but it also raises new ones.* J Med Ethics 25, 114-20.

Düwell M., Mieth D. (Hg.) (1998): *Ethik in der Humangenetik.* Francke, Tübingen.

Dyson A., Harris J. (Eds.) (1990): *Experiments on embryos.* Routledge, London.

Eberbach W. (1990): *Forschung an Embryonen: Konsensfähiges und Begrenzungen.* In: Fuchs C. (Hg.) (1990): Möglichkeiten und Grenzen der Forschung an Embryonen. Gustav Fischer Verlag, Stuttgart, 158-179.

Edwards R. (1990): *Ethics and embryology: the case for experimentation.* In: Dyson A., Harris J. (Eds.) (1990): Experiments on embryos. Routledge, London, 42-54.

Edwards R. (Ed.) (1993): *Preconception and preimplantation diagnosis of human genetic disease.* Cambridge University Press, Cambridge.

Edwards R. (1998): *Introduction and development of IVF and its ethical regulation.* In: Hildt E., Mieth D. (Eds.) (1998): In vitro fertilisation in the 1990s. Ashgate, Aldershot, 3-18.

Edwards R., Steptoe P. (1980): *A matter of life.* Hutchinson, London.

Edwards R.G., Angastiniotis M., Antinori S., Braude P., Simpson J.L. et al. (2003): *Ethics of preimplantation diagnosis: recordings from the fourth international symposium on preimplantation genetics.* Reprod Biomed Online 6, 170-80.

Emmerich M. (Hg.) (1999): *Im Zeitalter der Biomacht.* Mabuse Verlag, Frankfurt/Main.

Engels E.-M. (1998): *Der moralische Status von Embryonen und Feten – Forschung, Diagnose, Schwangerschaftsabbruch.* In: Düwell M., Mieth D. (Hg.) (1998): Ethik in der Humangenetik. Francke, Tübingen, 271-301.

Eser A. (1990): *Beginn des menschlichen Lebens: Rechtsvergleichende Aspekte zum Status des Embryos.* In: Fuchs C. (Hg.): Möglichkeiten und Grenzen der Forschung an Embryonen. Gustav Fischer Verlag, Stuttgart, 113-125.

ESHRE PGD Consortium Steering Committee (2000): *ESHRE Preimplantation Genetic Diagnosis Consortium: data collection II (May 2000).* Hum Reprod 15, 2673-83.

ESHRE PGD Consortium Steering Committee (2002): *ESHRE Preimplantation Genetic Diagnosis Consortium: data collection III (May 2001).* Hum Reprod 17, 233-46.

Evans D., Pickering N. (Eds.) (1996): *Creating the Child.* Martinus Nijhoff Publishers, The Hague.

Faden R.R., Beauchamp T.L. (1994): *The concept of informed consent.* In: Beauchamp T.L. (Ed.) (1994): Contemporary issues in bioethics. Wadsworth, Belmont.

Felberbaum R.E. (1999): *Das deutsche IVF-Register.* Reproduktionsmedizin 15, 249-53.

Findlay I., Ray P., Quirke P., Rutherford A., Lilford R. (1995): *Allelic drop-out and preferential amplification in single cells and human blastomeres: implications for preimplantation diagnosis of sex and cystic fibrosis.* Hum Reprod 10, 1609-18.

Fisk N.M., Trew G. (1999): *Two`s company, three`s a crowd for embryo transfer.* Lancet 354, 1572-3.

Franklin S. (1998): *Making miracles: scientific progress and the facts of life.* In: Franklin S., Ragoné H. (Eds.) (1998): Reproducing reproduction. University of Pennsylvania Press, Philadelphia, 102-117.

Franklin S., Ragoné H. (Eds.) (1998): *Reproducing reproduction.* University of Pennsylvania Press, Philadelphia.

Fuchs C. (Hg.) (1990): *Möglichkeiten und Grenzen der Forschung an Embryonen.* Gustav Fischer Verlag, Stuttgart.

Gardner D.K., Vella P., Lane M., Wagley L., Schlenker T., Schoolcraft W.B. (1998): *Culture and transfer of human blastocysts increases implantation rates and reduces the need for multiple embryo transfers.* Fertil Steril 69, 84-88.

Gavaghan C. (2003): *Use of preimplantation genetic diagnosis to produce tissue donors: an irreconcilable dichotomy?* Hum Fertil (Camb) 6:23-5

Geber S., Winston R., Handyside A.H. (1995): *Proliferation of blastomeres from biopsied cleavage stage human embryos in vitro: an alternative to blastocyst biopsy for preimplantation diagnosis.* Hum Reprod 10, 1492-6.

Geraedts J.P.M., Harper J., Braude P., Sermon K., Veiga A., et al. (2002*): Preimplantation genetic diagnosis (PGD), a collaborative activity of clinical genetic departments and IVF centres.* Prenat Diagn 21, 1086-92.

Gesetz zum Schutz von Embryonen (Embryonenschutzgesetz–ESchG) (1990). BGBl. I, 2746.

Gianaroli L., Magli M.C., Munne S., Fiorentino A., Montanaro N., Ferraretti A.P. (1997): *Will preimplantation genetic diagnosis assist patients with a poor prognosis to achieve pregnancy?* Hum Reprod 12, 1762-7.

Gillon R. (1987): *In Britain, the debate after the Warnock Report.* Hastings Center Report (Special Supplement) June 1987, S16-S18.

Gibbons W.E., Gitlin S.A., Lanzendorf S.E., Kaufmann R.A., Slotnick R.N., Hodgen G.D. (1995): *Preimplantation genetic diagnosis for Tay Sachs disease: successful pregnancy after pre-embryo biopsy and gene amplification by polymerase chain reaction.* Fertil Steril 63, 732-8.

Goldhill F. (1996): *The United Kingdom`s experience with a regulatory body (Session one of the Naber Conference).* Womens Health Issues 6, 122-6. Diskussion 129-31.

Golser K. (1998): *Die Aussagen des Lehramts der Katholischen Kirche zur vorgeburtlichen Diagnostik, speziell zur Präimplantationsdiagnostik.* Salzburger Theol Z 2, 156-71.

Graumann S. (1998): *Präimplantationsgenetik – ein wünschenswertes und moralisch legitimes Ziel des Fortschritts in der vorgeburtlichen Medizin?* In: Düwell M., Mieth D. (Hg.) (1998): Ethik in der Humangenetik. Francke, Tübingen, 383-414.

Griffin D.K., Wilton L.J., Handyside A.H., Atkinson G.H.G., Winston R., Delhanty J.D.A. (1993): *Diagnosis of sex in preimplantation embryos by fluorescent in situ hybridisation.* BMJ 306, 1382.

Grifo J.A., Tang Y.X., Munne S., Alikani M., Cohen J., Rosenwaks Z. (1994): *Healthy deliveries from biopsied human embryos.* Hum Reprod 9, 912-6.

Grigor I. (1987): *Responses to Warnock: a review.* In: Cameron N.M.de S. (1987): Embryos and ethics. Rutherford House Books, Edinburgh, 82-90.

Grundgesetz für die Bundesrepublik Deutschland (1949). BGBl. I, 1. Zuletzt geändert 2001. BGBl. I, 3219.

Günther H.-L., Keller R. (1991): *Fortpflanzungsmedizin und Humangenetik – Strafrechtliche Schranken?* 2. Auflage; J.C. Mohr, Tübingen.

Habermas J. (2001): *Die Zukunft der menschlichen Natur. Auf dem Weg zu einer liberalen Eugenik?* Suhrkamp, Frankfurt.

Haker H. (1999): *Präimplantationsdiagnostik als Vorbereitung von Screeningprogrammen?* Ethik Med 11(Suppl 1), S104-S114.

Haker H., Beyleveld D. (Eds.) (2000): *The ethics of genetics in human procreation.* Ashgate, Aldershot.

Handyside A.H. (1993): *Diagnosis of inherited disease before implantation.* Reprod Med Rev 2, 51-61.

Handyside A.H., Delhanty J.D.A. (1997): *Preimplantation genetic diagnosis: strategies and surprises.* Trends Genet 13, 270-5.

Handyside A.H., Penketh R.J.A., Winston R., Pattinson J.K., Delhanty J.K.A., Tuddenham E.G.D. (1989): Biopsy *of human preimplantation embryos and sexing by DNA amplification.* Lancet 1989,I, 347-9.

Handyside A.H., Kontogianni E.H., Hardy K., Winston R. (1990): *Pregnancies from biopsied human preimplantation embryos sexed by Y-specific DNA amplification.* Nature 344, 768-70.

Handyside A.H., Lesko J.G., Tarin J.J., Winston R., Hughes M.R. (1992): *Birth of a normal girl after in vitro fertilisation and preimplantation diagnostic testing for cystic fibrosis.* N Engl J Med 327, 905-9.

Hardy K., Martin K.L., Leese H.J., Winston R., Handyside A.H. (1990): *Human preimplantation development in vitro is not adversely affected by biopsy at the 8-cell stage.* Hum Reprod 5, 708-14.

Harper J.C. (1996): *Preimplantation diagnosis of inherited disease by embryo biopsy: An update of the world figures.* J Assist Reprod Genet 13, 90-5.

Harper J.C., Handyside A.H. (1994): *The current status of preimplantation diagnosis.* Curr Obstet Gynaecol 4, 143-9.

Harper J.C., Wells D. (1999): *Recent advances and future developments in PGD.* Prenat Diagn 19, 1193-9.

Harper J.C., Coonen E., Raemaker F.C.S., Delhanty J.D.A., Handyside A.H., et al. (1994): *Identification of sex of human preimplantation embryos in two hours using an improved spreading method and fluorescent in-situ hybridization (FISH) using directly labelled probes.* Hum Reprod 9, 721-4.

Herrler A., Beier H.M. (1998): *Die Beurteilung der Eizellreifung und frühen Embryonalentwicklung bei der assistierten Reproduktion.* Reproduktionsmedizin 14, 131-42.

Hildt E., Mieth D. (Hg.) (1998): *In vitro fertilisation in the 1990s.* Ashgate, Aldershot.

Hölzle C., Wiesing U. (1991): *In-vitro-Fertilisation – ein umstrittenes Experiment.* Springer, Berlin.

Human Fertilisation and Embryology Authority (1995): *The role of the Human Fertilisation and Embryology Authority.* HFEA, London.

Human Fertilisation and Embryology Authority (1997a): *Sixth annual report.* HFEA, London.

Human Fertilisation and Embryology Authority (1997b): *The patients`guide to DI and IVF clinics.* Third ed; HFEA, London.

Human Fertilisation and Embryology Authority (1998): *Seventh annual report.* HFEA, London.

Human Fertilisation and Embryology Authority (1999a): *Eighth annual report.* HFEA, London. (www.hfea.gov.uk/annrep99/)

Human Fertilisation and Embryology Authority (1999b): *PGD press release.* HFEA, London. (www.hfea.gov.uk/pgd/pgdpress.htm)

Human Fertilisation and Embryology Authority, Advisory Committee on Genetic Testing (1999): *Consultation document on preimplantation genetic diagnosis. HFEA, London.* (www.hfea.gov.uk/pgd/pgdpaper.pdf)

Human Fertilisation and Embryology Authority, Human Genetics Commission (2001): *Outcome of the public consultation on preimplantation genetic diagnosis.* HFEA, London. (www.hfea.gov.uk)

Human Fertilisation and Embryology Authority (2002a): *Tenth annual report and accounts 2001.* HFEA, London.

Human Fertilisation and Embryology Authority (2002b): *Eleventh Annual Report and Accounts 2002.* HFEA, London. (www.hfea.gov.uk/)

Human Fertilisation and Embryology Authority (2002c): *HFEA confirms that HLA tissue typing may only take place when preimplantation genetic diagnosis is required to avoid a serious genetic disorder.* HFEA, London.
(www.hfea.gov.uk/forMedia/archived/01082002.htm)

Human Fertilisation and Embryology Authority (2003): *Court of appeal allows tissue typing for human embryos under strict conditions.* (www.hfea.gov.uk/forMedia/archived/08042003.htm)

Jones D.G., Telfer B. (1995): *Before I was an embryo, I was a pre-embryo: or was I?* Bioethics 9, 32-49.

Kaminsky C. (1998): *Embryonen, Ethik und Verantwortung.* Mohr Siebeck, Tübingen.

Katz-Rothman B. (1986): *The tentative pregnancy.* Viking, New York.

Keller R., Günther H.-L., Kaiser P. (1992): *Embryonenschutzgesetz; Kommentar zum ESchG.* Kohlhammer, Stuttgart.

Khushf G. (1997): *Embryo research: the ethical geography of the debate.* J Med Philos 22, 495-519.

Kilpatrick M.W., Harton G.L., Phylactou L.A., Levinson G., Fugger E.F., et al. (1996): *Preimplantation genetic diagnosis in marfan syndrome.* Fetal Diagn Ther 11, 402-6.

Kollek R. (1999a): *Schutz der Embryonen, Freiheit der Forscher.* In: Emmerich M. (Hg.): Im Zeitalter der Biomacht. Mabuse Verlag, Frankfurt, 125-36.

Kollek R. (1999b): *Vom Schwangerschaftsabbruch zur Embryonenselektion?* Ethik Med 11(Suppl 1), S121-S124.

Kollek R. (2000): *Präimplantationsdiagnostik.* Francke Verlag, Tübingen.

Kommission für Öffentlichkeitsarbeit und ethische Fragen der Gesellschaft für Humangenetik (1995): *Stellungnahme zur Präimplantationsdiagnostik.* Med Genet 7, 420.

Kommission für Öffentlichkeitsarbeit und ethische Fragen der Gesellschaft für Humangenetik (1997): *Präimplantationsdiagnostik – Eine Stellungnahme und ein Mißverständnis.* Med Genet 9, 219-20.

Kommission für Öffentlichkeitsarbeit und ethische Fragen der Gesellschaft für Humangenetik (2001): *Stellungnahme zur Präimplantationsdiagnostik.* Med Genet Okt 2001, 46.

Körner U. (1992): *Mensch von der Zeugung an? Über den Beginn und die Schutzwürdigkeit menschlichen Lebens.* In: Körner U. (Hg.) (1002): Ethik der menschlichen Fortpflanzung. Enke Verlag, Stuttgart, 293-312.

Körner U. (1997): *Ethische Fragen und Randprobleme der assistierten Reproduktion.* Wien Med Wochenschr 147, 94-98.

Kottow M. (1984): *Ethical problems in arguments from potentiality.* Theor Med 5, 293-305.

Krause W. (1999): *Hat die heterologe Insemination heute noch Bedeutung und Berechtigung?* Reproduktionsmedizin 15, 165-72.

Kuhlmann A. (1996): *Abtreibung und Selbstbestimmung.* S.Fischer Verlag, Frankfurt.

Kuhlmann A. (2001): *Politik des Lebens – Politik des Sterbens.* Alexander Fest Verlag, Berlin.

Kuhse H. (1997): *Menschliches Leben und seine Würde.* (Medizinethische Materialien, Heft 41). Unveränderter Nachdruck der 1. Aufl. 1990; Zentrum für medizinische Ethik, Bochum 1997.

Kuliev A., Rechitsky S., Verlinsky O., Ivakhnenko V., Evsikov S., et al. (1998): *Preimplantation diagnosis of thalassaemias.* J Assist Reprod Genet 15, 219-25.

Kuliev A., Verlinsky Y. (2003): *The role of preimplantation genetic diagnosis in women of advanced reproductive age.* Cur Opin Obstet Gynecol 15, 233-8.

Kuo H.-C., Ogilvie C.M., Handyside A.H. (1998): *Chromosomal mosaicism in cleavage-stage human embryos and the accuracy of single-cell genetic analysis.* J Assist Reprod Genet 15, 276-80.

Laufs A. (1987): *Rechtliche Grenzen der Fortpflanzungsmedizin.* Carl Winter Universitätsverlag, Heidelberg.

Laufs A. (1992): *Fortpflanzungsmedizin und Arztrecht.* Duncker & Humblot, Berlin.

Laufs A. (1999): *Die deutsche Rechtslage: zur Präimplantationsdiagnostik.* Ethik Med 11(Suppl 1), S55-S61.

Lauritzen P. (1990): *What price parenthood.* Hastings Center Report March/April 1990, 38-46.

Lavery S.A., Winston R. (1999): *Clinical experience of a preimplantation genetic diagnosis program: Hammersmith 1989-1998.* Proceedings of the World Congress on IVF and Reproductive Genetics; Sydney, Australia. In: Jansen R., Mortimer D. (Eds.) (1999): Towards reproductive certainty: Fertility and genetics beyond 1999. Parthenon, London.

Lavery S.A., Aurell R., Turner C., Taylor D.M., Winston R. (1999): *An analysis of the demand and cost of Preimplantation Genetic Diagnosis in the United Kingdom.* Prenat Diagn 19, 1205-8.

Lebech M.M. (1998): *Comment on a proposed draft protocol for the European Convention on Biomedicine relating to research on the human embryo and fetus.* J Med Ethics 24, 345-7.

Leist A. (1990a): *Eine Frage des Lebens.* Campus Verlag, Frankfurt.

Leist A. (Hg.) (1990b): *Um Leben und Tod.* Suhrkamp, Frankfurt.

Lippert: *Lehrbuch Anatomie.* 4. Aufl.; Urban und Schwarzenberg, München 1996.

Lissens W., Sermon K. (1997): *Preimplantation genetic diagnosis: current status and new developments.* Hum Reprod 12, 1756-61.

Liu J., Lissens W., Broeckhoven van C., Löfgren A., Camus M., et al. (1995): *Normal pregnancy after preimplantation DNA diagnosis of a dystrophin gene deletion.* Prenat Diagn 15, 351-8.

Liu J., Lissens W., Silber S.J., Devroey P., Liebaers I., Steirteghem van A. (1994): *Birth after preimplantation diagnosis of the cystic fibrosis ΔF508 Mutation by polymerase chain reaction in human embryos resulting from intracytoplasmatic sperm injection with epididymal sperm.* JAMA 272, 1858-60.

Ludwig M., Diedrich K. (1996): *Grundlagen und Anwendungsbereiche der Präimplantationsdiagnostik.* Gynäkologe 29, 495-506.

Ludwig M., Diedrich K. (1998): *Die Präimplantationsdiagnostik.* Gynäkologe 31, 353-9.

Ludwig M., Diedrich K. (1999): *Die Sicht der Präimplantationsdiagnostik aus der Perspektive der Reproduktionsmedizin.* Ethik Med 11(Suppl 1), S38-S44.

Ludwig M., Schöpper B., Diedrich K. (1999): *Übersicht über aktuelle Aspekte der Präimplantationsdiagnostik.* Reproduktionsmedizin 15, 65-69.

Ludwig M., Schöpper B., Al-Hasani S., Diedrich K. (2000a): *Clinical use of a pronuclear stage score following intracytoplasmic sperm injection: impact on pregnancy rates under the conditions of the German embryo protection law.* Hum Reprod 15, 325-9.

Ludwig M., Schöpper B., Katalinic A., Sturm R., Al-Hasani S., Diedrich K. (2000b): *Experience with the elective transfer of two embryos under the conditions of the German embryo protection law: results of a retrospective data analysis of 2573 transfer cycles.* Hum Reprod 15, 319-24.

Magli M.C., Sandalinas M., Escudero T., Morrison L., Ferraretti A.P., et al. (2001): *Double locus analysis of chromosome 21 for preimplantation genetic diagnosis of aneuploidy.* Prenat Diagn 21, 1080-5.

Maier B. (1998): *Theoretical and philosophical reflections about the medical approach towards procreation.* Ethics Med 14, 3-8.

Malpani A. (1998): *Sex-selection by IVF: the freedom to choose.* Issues Med Ethics VI(2), 54.

McLaren A. (1990): *Research on the human conceptus and its regulation in Britain today.* J R Soc Med 83, 209-13.

McLaren A. (1997): *A note on „totipotency".* Biomed Ethics 2, 7.

McLean S.A.M. (2000): *A moral right to procreation? Assisted procreation and persons at risk of hereditary genetic diseases.* In: Haker H., Beyleveld D. (Eds.) (2000): The ethics of genetics in human procreation. Ashgate, Aldershot, 13-25.

Menezo Y., Chouteau J., Veiga A. (2001): *In vitro fertilization and blastozyst transfer for carriers of chromosomal translocation.* Eur J Obstet Gynecol Reprod Biol 96, 193-5.

Miedzybrodzka Z., Templeton A., Dean J., Haites N., Mollison J., Smith M. (1993): *Preimplantation diagnosis or chorionic villus biopsy? Women`s attitudes and preferences.* Hum Reprod 8, 2192-6.

Mieth D. (1999): *Präimplantationsdiagnostik im gesellschaflichen Kontext – eine sozialethische Perspektive.* Ethik Med 11(Suppl 1), S77-S86.

Mieth D., Graumann S., Haker H. (1999): *Präimplantationsdiagnostik – Eckpunkte einer zukünftigen Diskussion.* Ethik Med 11(Suppl 1), S136-41.

Miny P., Tercanli S., Holzgreve W. (2002): *Developments in laboratory techniques for prenatal diagnosis.* Curr Opin Obstet Gynecol 14, 161-8.

Monk M. (1993): *Preimplantation diagnosis of genetic disease.* Ann Med 25, 463-6.

Morgan D., Lee R.G. (1991): *Blackstone`s guide to the Human Fertilisation and Embryology Act 1990.* Blackstone Press, London.

Mottla G.L., Adelman M.R., Hall J.L., Gindoff P.R., Stillman R.J., Johnson K.E. (1995): *Lineage tracing demonstrates that blastomeres of early cleavage-stage human pre-embryos contribute to both trophectoderm and inner cell mass.* Hum Reprod 10, 348-91.

Mulkay M. (1997): *The embryo research debate.* Cambridge University Press, Cambridge.

Mullis K., Faloona F., Scharf S., Saiki R., Horn G., Erlich H. (1986): *Specific enzymatic amplification of DNA in vitro: the polymerase chain reaction.* Cold Spring Harbor Symposia on Quantitative Biology Vol. LI, 263-73.

Munne S., Lee A., Rosenwaks Z., Grifo J., Cohen J. (1993): *Diagnosis of major chromosome aneuploidies in human preimplantation embryos.* Hum Reprod 8, 2185-91.

Munne S., Dailey T., Sultan K.M., Grifo J., Cohen J. (1995): *The use of the first polar bodies for preimplantation diagnosis of aneuploidy.* Hum Reprod 10, 1014-20.

Nationaler Ethikrat (2003): *Genetische Diagnostik vor und während der Schwangerschaft.* http://www.nationalerethikrat.de/stellungnahmen/diagnostik/Stellungnahme_Genetische_Diagnostik.pdf

Nave-Herz R., Onnen-Isemann C., Oßwald U. (1996): *Die hochtechnisierte Reproduktionsmedizin.* Kleine Verlag, Bielefeld.

Navidi W., Arnheim N. (1991): *Using PCR in preimplantation genetic disease diagnosis.* Hum Reprod 6, 836-49.

Nawroth F., Ludwig M., Mallmann P., Diedrich K. (2000): *Naturwissenschaftliche und (arzt-) rechtliche Grundlagen der Präimplantationsdiagnostik.* Z Med Ethik 46, 63-79.

Nelson L.J. (2003): *Preimplantation diagnosis*. Clin Perinatol 30, 67-80.

News (1995): *HFEA`s current concerns*. Bull Med Ethics 112, 3-4.

Nippert I. (1997): *Psychosoziale Folgen der Pränataldiagnostik am Beispiel der Amniozentese und Chorionzottenbiopsie.* In: Petermann F., Wiedebusch S., Quante M. (1997): Perspektiven der Humangenetik. Schöningh, Paderborn, 107-126.

Nygren K.G., Andersen A.N. (2001): *Assisted reproductive technology in Europe, 1998. Results generated from European registers by ESHRE.* Hum Reprod 16, 2459-71.

Oehmichen M. (1999): *Votum der Ethikkommission der Medizinischen Universität zu Lübeck zur Präimplantationsdiagnostik.* Ethik Med 11(Suppl 1), S16-22.

Palomba M.L., Monni G., Lai R., Cau G., Olla G., Cao A. (1994): *Psychological implications and acceptability of preimplantation diagnosis.* Hum Reprod 9, 360-2.

Paulson R.J., Sauer M.V. (1991): *Counseling the infertile couple: When enough is enough.* Obstet Gynecol 78, 462-4.

Penketh R. (1993): *The scope of preimplantation diagnosis*. In: Edwards R.G. (Ed.) (1993): Preconception and preimplantation diagnosis of human genetic disease. Cambridge University Press, Cambridge, 81-97.

Pergament E. (1991): *Preimplantation diagnosis: a patient perspective*. Prenat Diagn 11, 493-500.

Persson I. (1995): *Genetic therapy, identity and the person-regarding reasons*. Bioethics 9(1), 16-31.

Petermann F., Wiedebusch S., Quante M. (1997): *Perspektiven der Humangenetik*. Schöningh, Paderborn.

Pickering S., Polidoropoulos N., Caller J., Scriven P., Ogilvie C.M., Braude P. (2003): Strategies and outcomes of the first 100 cycles of preimplantation genetic diagnosis at the Guy`s and St. Thomas`Center. Fertil Steril 79, 81-90.

Püttner G. (1991): *Forschungsfreiheit und Embryonenschutz*. In: Günther H.-L., Keller R. (1991): Fortpflanzungsmedizin und Humangenetik – Strafrechtliche Schranken? 2. Aufl.; J.C.Mohr, Tübingen, 79-87.

Pschyrembel: *Klinisches Wörterbuch*. 257. Aufl.; Walter de Gruyter, Berlin 1994.

Ratzel R., Heinemann N. (1998): *Zulässigkeit der Präimplantationsdiagnostik. Nach Abschnitt D, IV Nr. 14 Satz 2 (Muster-)Berufsordnung – Änderungsbedarf?* Gynäkologe 31, 364-8.

Ray P.F., Winston R., Handyside A.H. (1996): *Reduced allele dropout in single-cell analysis for preimplantation genetic diagnosis of cystic fibrosis.* J Assist Reprod Genet 13, 104-6.

Reichlin M. (1997): *The argument from potential: a reappraisal.* Bioethics 11, 1-23.

Reubinoff B.E., Shushan A. (1996): *Preimplantation diagnosis in older patients. To biopsy or not to biopsy?* Hum Reprod 11, 2071-5.

Robertson J.A. (2003): *Extending preimplantation genetic diagnosis: the ethical debate: Ethical issues in new uses of preimplantation genetic diagnosis.* Hum Reprod 18, 465-71.

Ruppel K., Mieth D. (1998): *Ethische Probleme der Präimplantationsdiagnostik.* In: Düwell M., Mieth D. (Hg.) (1998): Ethik in der Humangenetik. Francke, Tübingen, 358-79.

Saiki R.K., Scharf S., Faloona F., Mullis K.V., Horn G., et al. (1985): *Enzymatic amplification of β-globin genomic sequences and restriction site analysis for diagnosis of sickle cell anaemia.* Science 230, 1350.

Sasabe Y., Katayama P., Nishimura T., Takahashi A., Asakura H., et al. (1998): *Preimplantation diagnosis by fluorescence in situ hybridization using 13-, 16-, 18-, 21-, 22-, X-, and Y-Chromosome probes.* J Assist Reprod Genet 16, 92-6.

Sass H.-M. (1991): *Brain life criteria and abortion.* (Medizinethische Materialien, Heft 64). Zentrum für medizinische Ethik, Bochum.

Schenker J.G. (1992): *The rights of the pre-embryo and fetus to in-vitro and in-vivo therapy.* In: Bromham D.R., Dalton M.E., Jackson J.C., Millian P.J.R. (Eds.) (1992): Ethics in reproductive medicine. Springer, London, 33-46.

Schindele E. (1990): *Gläserne Gebär-Mütter.* Fischer TB, Frankfurt.

Schirmer G. (1987): *Status und Schutz des frühen Embryonen bei der In-vitro-Fertilisation.* Verlag Peter Lang, Frankfurt.

Schmidt H.T. (2003): *Jenseits des Rubikons? Individual- und sozialethische Aspekte der PID/PGD.* Lit Verlag, Münster.

Schockenhoff E. (2000): *Ein gesundes Kind um jeden Preis? Ethische Erwägungen zur Präimplantationsdiagnostik.* Z Med Ethik 46, 91-105.

Schöne-Seifert B. (1990): *Überlegungen zum moralischen Status des Embryos.* In: Fuchs C. (Hg.) (1990): Möglichkeiten und Grenzen der Forschung an Embryonen. Gustav Fischer Verlag, Stuttgart, 99-111.

Schöne-Seifert B. (1999): *Präimplantationsdiagnostik und Entscheidungsautonomie.* Ethik Med 11(Suppl.1), S87-S98.

Schreiber H.-L. (2000): *Von richtigen rechtlichen Voraussetzungen ausgehen.* Dtsch Ärztebl 97, C874-5.

Schroeder-Kurth T. (1997): *Auf ein Wort: Präimplantationsdiagnostik.* Med Genet 9, 154-9.

Schroeder-Kurth T. (1999): *Stand der Präimplantationsdiagnostik aus Sicht der Humangenetik.* Ethik Med 11(Suppl 1), S45-S54.

Schroeder-Kurth T. (2000): *Präimplantationsdiagnostik in Deutschland – ganz oder gar nicht!* Z Med Ethik 46, 123-36.

Schrurs B., Winston R., Handyside A.H. (1993): *Preimplantation diagnosis of aneuploidy using fluorescent in-situ hybridization: evaluation using a chromosome 18-specific probe.* Hum Reprod 8, 296-301.

Schuh H. (1999): *Im Zweifel für die Diagnose.* Die Zeit 1999,28, 35.

Schuh H. (2000): *Die Zukunftstechnik PID könnte viel Leid lindern.* Die Zeit 2000,10, 34.

Schultz R.M., Williams C.J. (2002): *The science of ART.* Science 296, 2188-90.

Schuring-Blom G.H., Boer K., Knegt A.C., Verjaal M., Leschot N.J. (2002): *Trisomy 13 or 18 (mosaicism) in first trimester cytotrophoblast cells: false-positive results in 11 out of 51 cases.* Eur J Obstet Gynecol Reprod Biol 101, 161-8.

Scriven P.N., Flinter F.A., Braude P.R., Ogilvie C.M. (2001): *Robertsonian translocations – reproductive risks and indications for preimplantation genetic diagnosis.* Hum Reprod 11, 2267-73.

Singer P. (1995): *Practical Ethics.* 2. Aufl.; Cambridge University Press, Cambridge.

Smith S., Sutton A. (1995): *The Human Fertilisation and Embryology Authority: A critique of its first reports (1992-94).* CORE (Comment on reproductive ethics), London.

Smith S.E., Toledo A.A., Massey J.B., Kort H.I. (1998): *Simultaneous detection of chromosomes X, Y, 13, 18 and 21 by fluorescence in situ hybridization in blastomeres obtained from preimplantation embryos.* J Assist Reprod Genet 15, 314-9.

Snowdon C., Green J.M. (1997): *Preimplantation diagnosis and other reproductive options: attitudes of male and female carriers of recessive disorders.* Hum Reprod 12, 341-50.

Soussis I., Harper J.C., Handyside A.H., Winston R. (1996a): *Obstetric outcome of pregnancies resulting from embryos biopsied for pre-implantation diagnosis of inherited disease.* Br J Obstet Gynaecol 103, 784-8.

Soussis I., Harper J.C., Kontogianni E., Paraschos T., Packham D., et al. (1996b): *Pregnancies resulting from embryos biopsied for preimplantation diagnosis of genetic disease: biochemical and ultrasonic studies in the first trimester of pregnancy.* J Assist Reprod Genet 13, 254-8.

Spaemann R. (2001): *Gezeugt, nicht gemacht.* Die Zeit 2001,4, 37-38.

Steigleder K. (1998): *Müssen wir, dürfen wir schwere (nicht-therapierbare) genetisch bedingte Krankheiten vermeiden?* In: Düwell M, Mieth D (Hg) (1998): Ethik in der Humangenetik. Francke, Tübingen, 91-119.

Steinbock B. (1992): *Life before birth. The moral and legal status of embryos and fetuses.* Oxford University Press, New York.

Steinbock B., McClamrock R. (1994): *When is birth unfair to the child?* Hastings Center Report 24(6), 15-21.

Stengel-Rutkowski S. (1997): *Möglichkeiten pränataler Diagnostik.* In: Petermann F., Wiedebusch S., Quante M.: Perspektiven der Humangenetik. Schöningh, Paderborn, 49-80.

Strong C. (1997): *The moral status of pre-embryos, embryos, fetuses, and infants.* J Med Philos 22, 457-78.

Sutton A.M. (2002): *Designer genes: When having a child to save a child causes some children to die.* http://www.cbhd.org/resources/aps/sutton_02-08-21.htm.

Tarin J.J., Handyside A.H. (1993): *Embryo biopsy strategies for preimplantation diagnosis.* Fertil Steril 59, 943-52.

Tarin J.J., Conaghan J., Winston R., Handyside A.H. (1992): *Human embryo biopsy on the 2nd day after insemination for preimplantation diagnosis: removal of a quarter of embryo retards cleavage.* Fertil Steril 58, 970-6.

Tsirigotis M. (1998): *Blastocyst stage transfer: pitfalls and benefits. Too soon to abandon current practice?* Hum Reprod 13, 3285-95.

Ulrich H.-B. (1999): *Herzkind aus der Fremde.* Die Zeit 1999,51, 15-18.

van der Veen M., Montag M., van der Veen K. (2002): *Durchführung der In-vitro-Fertilisation in Deutschland.* Z ärztl Fortbild Qualitätssich 96, 369-74.

Vandervorst M., Liebaers I., Sermon K., Staessen C., Vos A. De, et al. (1998): *Successful preimplantation genetic diagnosis is related to the number of available cumulus-oocyte complexes.* Hum Reprod 13, 3169-76.

Van Steirteghem A., Bonduelle M., Liebaers I., Devroey P. (2002): *Children born after assisted reproductive technology.* Am J Perinatol 19, 59-65.

Veiga A., Santalo J., Vidal F., Calderon G., Gimenez C., et al. (1994): *Twin pregnancy after preimplantation diagnosis for sex selection.* Hum Reprod 9, 2156-9.

Verlinsky Y., Kuliev A. (1993): *Approaches to Preimplantation genetic diagnosis.* In: Verlinsky Y., Kuliev A.M. (1993): *Preimplantation diagnosis of genetic diseases.* Wiley-Liss, New York, 19-34.

Verlinsky Y., Kuliev A. (1998a): *Editorial; Preimplantation Genetics.* J Assist Reprod Genet 15, 215-8.

Verlinsky Y., Kuliev A. (1998b): *Progress in preimplantation genetics.* J Assist Reprod Genet 15, 9-11.

Verlinsky Y., Ginsberg N., Lifchez A., Valle J., Moise J., Strom C.M. (1990): *Analysis of the first polar body: preconception genetic diagnosis.* Hum Reprod 5, 826-9.

Verlinsky Y., Cieslak J., Freidine M., Ivakhnenko V., Wolf G., et al. (1995): *Pregnancies following pre-conception diagnosis of common aneuploidies by fluorescent in-situ hybridization.* Hum Reprod 10, 1923-7.

Verlinsky Y., Cieslak J., Freidine M., Ivakhnenko V., Wolf G., et al. (1996a): *Polar body analysis of common aneuploidies by FISH.* J Assist Reprod Genet 13, 157-62.

Verlinsky Y., Cieslak J., Ivakhnenko V., Lifchez A., Strom C., et al. (1996b): *Birth of healthy children after preimplantation diagnosis of common aneuploidies by polar body fluorescent in situ hybridization analysis.* Fertil Steril 66, 126-9.

Verlinsky Y., Munne S., Simpson J.L., Kuliev A., Ao A., et al. (1997): *Current Status of preimplantation diagnosis.* J Assist Reprod Genet 14, 72-5.

Ward K. (1990): *An irresolvable dispute?* In: Dyson A., Harris J. (Eds.) (1990): Experiments on embryos. Routledge, London, 106-19.

Warnock M. (1985): *A question of life.* Basil Blackwell, Oxford.

Warnock M. (1990): *Haben menschliche Zellen Rechte?* In: Leist A. (Hg.) (1990): Um Leben und Tod. Suhrkamp, Frankfurt, 215-34.

Warnock M. (1992): *Ethical challenges in embryo manipulation.* BMJ 304, 1045-9.

Wieacker P.F., Hehr U., Schwinger E. (2003): *Überlegungen zur Polkörperdiagnostik von Aneuploidien.* Reproduktionsmedizin 19, 135-6.

Wiesemann C. (2001): *Die Debatte um den moralischen Status des Embryos.* Reproduktionsmedizin 17, 289-90.

Wiesing U. (1998): *Success rates in IVF.* In: Hildt E., Mieth D. (Eds.) (1998): In vitro fertilisation in the 1990s. Ashgate, Aldershot, 163-9.

Wimmer R. (1997): *Ethical aspects of the concept of a person.* Biomed Ethics 2, 86-9.

Winston R. (1999): *The IVF revolution.* Vermillion, London.

Wissenschaftlicher Beirat der Bundesärztekammer (1985): *Richtlinien zur Forschung an frühen menschlichen Embryonen.* In: Würmeling H.-B. (Hg.) (1988): Leben als Labormaterial? Zur Problematik der Embryonenforschung. Patmos, Düsseldorf, 99-104.

Wolff G. (2002): *Genetische Sicht der Entwicklung der menschlichen Frucht.* Z ärztl Fortbild Qualitätssich 96, 362-7.

Xu K., Shi Z.M., Veeck L.L., Hughes M.R., Rosenwaks Z. (1999): First unaffected pregnancy using preimplantation genetic diagnosis for sickle cell anemia. JAMA 281, 1701-06.

Personen- und Sachverzeichnis